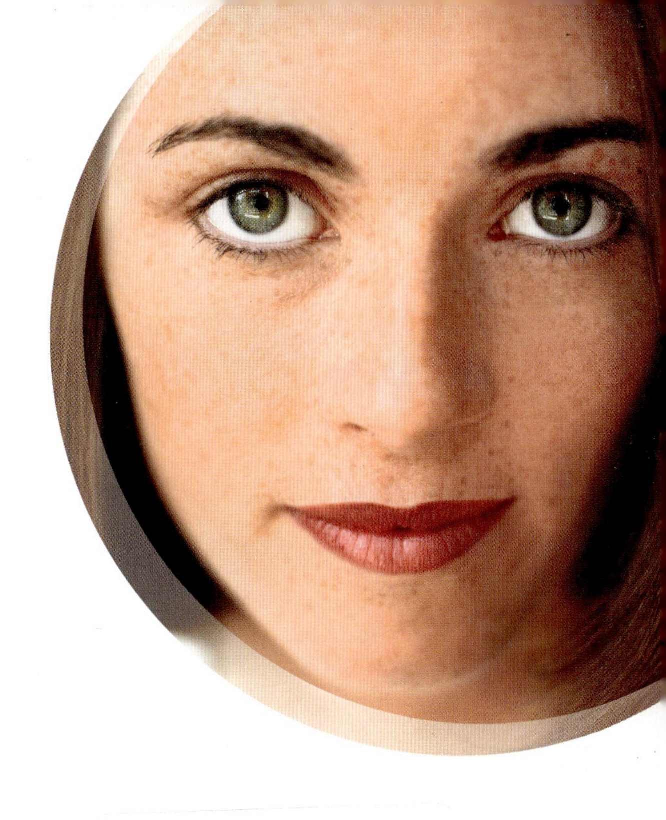

VISTARA H. HAIDUK

Gesichts-diagnose

7 Ein Wort zuvor

8 Was das Gesicht erzählt

10 Einblicke in den Körper

10 Die Lehre der Antlitzdiagnostik
12 Die Geschichte des Gesichtlesens

16 Wie entsteht Krankheit?

16 Eine Einheit: Körper, Geist und Seele
18 Ungelebte Emotionen machen krank
21 Was das Gesicht verrät

24 So helfen Sie sich selbst

24 Bleiben Sie gesund!

34 Unterstützung aus der Natur

34 Schüßler-Salze
45 Pflanzenheilkunde
49 Aromatherapie

51 Begleitende Affirmationen

51 Das Unterbewusstsein mobilisieren

54 Der diagnostische Blick

56 Die einzelnen Zonen des Gesichts

56 Dic Haut
57 Die Haare
58 Die Stirn
59 Die Augenregion
64 Die Wangen
66 Die Nase
69 Die Nasolabialfalten
72 Die Mundregion
76 Das Kinn

78 Die Botschaft der Organe

80 Das Verdauungssystem

80 Zeichen im Gesicht
81 Botschaft der Seele
81 Das hilft dem Verdauungstrakt
83 Mund und Rachen
83 Zeichen im Gesicht
84 Botschaft der Seele
84 Das hilft Mund und Rachen
86 Beispielhafte Erkrankung: Zahnprobleme

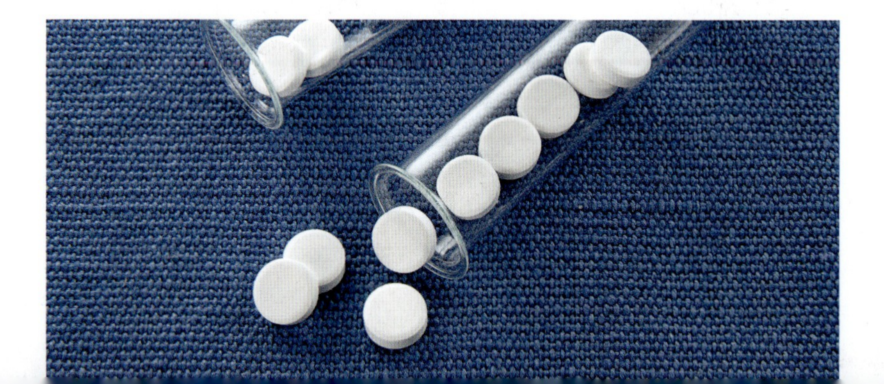

87 Der Magen
87 Zeichen im Gesicht
88 Botschaft der Seele
89 Das hilft dem Magen
92 Beispielhafte Erkrankung: Gastritis
93 Die Leber
94 Zeichen im Gesicht
95 Botschaft der Seele
96 Das hilft der Leber
98 Beispielhafte Erkrankung: Leberzirrhose
99 Die Gallenblase
100 Zeichen im Gesicht
100 Botschaft der Seele
101 Das hilft der Gallenblase
103 Beispielhafte Erkrankung: Gallensteine
104 Die Bauchspeicheldrüse
105 Zeichen im Gesicht
106 Botschaft der Seele
107 Das hilft der Bauchspeicheldrüse
110 Beispielhafte Erkrankung: Pankreatitis
111 Der Dünndarm
111 Zeichen im Gesicht
112 Botschaft der Seele
113 Das hilft dem Dünndarm
115 Beispielhafte Erkrankung: Diarrhoe
116 Der Dickdarm
116 Zeichen im Gesicht
118 Botschaft der Seele
119 Das hilft dem Dickdarm
121 Beispielhafte Erkrankungen: Obstipation und Reizdarm

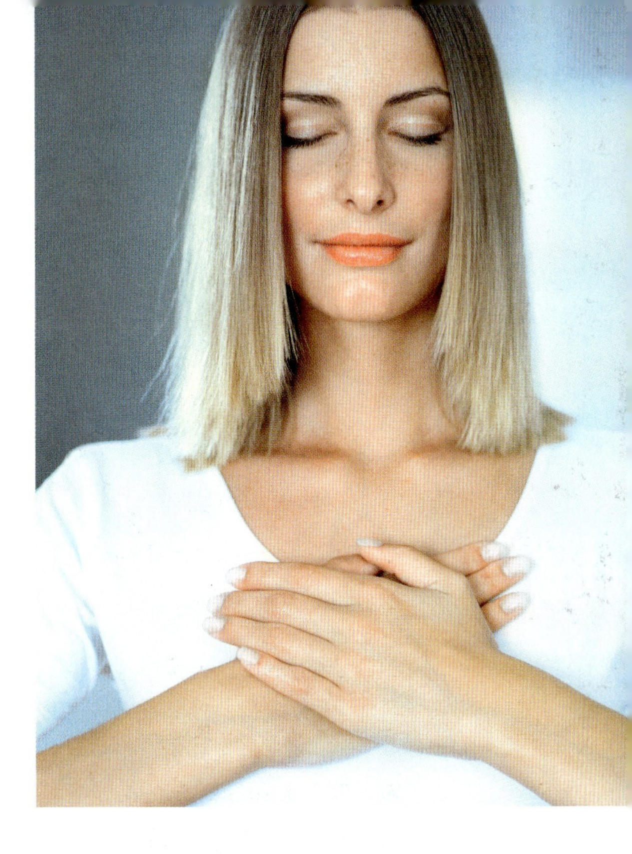

123 Das Kreislaufsystem

124 Zeichen im Gesicht
124 Botschaft der Seele
125 Das hilft dem Kreislauf
128 Das Herz
129 Zeichen im Gesicht
129 Botschaft der Seele
130 Das hilft dem Herz
132 Beispielhafte Erkrankungen: Hoher und niedriger Blutdruck
133 Die Blutgefäße
134 Zeichen im Gesicht
135 Botschaft der Seele
136 Das hilft den Gefäßen
138 Beispielhafte Erkrankung: Arteriosklerose

139 Die Atemwege

139 Zeichen im Gesicht
139 Botschaft der Seele
140 Das hilft den Atemwegen
141 Die Lunge
141 Zeichen im Gesicht
142 Botschaft der Seele
143 Das hilft der Lunge
144 Beispielhafte Erkrankung: Lungenentzündung
145 Die Bronchien
146 Zeichen im Gesicht
147 Botschaft der Seele
147 Das hilft den Bronchien
149 Beispielhafte Erkrankung: Bronchitis

150 Die Harnwege

150 Zeichen im Gesicht
151 Botschaft der Seele
151 Das hilft den Harnwegen
153 Die Nieren
154 Zeichen im Gesicht
155 Botschaft der Seele
156 Das hilft den Nieren
158 Beispielhafte Erkrankung: Nierensteine
159 Die Harnblase
159 Zeichen im Gesicht
160 Botschaft der Seele
160 Das hilft der Harnblase
163 Beispielhafte Erkrankung: Reizblase

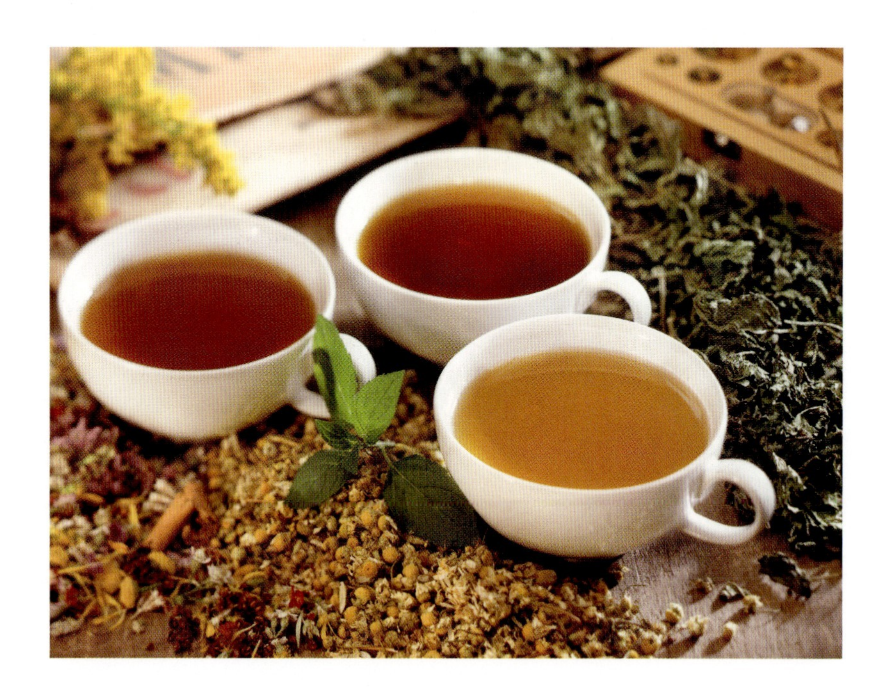

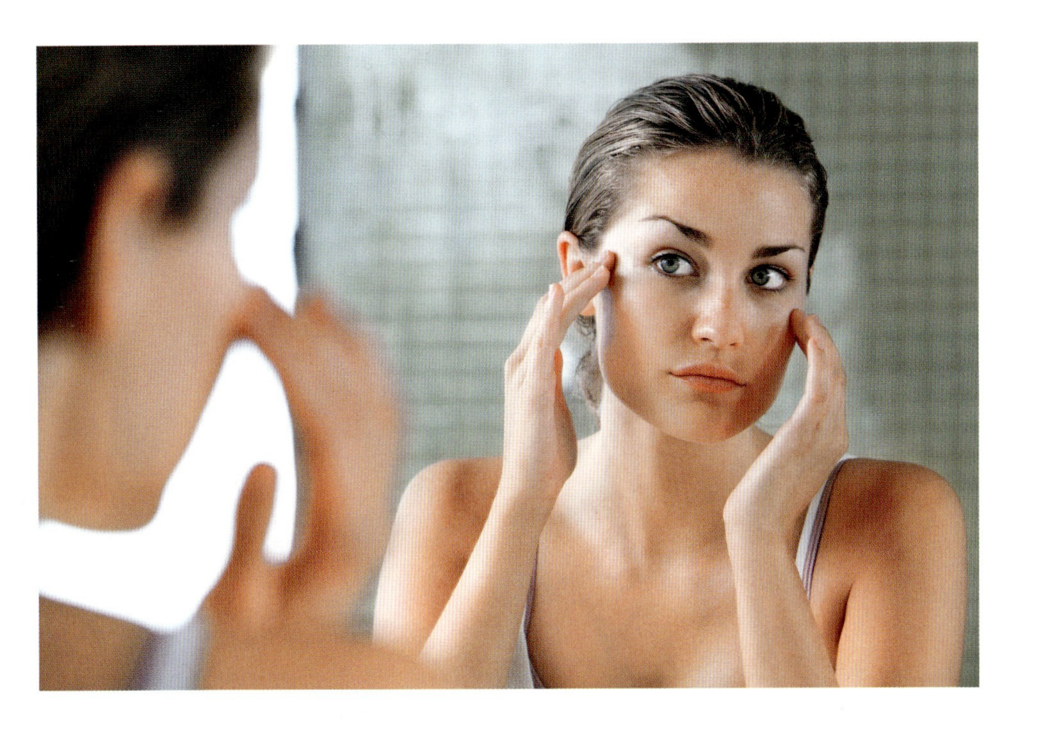

164 Die Fortpflanzungsorgane

164 Zeichen im Gesicht
165 Botschaft der Seele
167 Das hilft den Fortpflanzungsorganen
170 Beispielhafte Erkrankungen: Menstruationsstörungen und Prostatabeschwerden

172 Die Schilddrüse

173 Zeichen im Gesicht
173 Botschaft der Seele
174 Das hilft der Schilddrüse
177 Beispielhafte Erkrankungen: Über- und Unterfunktion

179 Der Stoffwechsel

180 Zeichen im Gesicht
181 Botschaft der Seele
182 Das hilft dem Stoffwechsel
186 Beispielhafte Erkrankungen: Diabetes mellitus und Hypercholesterinämie

188 Zum Nachschlagen

188 Sachregister
190 Bücher, die weiterhelfen
190 Adressen, die weiterhelfen
192 Impressum

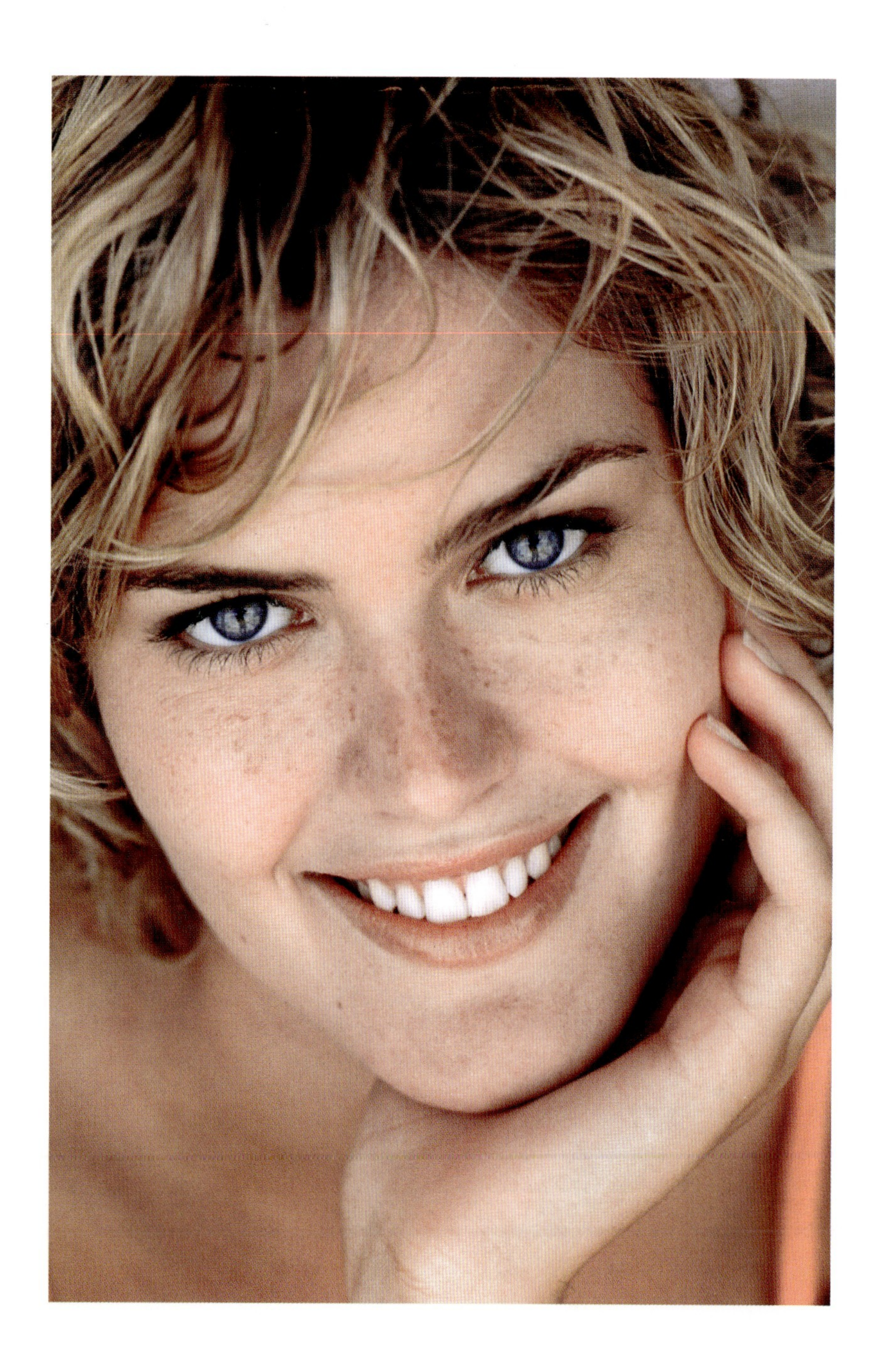

Die Zeichen Ihrer Seele

Wir schauen täglich in den Spiegel, auch wenn uns das, was wir dort sehen, nicht immer gefällt. Wir versuchen dann, Falten mit teuren Cremes zu glätten und Hautunreinheiten oder Schatten zu überschminken. Aber haben Sie schon einmal darüber nachgedacht, dass all diese Veränderungen im Gesicht eine Bedeutung haben könnten?

Nicht nur Krankheiten hinterlassen ihre Spuren im Gesicht. Schon kleinste Dysbalancen im Körper können sich durch entsprechende Zeichen andeuten. Für den geübten Betrachter genügt daher oft schon ein einziger Blick, um einiges über den Gesundheitszustand seines Gegenübers zu erfahren – lange bevor sich körperliche Symptome bemerkbar machen.

Der Grund jeden Unwohlseins ist seelischer Natur: Gerät die Psyche aus ihrem natürlichen Gleichgewicht, werden Sie krank; die Seele versucht dann, sich über den Körper die Aufmerksamkeit zu verschaffen, die sie braucht. Indem Sie ein Symptom oder eine Krankheit hinterfragen, finden Sie heraus, welche Botschaft der Körper Ihnen übermitteln will. Und Sie entdecken Gedankenmuster, die unter Umständen eine vollständige Genesung verhindern. Indem Sie sich bewusst mit den entsprechenden Themen beschäftigen und auseinandersetzen, haben Sie bereits die ersten Schritte Ihres Heilungswegs getan.

In diesem Buch erhalten Sie zu allen Merkmalen des Gesichts ganz konkrete Denkanstöße, um versteckten Mustern auf die Spur zu kommen und Ihre Lebenseinstellung bewusst zu hinterfragen. Dazu lernen Sie, wie Sie mithilfe von Schüßler-Salzen, Pflanzenheilkunde und Affirmationen Ihre Gesundheit unterstützen können.

Vistara H. Haiduk

Was das Gesicht erzählt

Unsere Gesundheit ist abhängig von den Emotionen und Situationen, die wir tagtäglich (er)leben. Weil jedem Körperorgan eine entsprechende Zone im Gesicht zugewiesen werden kann, genügt oft schon ein Blick in den Spiegel, um gesundheitliche Störungen zu erkennen und zu beheben.

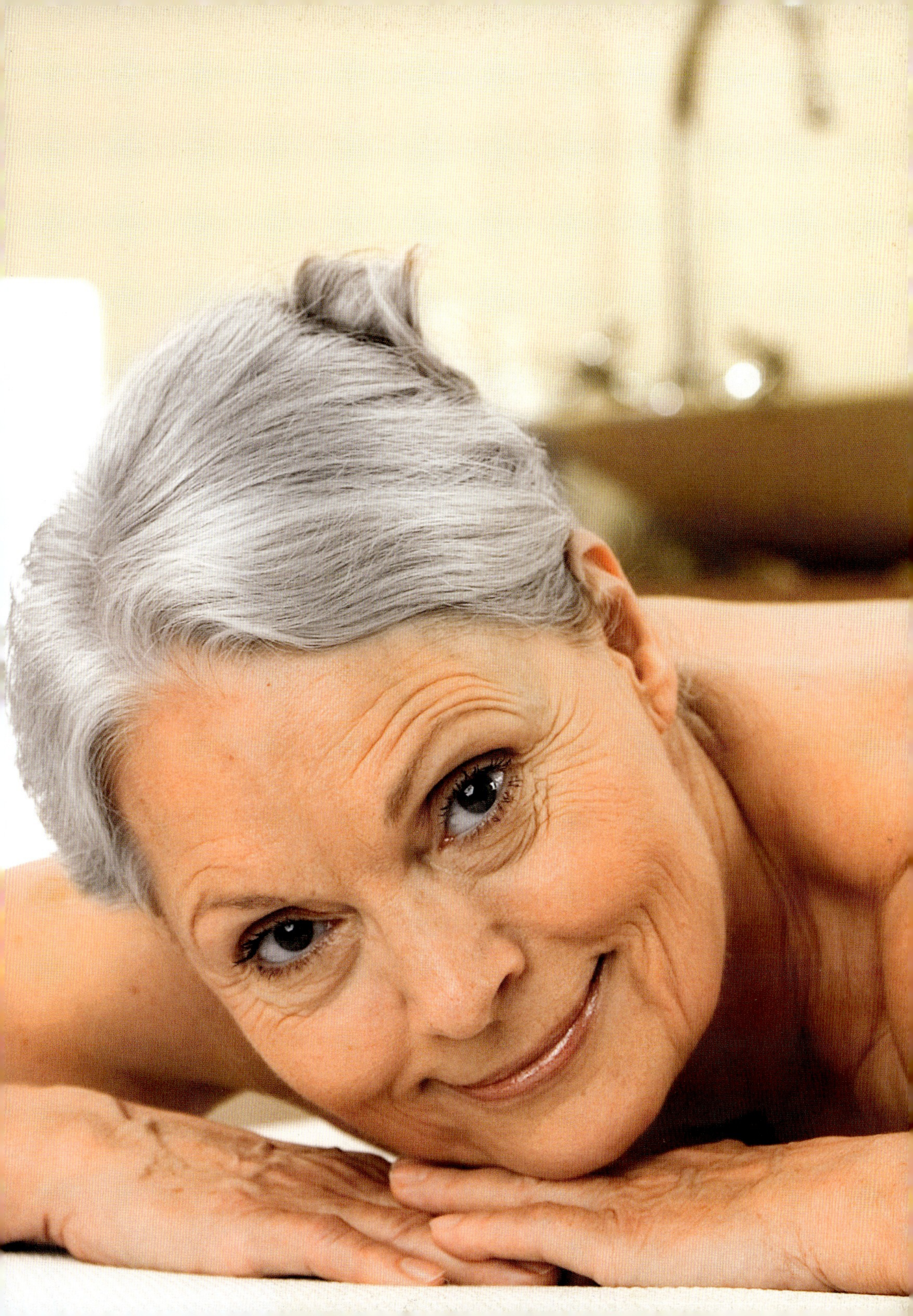

Einblicke in den Körper

Der Wunsch, vom Äußeren auf das Innere zu schließen, ist beinahe so alt wie die Menschheit selbst; seit Jahrtausenden versuchen wir, mit dem Sichtbaren auch das Unsichtbare zu erfassen. Und tatsächlich ist der Mensch durch scharfe Beobachtungsgabe und Übung in der Lage, Krankheitszeichen im Gesicht zu lesen und Rückschlüsse auf die seelische Verfassung zu ziehen.

Jeder von uns nimmt Falten, Rötungen, Schwellungen oder Blässe im eigenen Gesicht oder dem Antlitz eines anderen wahr; er deutet sie sogar mehr oder weniger bewusst als Hinweis auf das Befinden. Doch während der Laie lediglich registriert, dass sich der Gesichtsausdruck oder die Gesichtsfarbe verändert, haben sich einige Wissbegierige schon vor Jahrtausenden intensiver mit diesem Thema beschäftigt und eine regelrecht medizinische Disziplin entwickelt: die Antlitzdiagnostik.

Die Lehre der Antlitzdiagnostik

Das Ablesen von Organstörungen im Gesicht wird als Antlitzdiagnostik oder Pathophysiognomik bezeichnet. Die Bestandteile des letztgenannten Namens kommen aus dem Griechischen: »Pathos« bedeutet »Leiden«, »physis« heißt »Körper« und »gnoma« heißt »Kennzeichen«. Die Pathophysiognomik bezeichnet demnach die Lehre des Erkennens von organ- und funktionsspezifischen Zeichen im Gesicht. Aus diesen »Signalen« lassen sich Rückschlüsse auf die Disposition (Anfälligkeit) für bestimmte Krankheiten oder sogar auf eine bereits bestehende Erkrankung ziehen. Der Stoffwechsel des Körpers ist sehr fein abgestimmt; alle Komponenten sind eng miteinander verknüpft. Wie ein großes Uhrwerk mit hunderten ineinander laufenden Zahnrädern arbeiten Drüsen, Hormone, Verdauung in perfekter Harmonie zusammen. Weicht nur ein einziger Parameter des Stoffwechsels davon ab, kommt es zu Veränderungen im Körper. Diese spiegeln sich an den entsprechenden Ausdruckszonen im Gesicht schon sehr früh wider – lange bevor der Betroffene tatsächlich körperliche Beschwerden wahrnimmt.

Die Pathophysiognomik betrachtet zur Diagnosestellung die Gesichtshaut, die dazu in klar definierte Ausdruckszonen eingeteilt wird. An diesen Gesichtsausdruckszonen vermag das geschulte Auge kleinste Veränderungen in Struktur, Farbe oder Hautspannung zu erkennen. Zeigen sich hier Veränderungen, kann dies auf eine sich entwickelnde oder eine bereits bestehende Funktionsstörung hinweisen.

Warum zeichnen sich die Organe im Gesicht ab?

Die Zellen unseres Körpers sind über ein komplexes Nerven- und Gefäßsystem untereinander vernetzt. Durch ein weitläufiges Netz, das über zwölf Hauptnervenbahnen und das Rückenmark gesteuert wird, werden alle Informationen über den Zustand des Körpers und das Empfinden an das Gehirn und die Ausdruckszonen der Organe im Gesicht weitergeleitet. Der berühmte Pathophysiognomiker Natale Ferronato (* 1925) fand anhand anatomischer Studien heraus, dass bestimmte Bereiche des Gesichts bestimmten Bereichen im Körper zuzuordnen sind. Für die Weitergabe der Informationen über den Zustand der inneren Organe sind dabei im Wesentlichen drei Hauptnervenstränge verantwortlich: Nervus vagus, Nervus trigeminus und Nervus facialis.

Nervus vagus

› Nervus vagus, der zehnte Hirnnerv (kurz: Vagus, von lateinisch vagare = umherschweifen) ist der größte Nerv des Parasympathikus, also demjenigen Teil des vegetativen Nervensystems, der für den Stoffwechsel, die Regeneration und den Aufbau körpereigner Energiereserven zuständig ist. Nervus vagus ist bei fast allen Organen mit dafür verantwortlich, dass sie optimal funktionieren. Bei der kleinsten Befindlichkeitsstörung sendet er Impulse, die sich etwa durch Erröten, Erbleichen, Gänsehaut oder Schweißbildung ausdrücken. Weil er mit Nervus trigeminus und Nervus fascialis gekoppelt ist, zeigen sich entsprechende Störungen in Spannungs-, Farb- oder Strukturänderungen der Gesichtshaut.

Nervus trigeminus

Der dreizipflige Gesichtsnerv, Nervus trigeminus, sorgt für die Nervenreizung der Gesichtshaut, welche besonders empfindlich ist. Er leitet die Impulse des Vagus auf die Areale von Nase, Wangen, Stirn und Kinn weiter.

Nervus facialis

Der Gesichtsnerv – Nervus facialis – ist verantwortlich für die mimische Muskulatur des Gesichts, die als einzige im ganzen Körper nicht an einem Knochen angesetzt ist. Charakteristika der mimischen Muskulatur sind:

- Sie bewegen die Haut (nicht das Gelenk, wie es bei der Skelettmuskulatur der Fall ist) und
- haben (mit wenigen Ausnahmen) keine Muskelfaszie (bindegewebige Umhüllung von Muskeln).

Durch diese besonderen Eigenschaften lassen sich Spannungs- und Durchblutungsveränderungen der Gesichtsmuskulatur unmittelbar auf der Gesichtshaut ablesen.

Über das gleiche Reizleitungssystem werden Veränderungen der Funktion einzelner Organe auf die Ausdruckszonen der Haut projiziert, wo sie sich zum Beispiel als Rötung, Schattierung oder in der Veränderung der Hautspannung bemerkbar machen.

Die Geschichte des Gesichtlesens

Die Ursprünge der Antlitzdiagnostik reichen zurück ins China des zweiten Jahrtausends v. Chr.; die Lehre wurde damals als »Geheimwissen« von sogenannten Siang-Mien-Meistern nur an wenige Schüler mündlich weitergegeben. Bis heute ist die Kunst des Gesichtlesens in China eine weit verbreitete Tradition. In Gesellschaft von Chinesen kann es daher sein, dass einige unverhältnismäßig lange das Gesicht ihres Gegenübers studieren – nicht aus Unhöflichkeit, sondern weil sie darin lesen.

»Ein Kind kann nichts für sein Gesicht, jedoch ist der Erwachsene verantwortlich für seine Erscheinung.«
Konfuzius

Und auch in unserem Kulturkreis hat das Gesichtlesen eine sehr lange Tradition. Die Grundlagen legte bereits Hippokrates (460–370 v. Chr.). Er beobachtete zum Beispiel, dass das Gesicht eines Sterbenden bestimmte Phasen anzeigt; bis heute wird in der Medizin im Zusammenhang mit den Gesichtszeichen eines Sterbenden von der Facies Hippocratica gesprochen: Das Gesicht ist eingefallen, Mundregion und Schläfen sind grau, die Augen liegen tief und sind von dunklen Schatten umrandet.

Im Mittelalter stellte die Pathophysiognomik an den orientalischen Universitäten der Medizin eine hochentwickelte Diagnosemöglichkeit dar.

Die Fähigkeit, die Zeichen des Gesichts zu lesen, wurde jedoch von jeher besonders von heilkundigen Frauen genutzt und weiterentwickelt. Über viele Generationen gaben sie ihr Wissen über die Zusammenhänge von Zeichen und Merkmalen im Gesicht, Krankheit und seelischen Problemen weiter. In Europa rückte diese (Heil-)Kunst im Mittelalter wie so vieles in den Bereich der Magie des Mystischen und der Wahrsagerei; Tausende wurden durch die Inquisition als Hexen verbrannt. Das Wissen geriet immer mehr in Vergessenheit.

Antlitzdiagnostik im Wandel der Zeit

Im rein medizinischen Sinne ist die Pathophsyiognomik keine objektiv wissenschaftliche Methode. Die Lehre vom Zusammenhang zwischen einem Zeichen im Gesicht und einer körperlichen Beschwerde beruft sich vielmehr auf eine begründete Vermutung, die wiederum auf der langjährigen Erfahrung vieler Therapeuten beruht. Als subjektiv empirische Methode ist die Pathophsyiognomik in ihrer Treffgenauigkeit stark vom Diagnostiker und seiner persönlichen Erfahrung abhängig. Dennoch war sie bis ins 19. Jahrhundert neben Palpation (Abtasten), Auskultation (Abhören), Perkussion (Beklopfen) und Functio laesa (Funktionstest) die wichtigste Methode eines Arztes, um die Krankheiten seiner Patienten zu bestimmen.
Schon der weltberühmte Schweizer Arzt Philippus Theophrastus Aureolus Bombastus von Hohenheim (1493–1541), besser bekannt als Paracelsus – Begründer einer neuen Heilkunde und Naturphilosophie –, erkannte: Alles, was sich im Inneren des Körpers abspielt, ist außen zu erkennen und steht gleichzeitig im direkten Zusammenhang zum Zustand des Seelenfriedens. Entsprechend sah er die Heilung einer Krankheit sowohl als das Werk der Geistes als auch der Seelenkräfte an. Arzt und Arznei können diese im besten Falle nur unterstützen, aber keinesfalls bewirken. »Alles Kranksein wurzelt im Geiste« ist einer seiner berühmtesten Sätze. Und tatsächlich vermuten viele Therapeuten auch heute noch, dass es keine echte Heilung gibt, so lange die wahren Ursachen einer Krankheit nicht erkannt und behoben werden; Ursachen, die vor allem in seelischem Fehlverhalten und Verlangen zu suchen sind.
Welches Organ von diesem »inneren Defizit« betroffen ist, hängt wiederum von der Konstitution des Einzelnen ab – und von den Erfahrungen, die er im Laufe des Lebens gemacht hat und die zu seiner Persönlichkeitsentwicklung beigetragen haben.

Erste Beobachtungen und Aufzeichnungen

Im Laufe der Jahrhunderte beschrieben weitere Ärzte einen Zusammenhang zwischen dem Gesicht und dem Gesundheitszustand ihrer Patienten. Zu den bekanntesten zählen Christoph Wilhelm Hufeland, der Leibarzt Friedrich Wilhelm III. sowie Erster Arzt und Direktor der Berliner Charité (1762–1836), sowie Karl Friedrich Baumgärtner (1798–1869), der als Erster Abbildungen kranker Menschen mit Hinweisen auf deren Gesichtsausdruck veröffentlichte.
Dr. Wilhelm Heinrich Schüßler (1821–1898), Begründer der Therapie mit Schüßler-Salzen, hat mit seiner Beobachtung über die Anzeichen des Mineralstoffbedarfs im Gesicht ebenfalls maßgeblich an der empirischen (auf Erfahrung und Beobachtung beruhenden) Entwicklung der Lehre der Pathophysiognomik mitgearbeitet. Mehr zum Thema Schüßler-Salze und wie Sie mit diesen Ihre Gesundheit auf sanfte Art unterstützen können, erfahren Sie ab Seite 34.

Die Pathophysiognomik im 20. Jahrhundert

Carl Huter (1861–1912), einer der »modernen« Väter der Physiognomik, erkannte in seinen Studien zu den verschiedensten Therapierichtungen schließlich Hinweise auf das Zusammenspiel zwischen verschiedenen Falten und Farbschattierungen im Gesicht und dem gesundheitlichen Zustand des Körpers. Er stellte fest, dass es anscheinend eine Korrespondenz zwischen gewissen Gesichtsteilen und bestimmten inneren Organen gibt; 1904 veröffentlichte er seine Erkenntnisse in seinem Hauptwerk »Menschenkenntnis, Körperformen und Gesichtsausdruckskunde«.
In der zweiten Hälfte des vergangenen Jahrhunderts hat letztlich der Schweizer Naturarzt Natale Ferronato in 55-jähriger Arbeit als Autodidakt die Ausdruckszonen des Gesichts studiert und beschrieben. Zwar hinderten Ferronato zwei Unfälle, deren Folge eine halbseitige Lähmung war, daran, seinen Kindheitstraum zu verfolgen und Arzt zu werden. Da er aufgrund des Unfalls nicht erwerbstätig war, widmete er sich jedoch ganz den Studien der Pathophysiognomik, der Medizin und der Homotoxikologie nach Reckeweg (einer Kombination aus wissenschaftlicher Medizin und Homöopathie). Dieser veröffentlichte bereits in den 1940er-Jahren seine Theorie: Krankheiten und die sie zum Ausdruck bringenden Symptome ließen sich grundsätzlich auf Gifte zurückführen. Eine Krankheit sei danach nichts anderes als eine körperliche Reaktion auf äußere

oder innere Schadstoffe – Homotoxine genannt. Dabei spiele es keine Rolle, ob es sich bei diesen um Umweltgifte, Giftstoffe in der Nahrung oder schädliche Stoffwechselprodukte handele. Art und Schädlichkeit der Homotoxine hängen nicht nur von der Reizstärke und Einwirkungsdauer ab, sondern vor allem auch von der Abwehrkraft und Regulationsfähigkeit des Organismus. Die Krankheit sei Zeichen einer Auseinandersetzung des Körpers mit toxisch wirkenden Substanzen. Der Körper sei dabei grundsätzlich bemüht, schädliche Stoffe zunächst unschädlich zu machen oder auszuscheiden. Gelingt ihm dies, bleibt er gesund; gelingt es nicht, erkrankt er. Nach Reckewegs Theorie kommt es dann zu einer Krankheit, wenn die Belastung durch Giftstoffe im Bindegewebe so stark wird, dass dieses verstopft und dadurch die Versorgung der Körperzellen mit allen lebenswichtigen Nährstoffen behindert wird. Dieser Prozess wiederum führt schließlich zur Blockade der wichtigen Vorgänge im Körper und zu einer Störung des Fließgleichgewichts im Organismus.
Natale Ferronato wandte Reckewegs Wissen bei sich selbst an; mithilfe der Homöpathie, Pflanzenheilkunde und Energiearbeit stellte er seine Arbeitsfähigkeit wieder her. Er wurde Naturarzt und hatte so die Möglichkeit, die Gesichter zahlreicher Menschen zu studieren und ihr Aussehen mit den jeweiligen gesundheitlichen Problemen zu verknüpfen. Der Begriff Pathophysiognomik ist seine Schöpfung.
Wilma Castrian – seit 1987 Lehrerin für Physiognomik und anerkannte Kapazität auf diesem Gebiet –, der Heilpraktiker Hans-Dieter Bach und der Mediziner Dr. Anton Markgraf betrieben weitere Studien auf diesem Gebiet und verfassten umfassende Modelle zum Thema des Gesichtlesens.

Antlitzdiagnostik ist Erfahrungssache

Auch die Größen der Pathophysiognomik wie Natale Ferronato oder Carl Huter haben nicht alle Zeichen auf einmal erkannt. Nehmen Sie sich daher Zeit, diese Kunst zu erlernen. Die Fähigkeit, im Gesicht zu lesen, lässt sich nicht über Nacht erwerben. Sie können jedoch jeden Tag noch ein bisschen bewusster in das Gesicht schauen, um die Zeichen, die Sie sehen, zu erkennen und später auch zu deuten.

Wie entsteht Krankheit?

Der Begriff Krankheit lässt sich nicht nur auf die Reaktion des Körpers auf einen bestimmten Krankheitserreger reduzieren. Wie sehr eine Erkrankung uns in Mitleidenschaft zieht und ob wir überhaupt krank werden, hängt von einer Menge unterschiedlicher Faktoren ab.

Haben Sie sich schon einmal gefragt, warum beispielsweise während einer Epidemie nur einige Kinder einer Schulklasse erkranken, obwohl auch die anderen Kontakt zum Erreger hatten? Ganz einfach: Ob wir uns anstecken oder nicht, liegt in der individuellen Fähigkeit des Immunsystems, mit dem Erreger fertig zu werden; das Gleiche gilt übrigens auch im Hinblick darauf, wie schnell (oder langsam) die Genesung verläuft. Dabei besteht mitunter bereits familienbedingt eine Bereitschaft für gewisse Erkrankungen. Ist beispielsweise die ganze Familie übergewichtig, wird mit großer Wahrscheinlichkeit auch das Kind zu dick. Schließlich übernimmt es Ernährungs- und Bewegungsmuster erst einmal von seinen Eltern. Die frühkindlichen Ess- und Trinkgewohnheiten prägen sich so stark ein, dass es später intensiver Bemühungen bedarf, diese Muster wieder zu löschen. Kein Wunder also, dass auf diese Weise sogenannte »familienbedingte« Erkrankungen entstehen, die sich oft über mehrere Generationen abzeichnen.

»Möge jeder Mensch seine Natur und seinen Wert spüren, erkennen und sich ihrer bewusst werden; möge jeder Therapeut diese Werte spüren, erkennen und schützen.«
Natale Ferronato

Die Ernährung ist jedoch nicht der einzige Faktor, der Krankheiten begünstigt. Auch die Psyche und die seelische Verfassung spielen eine maßgebliche Rolle im Hinblick auf die Gesundheit. Dabei ist die Abgrenzung zwischen Seele, Geist und Körper nicht immer eindeutig.

Eine Einheit: Körper, Geist und Seele

Körper, Geist und Seele sind drei Begriffe, die immer wieder gemeinsam verwendet werden, besonders in den alternativen Heilweisen und der Metaphysik (Lehre von den hinter unserer Wahrnehmung verborgenen oder vermuteten Sachverhalten). Meist sollen die drei Bereiche in diesen Disziplinen die Einheit unseres Seins umschreiben.

Die Definition jedes einzelnen dieser drei Begriffe sowie die Abgrenzung zueinander beschäftigt von jeher aber auch die großen Philosophen, Theologen und Gelehrten der Menschheit.

Körper und Geist: zwei »fassbare« Größen

Was ein Körper ist, lässt sich dabei noch relativ leicht darstellen. Die Biologie versteht darunter das Material eines Lebewesens, welches optisch in Erscheinung tritt. In der Physik ist ein Körper ein Objekt, das Masse hat und Raum einnimmt; in der Geometrie eine durch Grenzflächen beschriebene dreidimensionale Form. Alle drei Definitionen treffen auch auf den menschlichen Körper zu.
Beim Geist gehen die Vorstellungen schon eher auseinander. Allgemein jedoch wird mit diesem Begriff die Psyche bezeichnet, also die innere Erlebniswelt des Einzelnen. Umgangssprachlich bezeichnen wir mit Geist die Fähigkeit des Wahrnehmens, Lernens, Erinnerns, Vorstellens und Fantasierens, aber auch alle Formen des Denkens, Überlegens, Auswählens, Planens, Konzentrierens, Einschätzens und Gewichtens. Kurz gesagt: Alle Grade der Bewusstheit bis hin zu tranceartigen Zuständen werden mit dem Begriff Geist umschrieben.

Einzigartig: die Seele

Der Begriff Seele ist noch unklarer als der Begriff Geist. Dazu kommt, dass beide Begriffe in Abhängigkeit von unterschiedlichen religiösen, mythischen, psychologischen oder philosophischen Traditionen und Lehren vermischt werden. Die einen vertreten die Ansicht, die Seele stelle eine Art übergeordnete Instanz dar, die auf alle körperlichen Vorgänge einwirkt, diese lenkt und herbeiführt.
In philosophischen und religiösen Betrachtungen versteht man unter dem Begriff Seele dagegen denjenigen Teil, der mit einem Wesen ein Leben lang verbunden ist und seine beständige Identität bewirkt. Bisweilen geht damit die These einher, dass die Seele über den physischen Tod hinaus besteht, dass sie also unsterblich ist. Religionen wie der Hinduismus oder Buddhismus glauben sogar an eine Wiedergeburt der Seele: Diese sei bereits vor der Geburt vorhanden und bestünde nach dem Tod über viele Zeitepochen hinaus.

Andere betrachten die Seele als denjenigen Teil eines Menschen, der ihn als Person unter allen anderen einzigartig macht. Der Körper wird dabei weitgehend als Instrument der Seele angesehen.
Ich selbst sehe die Seele als »Instanz« an, die einen Kurs verfolgt, der Lebensplan genannt werden kann. Die Seele lenkt uns und hat dabei stets die Möglichkeit, über den Körper Signale zu senden, wenn der beschrittene Weg zu weit von diesem Lebensplan abweicht. Diese Signale können sich zunächst als Befindlichkeitsstörungen äußern. »Überhören« wir sie geflissentlich über einen längeren Zeitraum, werden sie deutlicher und zeigen sich zum Beispiel in schmerzhaften Krankheitssymptomen.

Ungelebte Emotionen machen krank

An welchem Körperteil oder -system ein Mensch erkrankt, steht im engen Zusammenhang mit drei Dingen:
- seiner Fähigkeit, Emotionen zu zeigen,
- seiner geistigen Einstellung und
- seinen Lebensentscheidungen und Glaubenssätzen (die nicht selten schon in der Kindheit geprägt wurden).

Dank der modernen Hirnforschung wissen wir heute, dass es Wechselwirkungen zwischen Gemütszuständen, Emotionen, dem Nervensystem, dem Hormonsystem und dem Immunsystem gibt. Dieses Gebiet der Medizin wird als Psychoneuroimmunologie bezeichnet. Es besteht kein Zweifel daran, dass Gedanken und Gefühle einen starken Einfluss auf unsere körperlichen Funktionen haben. So können etwa starke seelische Belastungen über das autonome Nervensystem den Blutzuckerspiegel verändern. Umgekehrt haben etwa hormonelle Veränderungen eine ebenso unmittelbare Auswirkung auf das Gefühlsleben. Die besten Beispiele dafür sind Pubertät, Schwangerschaft und Klimakterium.

»Geh du voran«, sagte die Seele zum Körper, »auf mich hört er nicht.« – »Ich werde krank werden«, antwortet der Körper, »dann wird er schon auf dich hören.«

Und die Wissenschaft entdeckt immer mehr biochemische Vorgänge bei Emotionen und deren Auswirkungen auf den Körper. Dadurch werden Erklärungen möglich, wieso psychologische und psychotherapeutische Prozesse sich nachweisbar auf körperliche Funktionen auswirken, obwohl keine tatsächliche medizinische Ursache nachgewiesen werden kann (Psychosomatik). Im Mittelpunkt der Forschung steht dabei die Wirkung der Psyche auf das Immunsystem – zum Beispiel die Frage,

warum und inwieweit Stress die Immunfaktoren negativ beeinflusst. Man konnte dazu nachweisen, dass bei chronischem Stress die Konzentration des Immunglobulins A (Ig A) absinkt. Als Immunglobulin A bezeichnet man einen Antikörper, der hauptsächlich in den externen Körperflüssigkeiten vorkommt (zum Beispiel im Urogenitalschleim, in der Muttermilch oder in Eingeweideflüssigkeiten) und dort eine bedeutende Abwehrbarriere gegen Krankheitserreger bildet. Durch die verschlechterten Immunfaktoren steigt die Anfälligkeit für Infekte, die Entstehung von Krankheiten wird begünstigt.
Andere Forscher konnten in Bezug auf die individuelle Neigung, Ärger zu unterdrücken, und die Fähigkeit, körperlichen Schmerz auszuhalten, Zusammenhänge zwischen Psyche und Immunsystem herstellen. Wer Ärger unterdrückt, mindert die Herstellung eines vom Körper selbst produzierten Opioids (eine körpereigene Substanz mit morphinähnlichen Eigenschaften), das bei der Schmerzunterdrückung während Stressreaktionen eine wichtige Rolle spielt. Sind wir jedoch in guter Verfassung, etwa weil wir gerade verliebt sind, steigen die Antikörper und Opioide an. Die positiven Gefühle stärken also das Immunsystem und mindern das Schmerzempfinden. Stress dagegen wirkt sich negativ auf das Immunsystem aus, unterdrückter Ärger verstärkt das Schmerzempfinden.

Nicht der Körper ist krank ...

Umgangssprachlich nutzt jeder von uns ganz intuitiv die Zuordnungen zu den Organen, um seinen momentanen Gefühlszustand zu beschreiben: »Das geht mir an die Nieren«, »Ich habe einen dicken Hals«, »Was ist dir denn über die Leber gelaufen?« oder »Das schlägt mir auf den Magen« sind nur einige Beispiele, wie psychisches beziehungsweise seelisches Empfinden körperlich umschrieben wird. Weil die Krankheit von innen kommt, steht sie stets in einem direkten Zusamenhang mit einem bestimmten Organ. Das steigende Interesse an sanfter Medizin hat ebenso wie die Medien dazu beigetragen, dass immer mehr Menschen Krankheit und Unfall nicht mehr als Zufall oder plötzlich eintretenden Schicksalsschlag betrachten. Je bewusster die Menschen leben, desto mehr setzt sich auch die Einsicht durch, dass beide kein unvorhersehbares Ereignis sind. Man betrachtet den Körper vielmehr als eine Projektionsfläche des Bewusstseins, der nicht von sich aus krank werden kann; wie eine Leinwand kann er selbst keine Bilder produzieren, sondern nur ein Abbild zeigen. Dementsprechend würde es keinen Sinn machen, Löcher in die Leinwand zu schneiden, wenn einem der Film nicht gefällt – so wie es im übertragenen Sinn bei Operationen geschieht. Ebenso ergebnislos wäre es, die Leinwand immer wieder weiß zu überstreichen – was der klassischen Symptombehandlung entspräche.

..., sondern die Seele

Ob und an welchen Beschwerden ein Mensch erkrankt, hängt nicht von Äußerlichkeiten ab. Vielmehr ist die innere Geisteshaltung dafür ausschlaggebend (siehe auch »Die Botschaft der Organe«, Seite 78 ff.). Eine bestimmte Einstellung zum Leben begünstigt dabei das Krankwerden und den Krankheitsverlauf ebenso wie persönliche Verhaltensweisen. Sie wirken sich zum Glück aber auch genauso auf das Gesundsein aus.

Wenn der Patient sich aufgibt, hat der Arzt nur eine sehr geringe Chance zum Heilen. Nur wer an seine Selbstheilungskräfte glaubt, kann genesen.

Einer Krankheit gehen immer innere Belastungen voraus, die sich letzendlich in Beschwerden äußern, weil sie zu lange nicht beachtet wurden. Bei Unfällen kommt die Belastung zwar von außen, aber ob es überhaupt soweit kommen muss, hängt unter anderem auch von der momentanen Belastung und Tagesform des Betroffenen ab.
Werden bestimmte Aufgaben im Leben nicht gelöst, sondern immer wieder aufgeschoben und umgangen, kann eine Krankheit als Aufforderung verstanden werden, endlich etwas zu ändern.

Positiv denken, schneller gesund werden

Doch nicht nur die Krankheit selbst, auch die anschließende Zeit der Genesung hängt im Wesentlichen von der inneren Einstellung ab. Erkennt ein Patient zum Beispiel, dass es ein Glücksfall für ihn war, im Krankenhaus zu liegen, wo ihm erfahrene Ärzte und liebevolle Schwestern und Pfleger tatsächlich helfen, wird seine Heilung in der Regel ohne große Komplikationen verlaufen. Hat der Patient hingegen wenig Hoffnung, je wieder vollständig zu genesen, wird er auch eine längere Zeit brauchen, um wieder gesund zu werden. Denn das Immunsystem wird durch die negativen Gedanken zusätzlich geschwächt.

Was das Gesicht verrät

Die Schulmedizin spricht von »psychosomatischen Beschwerden«, wenn körperliche Symptome auf eine seelische Ursache zurückzuführen sind, sich jedoch keine körperliche Ursache finden lässt. Sie geht aber meist nicht so weit, dass sie einen direkten Zusammenhang zwischen dem erkrankten Organ und einer bestimmten, nicht (ausreichend) verarbeiteten Situation herstellt. Dabei lässt sich jedes Organ einer Emotion zuordnen – und damit einer ganz bestimmten inneren Einstellung, die jeden von uns einen Großteil seines Lebens begleitet. Eine körperliche Störung kann als Möglichkeit verstanden werden, diese Einstellung bewusst wahrzunehmen und sich mit ihr auseinanderzusetzen. Denn das Körperteil zeigt in diesem Fall die emotionalen und seelischen Themen des Leidenden auf.

Ob ein Organ beeinträchtigt ist, können Sie an bestimmten Merkmalen im Gesicht ablesen. Dadurch haben Sie die Chance, den wahren Grund einer Erkrankung zu erkennen. Der wissende Betrachter ist allein durch den Blick ins Gesicht in der Lage, sein Gegenüber mit mehr Mitgefühl wahrzunehmen und sein Unbewusstes besser zu verstehen. Er kann im Gespräch eine Brücke bauen, um hinter die Ursachen eines körperlichen Symptoms zu blicken.

Haben Sie die emotionale Ursache erst einmal entdeckt, können Sie Ihr Denken verändern und das Problem lösen, das zur gesundheitlichen Störung geführt hat.

Der Zustand der Organe ist im Gesicht abzulesen

Ihr Gesicht unterscheidet Sie nicht nur von allen anderen Menschen; es spiegelt auch den Zustand Ihres Körpers, Ihrer Geisteshaltung (mentale Einstellung) und Ihres seelischen Befindens wider. Wer diese Zeichen lesen kann, hat die Möglichkeit, sich selbst und anderen zu helfen, lange bevor ein körperliches Symptom auftritt und das Wohlbefinden beeinträchtigt. Allerdings ist es dazu nötig, seine Lebenseinstellung durchaus auch kritisch zu hinterfragen.

Keine Frage: Krankheit verändert die Gesichtszüge und den Ausdruck. Die Haut des Gesichts zeigt jedoch schon viel früher eine Störung auf. Die Pathophysiognomik macht sich dieses Wissen um die Verbindung zwischen den Hirnnerven, die die inneren Organe versorgen, und den Nerven, die die Hautreaktionen des Gesichts beeinflussen, zunutze (siehe auch Seite 11 f.). Zudem konnten durch jahrhundertelange Beobachtung

Neu denken lernen

Um eingefahrene, zuweilen schädliche Gedankenmuster zu überwinden, haben sich sogenannte Affirmationen bewährt. Die kurzen »Kraftformeln« polen das Unterbewusstsein neu und helfen auf diesem Wege mit, das Leben zu verändern. Mehr dazu erfahren Sie ab Seite 51.

von kranken Menschen den einzelnen Gesichtsbereichen bestimmte Organe zugeordnet werden. Auch Sie werden, wenn Sie dieses Buch weiterlesen, möglicherweise das eine oder andere beschriebene Zeichen in Ihrem Gesicht entdecken. Doch keine Sorge: Selbst wenn ein Zeichen für eine Störung des entsprechenden Organs vorliegen sollte, heißt das noch lange nicht, dass Sie ernsthaft krank sind. Die Zeichen der Organe zeigen sich im Gesicht nämlich bereits dann, wenn Sie nur eine entsprechende mentale Haltung eingenommen haben, die das betroffene Organ in seiner Funktion schwächt. Schon die bloßen Emotionen können dem Organ wichtige Arbeitsenergie entziehen, sodass es seine Aufgabe nicht mehr optimal ausführen kann. Erst wenn die mentale Haltung über einen langen Zeitraum weitergelebt wird, kann es tatsächlich zu klinisch nachweisbaren Störungen kommen.

Ganzheitliche Betrachtung

Wenn Sie eine Gesichtsdiagnose machen wollen, sollte das Gesicht möglichst entspannt sein. Um systematisch vorzugehen, teilen Sie das Gesicht zudem in Zonen ein; dennoch müssen Sie immer alle Zeichen in Verbindung zueinander betrachten, was ein wenig Übung erfordert. Gerade Einsteiger neigen dazu, auch noch das kleinste Zeichen im Gesicht wahrzunehmen – und deutlich überzubewerten. Betrachten Sie daher zunächst nur das ganz Offensichtliche und setzen sich mit den dahinterstehenden Botschaften der Seele auseinander.
Die ab Seite 56 beschriebenen Zeichen geben Hinweise auf körperliche Störungen, wie sie sich in jahrelanger Erfahrung dargestellt haben. Dabei kann es trotzdem sein, dass Sie zum Beispiel ein Zeichen bei sich entde-

cken, das auf eine Entzündung hinweisen kann; Sie aber haben keinerlei Symptome dafür. So ein Fall zeigt, dass Ihre Körperabwehr gut funktioniert und die Entzündung still abläuft; Ihr Körper setzt sich selbst mit dem Problem auseinander.

Nichts gefunden?

Wenn Sie keines der beschriebenen Zeichen in Ihrem Gesicht finden, ist das kein Grund, das Buch aus der Hand zu legen. Sie erfahren ab Seite 78 vieles darüber, wie Sie Ihre Organe schützen und gesund erhalten können oder wie sich Ihre mentale Einstellung auf den Körper auswirkt.

Jede unserer Emotionen lässt sich einem Organ zuordnen. Dessen Gesundheit wiederum spiegelt sich an einer bestimmten Partie im Gesicht wider.

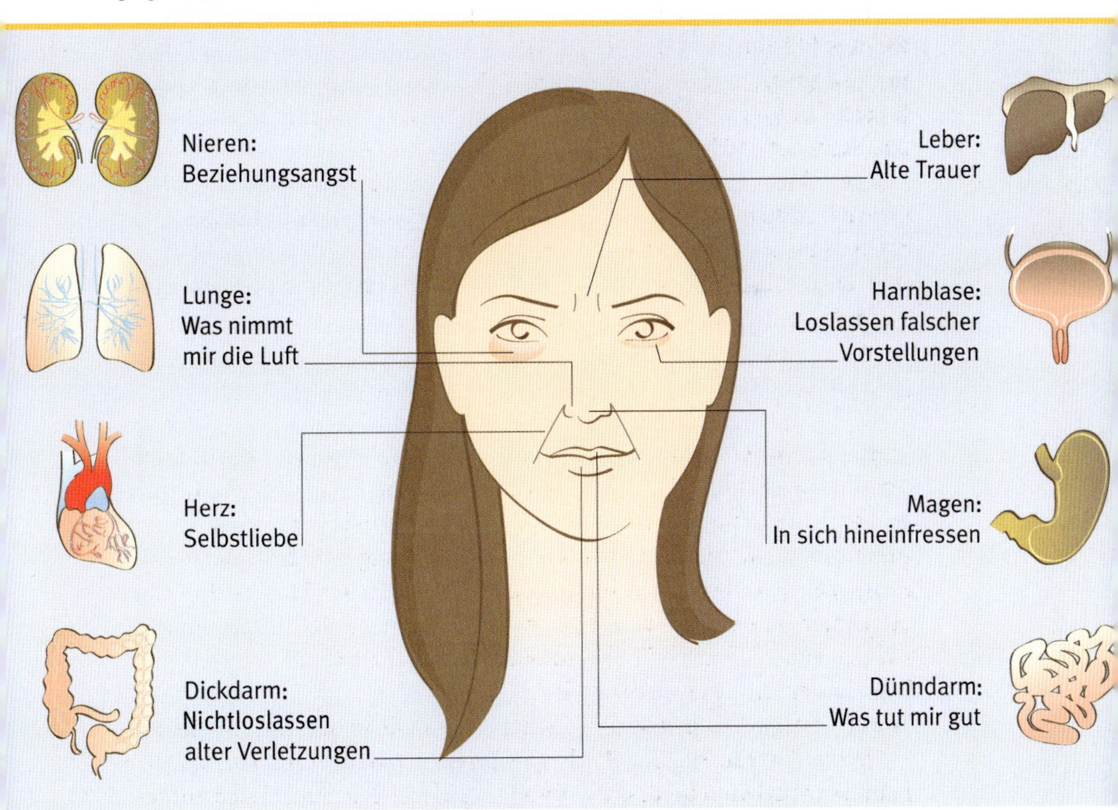

So helfen Sie sich selbst

Vielleicht können Sie nach der Lektüre dieses Buches das eine oder andere Zeichen in Ihrem Gesicht entdecken. Großartig. Die nächste Frage, die Sie sich stellen sollten, wäre dann: »Was kann ich selbst für meine Gesundheit tun, um die Störung zu beheben?«

Nur wer handelt, kann etwas verändern. Die Erkenntnis allein reicht nicht aus.

Bei den ab Seite 56 beschriebenen Gesichtszeichen sind zum großen Teil noch keine pathologischen (krankhaften) Werte festzustellen. Sie zeigen nur, dass die Funktion des entsprechenden Organs bereits eingeschränkt ist. Die frühzeitige Diagnose hilft, die Gesundheit bestmöglich zu erhalten. So ist zum Beispiel bereits ein Großteil des Nierengewebes beschädigt, ehe eine Einschränkung der Nierenfunktion klinisch nachgewiesen werden kann. Der Grund: Ihr Körper kann schleichende Prozesse sehr lange kompensieren, ohne dass sich irgendwelche Symptome zeigen. Andere Körperbereiche jedoch zeigen durch Veränderungen der Struktur, Feuchtigkeit, Spannung oder Farbe diese Prozesse bereits viel früher an. Bei zunächst symptomfreien Stoffwechselstörungen zum Beispiel entwickeln sich Längsrillen auf den Fingernägeln. Denn die Veränderung im Stoffwechsel führt zu einer unregelmäßigen Verteilung des Hornstoffs, der die Fingernägel bildet. Auch im Gesicht sind die Veränderungen aufgrund der Nervenverbindungen zwischen Organen und Gehirn (siehe Seite 11 f.) bereits früh ablesbar – selbst wenn nur geringe Störungen in der Funktion vorliegen. Wenn Sie bereits in dieser Phase Maßnahmen zur Regulation ergreifen, braucht der Körper keine schmerzhaften Symptome zu zeigen. Seine Botschaft wird rechtzeitig erkannt und das Verhalten daran angepasst. Die Folge: Sie bleiben gesund und fühlen sich rundum wohl.

Bleiben Sie gesund!

Der beste Weg zur Gesundheit ist, nicht darauf zu warten, bis der Körper über Symptome Botschaften sendet, sondern bereits vorher die nötige Wende einzuleiten. Schon kleine Verhaltensänderungen können dabei erstaunliche Verbesserungen nach sich ziehen.

Die beste Krankheitsprophylaxe besteht dabei in einer gesunden Lebensweise; diese bezieht sich nicht nur auf den Körper, sondern auch auf die Psyche beziehungsweise die Seele. Neben bewusster Ernährung, ausreichender Flüssigkeitszufuhr, genug Bewegung und regelmäßigem Stuhlgang ist es daher erforderlich, auf weitere Dinge zu achten, wie zum Beispiel auf Gedanken und Gefühle.
Es nutzt dabei nichts, zu erkennen, dass irgendetwas im Körper nicht in Ordnung ist. Sie müssen auch entsprechend handeln. Der Organismus kann sich nämlich nur erholen, wenn das, was ihn krank macht, nicht weiter auf ihn einwirkt. Da jedoch nicht nur verschiedene körperliche, sondern auch seelische Faktoren den Organismus schwächen, gilt es den Auslösern auf die Spur zu kommen.

Was ist Gesundheit?

Eine viel zitierte Definition von Gesundheit formulierte die Weltgesundheitsorganisation (WHO) vom 22. Juli 1946. Sie lautet: »Gesundheit ist ein Zustand vollkommenen körperlichen, geistigen und sozialen Wohlbefindens und nicht die bloße Abwesenheit von Krankheit oder Gebrechen.«
Dementsprechend ist wohl kaum ein Mensch auf der Welt wirklich gesund. Schließlich bezieht Gesundheit laut WHO nicht nur den Körper mit ein, sondern auch Seele, Geist und die individuelle soziale Situation. Praktisch bedeutet das, dass ein Mensch, der gerade in Trennung lebt oder unter Arbeitslosigkeit leidet, ebenso wenig gesund ist, wie einer, der Streit hat oder traurig ist oder jemand, der sich gerade mit einem grippalen Infekt infiziert hat.

»Wer nicht genug Zeit hat, sich um seine Gesundheit zu kümmern, wird sich Zeit nehmen müssen, um sich um seine Krankheit zu kümmern.«

Gesundheit ist das wertvollste Gut

Umfragen machen seit Jahrzehnten deutlich, dass die deutschen Bundesbürger ihre Gesundheit als ihr höchstes Gut ansehen; sie liegt in der Rangfolge noch vor Glück, Wohlstand und Frieden. Wenn man sich jedoch umschaut, sieht man: Für die Gesundheit wird nicht wirklich viel getan. Die medizinische Entwicklung in den letzten Jahrhunderten hat zwar viel zur Verbesserung der Lebensqualität beigetragen. Allein durch die Einführung bestimmter Hygienestandards wie fließend sauberes Wasser und Toiletten konnten in den heutigen Industrieländern Epidemien

»Probleme kann man niemals mit derselben Denkweise lösen, durch die sie entstanden sind.«
Albert Einstein

drastisch verringert und so die Lebenszeit deutlich verlängert werden. Die Entdeckungen und Forschungsergebnisse der Schulmedizin haben ebenfalls dazu beigetragen, dass Patienten selbst bei komplizierten chirurgischen Eingriffen sehr gute Überlebenschancen haben. Der Mensch lebt dadurch im Durchschnitt zwanzig Jahre länger als noch vor 150 Jahren. Diese Verlängerung der Lebenszeit bringt jedoch auch eine entsprechende Fürsorgepflicht mit sich. Wenn der Körper zwanzig Jahre länger funktionieren soll, muss er ähnlich wie ein älteres Auto auch mit größerem Aufwand gepflegt werden. Leider ist das den meisten Menschen noch nicht bewusst. Sie sind der Meinung, Arzt oder Heilpraktiker hätten die Aufgabe, sie gesund zu machen. Sie verlangen nach einer Pille, die möglichst alle ihre Lebenssünden kompensieren soll. Das eigene Verhalten zu ändern wird dagegen selten in Erwägung gezogen; und wenn ein Therapeut seinen Patienten auf diesen Punkt aufmerksam macht, erfährt er kaum begeisterte Zustimmung. Dabei ist eine Veränderung des Lebensstils unerlässlich, wenn der Körper zum Beispiel im Gesicht anzeigt, dass er Schwierigkeiten hat.

Für mehr Gesundheit und Vitalität

Eine Untersuchung des Instituts für angewandte Sozialforschung der Universität von Bedfordshire/England zum Thema »Wie entsteht Gesundheit?« zeigt, dass Menschen, die ihr Leben sinnvoll gestalten und mit Humor nehmen, meist bis ins hohe Alter gesund bleiben. Diese Maßstäbe mögen zwar sehr subjektiv erscheinen, aber gerade deshalb lassen sie sich auch relativ leicht verwirklichen.
Eine gesunde Lebensweise ist eine Einstellung, die das Leben als eine Ansammlung von Ereignissen anerkennt und den Körper als »Tempel« der Seele achtet – und ihn auch entsprechend behandelt: So wie ein Tempel geehrt, gepflegt, sauber gehalten und geschmückt wird, sollte auch der Körper gewissenhaft umsorgt werden.

»Du bist, was du isst«

Die gesunde Ernährung ist einer der Grundbausteine der Gesundheit. Die heutige schnelllebige Gesellschaft räumt der Nahrungszubereitung jedoch keinen großen Raum mehr ein. Alles muss ohne viel Aufwand

zuzubereiten sein und vor allem schnell gehen. Um das Essen machen sich die meisten nicht viele Gedanken; oft wird derjenige, der seine Mahlzeiten frisch zubereitet, bereits als Sonderling betrachtet.
Wir dürfen jedoch nicht vergessen, dass Lebensmittel nicht nur reine Kalorienlieferanten sind. Sie versorgen den Körper auch mit energetischer Information, die großen Einfluss auf das Wohlbefinden hat. Mit Freude und frisch zubereitete Lebensmittel bieten dem Körper weitaus mehr Vitamine, Nährstoffe und positive Energien als lieblos bereitete Nahrung aus Konserven oder aus der Tiefkühltruhe. Denn durch Konservierung und industrielle Bearbeitung werden nicht nur wichtige Nährstoffe zerstört, sondern auch die natürliche »Schwingung« des Lebensmittels. Industriell bearbeitete Nahrungsmittel (in Fertig- und Halbfertiggerichten) haben in der Regel zwar einen Nährwert, der in Kalorien ausgedrückt werden kann, sie nähren uns jedoch nicht wirklich.

Frisch zubereitete Kost versorgt den Körper in jeder Form mit Energie. Fertiggerichte können das nicht. Sie liefern bloße Kalorien ohne echten Nährwert.

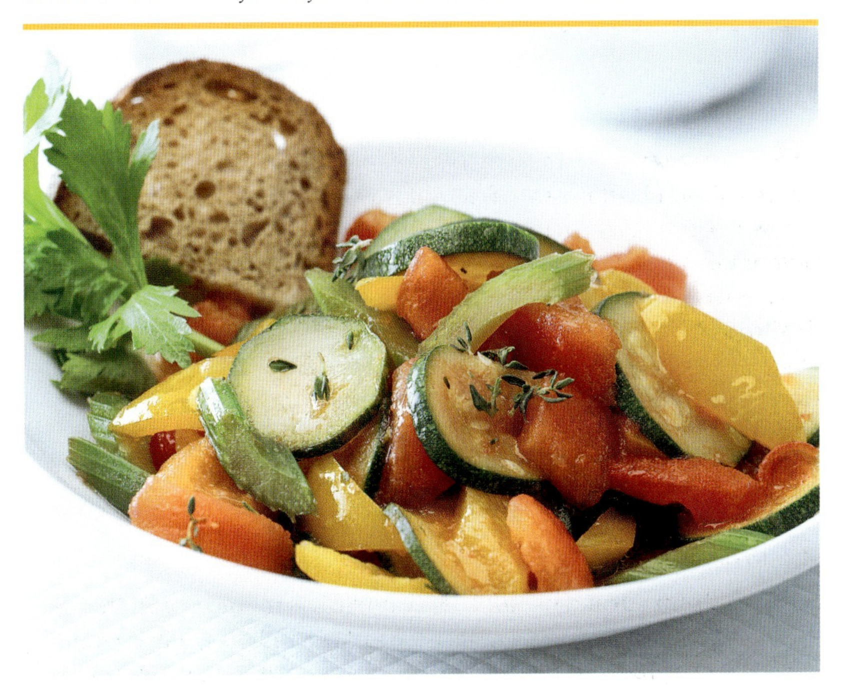

Auch die Zubereitung der Speisen spielt eine große Rolle. Verwenden Sie zum Beispiel eine Mikrowelle, wird jede natürliche Struktur der Lebensmittel zerstört. Denn die Schwingung der Mikrowellen, die durch das Essen transportiert werden, stört massiv die Eigenschwingung des Körpers. Bei der herkömmlichen Nahrungszubereitung konnte eine solche Veränderung nicht festgestellt werden. Die schonendste Zubereitung von Speisen stellt dabei das Dampfgaren dar, bei dem die enthaltenen Vitamine und die Struktur der Nahrung nahezu vollständig erhalten bleiben.

»Nicht im Rezept liegt das Heil, es liegt in der Summe der täglichen Lebensführung.«
Vincenz Prießnitz, Mitbegründer der Naturheilkunde

Über all diese Zusammenhänge machen sich die meisten Menschen normalerweise keine Gedanken. Ein bewussterer Umgang mit dem Thema Ernährung und Essen kann deshalb ganz maßgeblich dazu beitragen, dass wir nicht krank werden und uns rundum wohl in unserer Haut fühlen.

Schlafen

Um gesund zu bleiben, ist eines unbedingt erforderlich: ausreichend Schlaf. Denn in den nächtlichen Ruhestunden verarbeiten Körper und Geist all die Eindrücke, die tagsüber auf sie einströmen. Dadurch kann der Mensch Kraft für neue Erfahrungen und Erlebnisse schöpfen.
Sehr viele Menschen leiden heute an Einschlaf- und Durchschlafstörungen. Wenn auch Sie dazu zählen, sollten Sie unbedingt klären, was sich hinter den Problemen verbirgt, bevor Sie zu Medikamenten greifen.
Wenn Sie im Tagesgeschehen keine Leistungseinschränkungen durch das Schlafdefizit haben, brauchen Sie momentan vielleicht einfach nicht so viel Schlaf. Besonders ältere Menschen oder Personen ohne einen geregelten Tagesablauf können nachts oft nicht gut schlafen, weil sie sich tagsüber zu wenig fordern. Wer seinen Körper nicht in Bewegung bringt und dazu womöglich noch ein ausgiebiges Mittagsschläfchen macht, braucht sich nicht zu wundern, dass er nachts erst sehr spät einschläft oder frühmorgens aufwacht.
Andere meiden das Bett geradezu; sie betrachten das Schlafen als lästiges Beiwerk, dem sie nur unwillig nachgehen – sie könnten dadurch ja irgendetwas versäumen. Entsprechend füllen diese Menschen ihren Tag mit Terminen und Aktivitäten, damit sie ja nicht zur Ruhe kommen müssen.
Wenn Sie unter Schlafstörungen leiden, prüfen Sie als ersten Schritt zur Verbesserung Ihren Tagesablauf:

- Wie viele Stunden schlafen Sie nachts?
- Wie sieht Ihr Tagesablauf aus?
- Machen Sie einen Mittagsschlaf?
- Essen Sie vor dem Schlafen opulent?
- Haben Sie Ihren Schlafplatz verändert?
- Haben Sie nachts Schmerzen?
- Fühlen Sie sich auf Ihrer Matratze wohl?
- Ist Ihnen Ihre Decke angenehm?
- Werden Sie zu bestimmten Zeiten in der Nacht immer wieder wach?
- Ist der Raum ausreichend gelüftet?
- Gibt es störende Geräusche, die Sie am Schlafen hindern?
- Haben Sie am Tag ausreichend Bewegung an frischer Luft?
- Stehen Elektrogeräte im Schlafzimmer, die auf Standby-Funktion laufen?
- Nehmen Sie Medikamente, bei denen Schlafstörungen als eine der möglichen Nebenwirkungen aufgeführt sind?
- Gehen Ihnen beim Einschlafen belastende Gedanken durch den Kopf?
- Würden Sie von sich sagen, dass Sie unter Stress stehen?

Wenn Ihre Gedanken nachts gar nicht zur Ruhe kommen, legen Sie sich ein DIN-A4-Papier und einen Stift ans Bett. Schreiben Sie alles auf, von dem Sie fürchten, es bis zum nächsten Tag zu vergessen (das Blatt muss ausreichend groß sein, damit Sie sich auch im Dunkeln Notizen machen können). Manchmal hilft es bei anhaltenden Schlafstörungen auch, ein Schlaftagebuch zu führen, in dem Sie jeden Morgen die oben gestellten Fragen beantworten. So können Sie bestimmte störende Faktoren ausfindig machen – und wenn möglich abstellen.

Atmung

Die Atmung dient nicht nur dazu, den Körper richtig zu belüften, sondern auch dazu, die Organe zu massieren und zu bewegen. Dem Zwerchfell (Diaphragma) kommt dabei eine besonders wichtige Funktion zu; es ist der wichtigste Atemmuskel. Das Zwerchfell besteht aus einer Muskel-Sehnen-Platte, die Brust- und Bauchhöhle voneinander trennt. Obwohl das Diaphragma gerade einmal drei bis fünf Millimeter dick ist, leistet es 60 bis 80 Prozent der zur Einatmung benötigten Muskelarbeit: Wölbt es sich, atmen wir ein (Inspiration).

Die Bewegung des Zwerchfells, das beim Einatmen in Richtung Unterbauch drückt, schiebt Leber, Galle, Bauchspeicheldrüse, Magen und

querverlaufenden Dickdarm leicht zusammen. Durch diesen Druck wird das in den Organen befindliche Blut wie aus einem Schwamm herausgedrückt. Im Darm wird dessen Eigenbewegung (Peristaltik) unterstützt. Wenn der Druck durch das Ausatmen und damit das Zusammenziehen des Zwerchfells nachlässt, füllen sich die Organe wieder mit nähr- und sauerstoffreichem Blut. Dadurch werden die Stoffwechselvorgänge im Körper effektiv angeregt.
Die Atmung spielt auch bei der Lösung von Spannungen und emotionalen Blockaden eine wichtige Rolle. Beide werden durch eine tiefe Bauchatmung gelöst und können über den Atem aus dem Körper entweichen. Wer also ständig zu flach atmet, behindert nicht nur den Stoffwechsel, sondern hält auch die Spannungen im Körper.

Entspannung

Körperliche Fitness, Bewegung in der Natur, Stärkung der Muskulatur und der Wirbelsäule, aber auch geistige Aktivitäten wie Denksport oder die Beschäftigung mit bildender Kunst, Musik und Kultur sollten in Ihrem Leben ebenso selbstverständlich sein wie Lachen, Weinen, Aggression und natürlich Liebe. Räumen Sie darüber hinaus auch genug Zeit für den Austausch mit anderen ein. Kommunizieren bedeutet aber nicht einfach zu reden, sondern vielmehr Gedanken, Liebe, Ängsten und Sorgen Ausdruck zu verleihen.
All diese Tätigkeiten sollten unter dem Aspekt der Entspannung betrieben werden. In unserer Leistungsgesellschaft setzen sich immer mehr Menschen aber sogar beim Entspannen unter Druck; Meditation und Wellness wird zum Stressfaktor, weil immer mehr Aktivitäten den Tag füllen. Auch hier gilt: Weniger ist manchmal mehr.
Zu einem gesunden Leben gehört die Balance zwischen Anspannung und Entspannung. Ein genüssliches Bad zu nehmen, ein paar Runden in der Sauna zu schwitzen oder sich einfach mit Freunden zu einem Spaziergang zu treffen zählen zu den Dingen, die helfen abzuschalten. Auch Sport kann entspannen, sofern Sie nicht gerade Leistungssport treiben (der Wunsch nach Hochleistung unterstützt den Faktor Stress).
Zu den klassischen Entspannungsmaßnahmen gehört natürlich die Innenschau in Form einer Meditation. Dafür legen Sie zum Beispiel eine sehr ruhige Musik auf und suchen sich einen Platz, an dem Sie ungestört etwa 30 Minuten einfach nur daliegen oder -sitzen können; Letzteres

empfiehlt sich vor allem dann, wenn Sie schnell einschlafen. Schließen Sie die Augen und lassen Sie die aufkommenden Gedanken wie Wolken an sich vorbeiziehen. Halten Sie an keinem Gedanken fest, lassen Sie die Gedanken einfach weiterziehen, halten Sie an keinem fest. Das beruhigt den Geist, den Pulsschlag und die Atmung; Stress wird dadurch reguliert.

Zeit für sich

In meiner eigenen Praxis höre immer wieder Patienten sagen: »Dafür habe ich keine Zeit.« Richtig wäre es, zu sagen: »Dafür nehme ich mir keine Zeit, denn ich bin mir weniger wichtig als all die Menschen um mich herum.« Wenn Sie das auch von sich denken, ist es höchste Zeit, einen Termin mit sich selbst zu vereinbaren. Machen Sie in dieser Zeit all das, was Sie schon immer einmal machen wollten. Beginnen Sie zunächst mit einer 30-minütigen »Verabredung« pro Woche – immer am selben Tag und zur selben Zeit. Tragen Sie diesen Termin auch in Ihren Kalender ein, als ob es sich um ein Meeting mit einem Geschäftskollegen oder einem Treffen mit der Freundin handeln würde. Halten Sie den Termin ohne Ausreden ein. Mit den Wochen steigern Sie langsam die Zeit mit sich selbst, bis Sie täglich 60 Minuten Zeit für sich haben, die Sie in vollen Zügen genießen können. Sie sind schließlich nicht weniger wichtig als jeder andere Mensch in Ihrem Umfeld.

Entgiften

Viele Menschen fasten eine oder mehrere Wochen im Jahr, um ihren Körper zu entgiften und sich über einen bestimmten Zeitraum in Ver-

Achtsam sein

»Achte auf deine Gedanken, denn sie werden deine Worte.
Achte auf deine Worte, denn sie werden deine Handlungen.
Achte auf deine Handlungen, denn sie werden Gewohnheit.
Achte auf deine Gewohnheiten, denn sie werden dein Charakter.
Achte auf deinen Charakter, denn er wird dein Schicksal.«
(Klosterschrift aus England)

zicht zu üben. Da der Körper beim Fasten nur sehr wenig, meist nur flüssige Nahrung erhält, muss er auf seine eigenen Reserven zurückgreifen. Der Organismus passt sich entsprechend an: Der Stoffwechsel wird reduziert, der Glukoseverbrauch des Gehirns verringert sich. Gleichzeitig werden durch das beim Fasten abgebaute Körperfett über Leber, Darm, Niere und Haut vermehrt Giftstoffe ausgeschieden – ein Prozess, der durch reichliches Trinken, Körperbürstungen, Kneippgüsse und sanfte Darmpflege noch unterstützt wird.
Fasten hat jedoch nicht nur einen körperlichen Aspekt. Es dient ebenso dem Erlangen von Harmonie und Demut, es sensibilisiert die Wahrnehmung und stärkt die Willenskraft.

Basen-Kur

Wenn Sie nicht fasten wollen, können Sie Ihren Körper auch mithilfe einer speziellen Ernährungsweise entgiften. Der Hintergrund: Durch die Vergärung von Kohlenhydraten werden im Körper verschiedene organische Säuren gebildet (beispielsweise Milchsäure, Essigsäure und Buttersäure). Diese können zum Teil absorbiert und vom Körper verwertet werden. Bei einer sehr kohlenhydratreichen Ernährung führt das Überangebot an diesen Nährstoffen jedoch zu einer Übersäuerung des Gewebes. Um diese wieder auszuleiten, ist es ratsam, sich vier Wochen überwiegend von basenbildenden Lebensmitteln wie Gemüse, Sojabohnen, Mais, Eigelb, Milch, Joghurt (von Schaf oder Ziege), Mandeln, Bananen, Birnen, Kastanien und Trockenfrüchten zu ernähren. Tees aus verschiedenen Pflanzenwirkstoffen regen gleichzeitig Leber, Bauchspeicheldrüse, Darm und Nieren an. Unterstützend können geeignete Schüßler-Salze eingesetzt werden: Zu ihnen zählen Nr. 7 Magnesium phosphoricum D6, Nr. 9 Natrium phosphoricum D6, Nr. 10 Natrium sulfuricum D6 sowie Nr. 23 Natrium bicarbonicum (siehe auch Seite 34 ff.).
Ganz wichtig: Zu einer ganzheitlichen Entgiftung gehört auch, sich von vergiftenden Gedanken zu befreien. Denn negatives Gedankengut hat großen Einfluss auf die Stabilität der Gesundheit.

Gedankenmuster und Glaubenssätze

Durch die Erfahrungen, die jeder von uns in seinem Leben sammelt, trifft er immer wieder (meist unbewusst) Entscheidungen, die sich wiederum auf das weitere Leben auswirken. Diesen Entscheidungen liegt

ein Gedankenmodell zugrunde, das als persönliche Glaubenssätze oder individuelles Gedankenmuster verstanden werden kann.
Der Mensch ist in dem, was ihm im Leben gelingt oder missglückt, das Ergebnis seiner Gedanken. Wenn diese das Leben nicht behindern, gibt es daher keinen Grund, die persönlichen Muster oder Glaubenssätze zu verändern. All jene jedoch, die Sie einschränken und verhindern, dass Sie glücklich sind, sollten Sie ändern. Prüfen Sie, ob Sie vielleicht sogar Sätze oder Glaubenmuster finden, die Sie krank machen.
Der erste Schritt dazu: Hinterfragen Sie ein Symptom oder eine Krankheit im Hinblick auf die Botschaft Ihres Körpers. Nur so lassen sich Hinweise auf Gedankenmuster erkennen, die die vollständige Gesundheit verhindern. Es lohnt sich gerade bei chronischen Krankheiten, nach den mentalen Einstellungen beziehungsweise dem versteckten »Vorteil« der Erkrankung zu fragen, auf den Sie nicht verzichten wollen. In diesem Fall wäre es nämlich nicht verwunderlich, dass sich der Zustand auch bei noch so guter Behandlung nicht bessert. Ein Beispiel: Migräne ist zwar sehr schmerzhaft, sie bietet aber dennoch eine Möglichkeit, sich aus dem Tagesgeschehen zurückzuziehen; die Begründung »Ich habe Migräne« entschuldigt eine momentane Unpässlichkeit. Menschen, die unter Migräne leiden, gestatten sich nicht, sich rechtzeitig eine Ruhepause zu gönnen. Erst der starke Schmerz gibt ihnen die »Erlaubnis«, nicht mehr zu funktionieren – ein (in der Regel nicht bewusster) Vorteil, den die Erkrankung mit sich bringt.

»Wenn Sie so denken, wie Sie immer gedacht haben, werden Sie handeln, wie Sie immer gehandelt haben. Wenn Sie so handeln, wie Sie immer gehandelt haben, werden Sie das bewirken, was Sie immer bewirkt haben.«
Albert Einstein

Ziel und gleichzeitig Heilungsmöglichkeit: Trainieren Sie das Neinsagen – und handeln Sie beizeiten auch danach. Lesen Sie sich als ersten Schritt dazu einfach einmal den nächsten Satz laut vor: **»Nein, das ist mir zu viel.«** War doch gar nicht so schwer, oder?
Möglicherweise hat eine Heilung Konsequenzen für das gesamte Leben. Heilung in das Leben einzuladen bedeutet auch, Ja zu sagen zu einer Veränderung und diese mit allen Konsequenzen durchzuführen. Bereits die Erkenntnis, warum Sie bestimmte körperliche Beschwerden haben und dass Sie diese durch eigene Gedankenmuster weiterhin nähren, bringt im Allgemeinen eine große Veränderung; Sie können sich nicht mehr vormachen, alles sei Schicksal. Stattdessen können Sie ohne Schuldgefühle und harte Selbsturteile beobachten, wie sich die Gedanken verändern.

Unterstützung aus der Natur

Die Zeichen der Organe im Gesicht zu erkennen ist eine Sache. Zu wissen, was man tun kann, um den Organismus bei seiner Arbeit zu unterstützen, eine andere. Die Naturheilkunde liefert eine Vielzahl an Mitteln, die helfen, die innere Balance zu unterstützen.

Die alternative Medizin bietet verschiedene Möglichkeiten, die Selbstheilungskräfte zu aktivieren und damit das Gleichgewicht von Körper, Geist und Seele wiederherzustellen. Zwei davon sind besonders wirkungsvoll, lassen sich auch vom Laien leicht anwenden und sind zugleich nahezu frei von Nebenwirkungen:

- Schüßler-Salze und
- Phytotherapie (Pflanzenheilkunde).

Sie lassen sich nicht nur untereinander, sondern auch mit allen anderen naturheilkundlichen Therapien kombinieren. Eine zusätzliche positive Unterstützung dazu stellen Affirmationen dar (siehe Seite 51 ff.).

Schüßler-Salze

Schüßler-Salze sind längst kein Geheimtipp mehr; seit rund 20 Jahren werden sie immer populärer. Die zwölf Hauptfunktionsmittel der Therapie wurden bereits zwischen 1857 und 1898 vom Oldenburger Arzt Dr. Wilhelm Heinrich Schüßler (siehe auch Seite 14) in verschiedenen Veröf-

Rechtzeitig den Arzt aufsuchen

Wenn Sie starke Schmerzen oder mehr als drei Tage über 39 °C Fieber haben beziehungsweise Ihr gesundheitlicher Zustand sich drastisch verschlechtert, sollten Sie nicht versuchen, sich selbst mit den Vorschlägen aus diesem Buch zu behandeln. Die Empfehlungen können bei schwerwiegenden Störungen den Besuch beim Arzt oder Heilpraktiker nicht ersetzen, sondern höchstens unterstützen.

fentlichungen der homöopathischen Zeitung und in seinem Buch »Eine abgekürzte Therapie« beschrieben. Durch verbesserte Untersuchungsverfahren konnten im letzten Jahrhundert fünfzehn weitere Substanzen erforscht werden, die nach dem gleichen Verfahren im Körper wirken. Sie werden als Ergänzungsmittel zur Schüßler-Therapie bezeichnet; die meisten Schüßler-Salz-Anbieter haben sie in ihre Programm aufgenommen. Es ist zu erwarten, dass mit der Zeit noch weitere Mittel hinzukommen.

Wie wirken Schüßler-Salze?

Dr. Wilhelm Schüßler vertrat die Auffassung, dass Krankheiten dadurch entstehen, dass der Mineralstoffhaushalt in der Körperzelle gestört ist. Er untersuchte die Asche verstorbener Patienten nach denjenigen Substanzen, die die Essenz des Körpers bilden. Dabei konnte er insgesamt zwölf solcher Stoffe nachweisen, die später als die Schüßler-Salze 1 bis 12 bekannt wurden. Schüßler war der Ansicht, dass durch die Gabe bestimmter Biomineralsalze Mängel beglichen, die Verteilungsstörungen im Körper reguliert und so Symptome behandelt werden könnten. Dazu aber müsse das Mittel so verdünnt sein, dass seine frei gewordenen Moleküle durch das Epithel (Drüsengewebe) der Mundhöhle, des Schlunds und der Speiseröhre sowie durch die Wandungen der Kapillare in das Blut treten können, um sich von dort über den gesamten Organismus zu verteilen. Ein Teil der Moleküle gelangt an den Krankheitsherd und deckt dort das bestehende Defizit, welches die Ursache der betreffenden Erkrankung ist. Die Salze bewirken eine lebhafte Molekularbewegung, in die gleichartige Stoffe aus der Nachbarschaft treten. Diese Stoffe gelangen in die pathogen veränderten Zellen, und somit kommt Heilung zustande.

Für alles das richtige Schüßler-Salz

Jedes Salz lässt sich dabei bestimmten charakteristischen körperlichen wie seelisch-geistigen Symptomen und Gesichtsmerkmalen zuordnen. So zeigt sich zum Beispiel eine Störung des Natrium-sulfuricum-Haushalts körperlich in Form von Durchfällen, Blähungen und Verdauungsstörungen; auf seelischer Ebene hingegen äußerst sich dieser Mangel in übertriebenem Ehrgeiz, Perfektionismus und einem daraus resultierenden Mangel an Lebensfreude. Durch die Gabe des entsprechenden Mineralsalzes kommen die Störungen wieder ins Gleichgewicht.

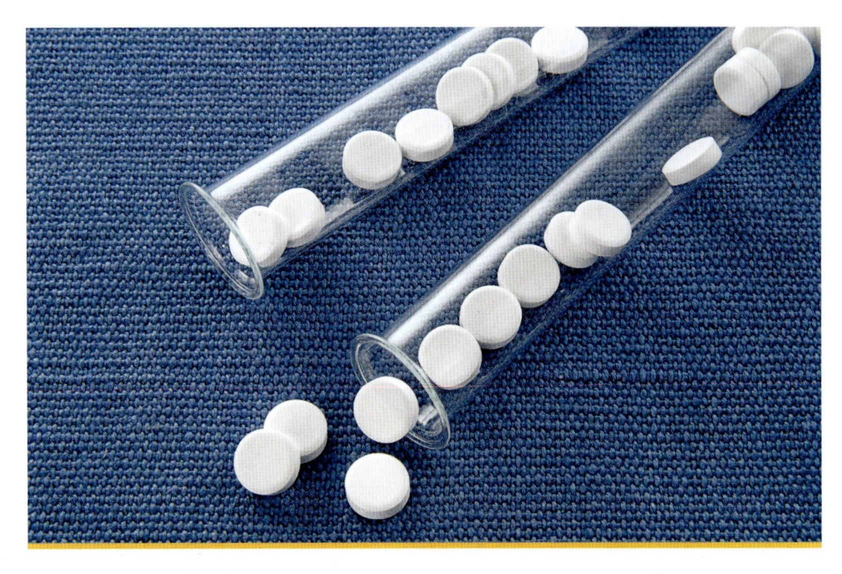

Schüßler-Salze helfen bei vielen Beschwerden – je nach Dosierung und Potenzierung wirken sie dabei eher auf der körperlichen oder auf der seelischen Ebene.

Wie kann ein Mangel entstehen?

Als Vermittler der biochemischen Lebensabläufe dienen in den Muskeln Kalium, Magnesium und Ferrum (Eisen), im Bindegewebe Fluor und Silicea (Kieselsäure), in Knorpel und Knochen Fluor, Kalzium und Magnesium, in Nerven und Gehirn Natrium, Magnesium, Kalzium und Kalium.

Alle Schüßler-Salze finden sich als wichtige anorganische Bestandteile im menschlichen Organismus (als anorganische Stoffe bezeichnet man Substanzen, die in der chemischen Formel keine Kohlenstoffe enthalten.) Die feinsten Blutgefäße des Körpers (Kapillarsystem) dienen gewissermaßen als Sammelstelle für all diese Substanzen. Sie versorgen jeden Teil des Körpers genau mit der Menge, die er zu seinem Aufbau und Unterhalt benötigt. Das gilt übrigens nicht nur für biochemische Salze, sondern unter anderem auch für Vitamine, Spurenelemente und Hormone (Botenstoffe). Aus dem Blut beziehen die Körperzellen auch die Grundbausteine zur Eiweißsynthese und zum Zellaufbau; daraus entsteht wieder Gewebe, wie Muskeln, Sehnen, Knorpel oder Knochen.

Der Sauerstoff, den wir mit jedem Atemzug aus der Luft aufnehmen, ermöglicht die Energie spendenden Verbrennungsvorgänge beim Zellstoffwechsel. Daraus gehen in der Hauptsache Wasser, Milchsäure, Harnsäure, Ammoniak, Harnstoff und Schwefelsäure als Abbauprodukte hervor. Kommt es durch eine zu geringe Zufuhr oder einen gestörten Abtransport der verbrauchten Stoffe

zu einem Mangel oder zu Verteilungsstörungen der einzelnen Salze, besteht eine erhöhte Anfälligkeit für Krankheiten.
Bereits Dr. Wilhelm Heinrich Schüßler beschrieb in seinen Schriften, dass durch krankmachende Reize – welche er nicht näher spezifizierte – ein Ungleichgewicht im Mineralstoffhaushalt entsteht. Zu diesen Reizen werden heute erbliche Dispositionen, Lebensweise und Ernährung gezählt. Auch Störungen der Seele lassen den Mineralstoffhaushalt entgleisen, etwa ein Mangel an Liebe und Anerkennung oder destruktive Glaubenssätze, wie zum Beispiel »Ich muss immer 200 Prozent Leistung erbringen, um wahrgenommen und anerkannt zu werden«.

Die körpereigenen Mineralstoffdepots

Der menschliche Körper ist ein äußerst komplexes System, das einerseits sehr fein abgestimmt ist, andererseits aber auch kurzfristig enorme Belastungen verkraftet. Solche außergewöhnlichen Belastungen stellt zum Beispiel der Leistungssport dar, aber auch eine Schwangerschaft.
In solchen ungewöhnlich anstrengenden Phasen des Lebens bedarf es einer erhöhten Mineralstoffzufuhr, damit die körpereigenen Depots nicht aufgebraucht werden.
Der Körper speichert Mineralstoffe in verschiedenen Depots, aus denen er sich bei Bedarf je nach Entbehrlichkeit bedient. Für den Körper unwichtigere Speicherorte wie die Haut werden bei erhöhtem Bedarf zuerst geleert. Haarausfall, brüchige Nägel und/oder Hornhautbildung können die Folge eines entsprechenden Mineralstoffmangels sein.
In und um die Zellen muss für die optimale Funktion eine bestimmte Konzentration an Mineralstoffen vorliegen; ihre Aufgabe ist es, die lebenswichtigen Organe zu versorgen. Als eine Art Selbstschutz greift der Körper auf diese Speicher als Letztes zurück. Und hier wiederum werden die Mineralstoffspeicher im Bindegewebe, in der Muskulatur des Herzens und der Lunge und im Gehirn am längsten geschützt. Je stärker dabei das Mineralstoffniveau der Depots absinkt, desto mehr ist der Zellbetrieb eingeschränkt. Der Körper signalisiert dies mehr oder weniger deutlich durch nachlassende Leistungsfähigkeit, Müdigkeit oder Konzentrationsstörungen. Dabei ist er bemüht, eine Notration zurückzubehalten. Nur in einem extremen Notfall ist der Körper bereit, diese letzten Reserven anzugreifen.

»Fehlendes muss aufgefüllt werden«: So lautet das biochemische Prinzip nach Dr. Schüßler. Die Schüßler-Salze unterstützen und beschleunigen die Molekularbewegung in den Zellen.

Die ersten Symptome

Körperliche Symptome treten erst dann auf, wenn sich der Mineralstoffhaushalt bereits in einem deutlichen Defizit befindet. Die ersten Anzeichen übersehen wir leicht: Schließlich handelt es sich meist »nur« um Verstimmungen oder unbestimmte Blockaden, die wir nicht als Hinweis auf ein mögliches Mineralstoffdefizit ansehen. Um Beschwerden vorzubeugen, ist es deshalb wichtig, die Feinabstimmung in Bezug auf den Füllzustand der Speicher immer wieder neu zu justieren.

Je nach Bedarf können bei der Schüßler-Salz-Behandlung entweder viele schwache oder wenige starke Reize gesetzt werden.

Viele durch Mineralstoffmangel verursachte Befindlichkeitsstörungen lassen sich mit Schüßler-Salzen und den Ergänzungsmitteln wirksam und dauerhaft behandeln. Ziel der Therapie ist es, die Verteilung der Mineralstoffe so zu regulieren, dass alle wichtigen Depots wieder gefüllt sind und der Körper nicht mehr auf seine Reserven zurückgreifen muss. Stattdessen kann er die schnell zugänglichen Speicher wieder in vollem Maße nutzen.

Auswirkung von Gedankenmustern auf den Mineralstoffbedarf

Durch eine festgefahrene innere Haltung werden bestimmte Mineralstoffe immer wieder schneller verbraucht, als sie dem Körper zugeführt werden können. Jeder dieser Gedanken bringt somit eine Verschiebung des Mineralstoffhaushalts mit sich. Um beim oben genannten Beispiel »Nur mit Spitzenleistungen werde ich wahrgenommen« zu bleiben: Hier überfordert sich der Betroffene immer wieder, weil er fürchtet, dass man ihn sonst übersieht oder nicht (be)achtet; Ruhephasen wird er sich nur selten gönnen. Um die Höchstleistung zu erbringen, setzt er auf Ehrgeiz und Perfektionismus. Im seelischen Bereich fühlt sich der Betroffene meist klein; seine Persönlichkeit versucht dieses als minderwertig empfundene »Kleinsein« durch Leistung und emsiges Training auszugleichen. Der Körper folgt dem so lange symptomfrei, bis die Reserven an Mineralstoffen aufgebraucht sind. Wird das Muster trotz der beginnenden Symptomatik weiter aufrechterhalten, kommt es zu ernsthaften Störungen und letztendlich zum Zusammenbruch.

Hilfe durch Schüßler-Salze

Die zu den beobachteten psychischen Eigenschaften passenden Schüßler-Salze stellen das Gleichgewicht wieder her. Die Biomineralien wirken dabei auf zwei Ebenen: Zum einen unterstützten sie den Körper dabei, seine Reserven zu füllen. Zum anderen sorgen sie für Balance im psychischen Bereich. Im Beispiel des Perfektionismus hilft Nr. 10 Natrium sulfuricum D6, zu lernen, auch einmal fünfe gerade sein zu lassen. Nr. 9 Natrium phosphoricum D6 unterstützt die positive Wahrnehmung der eigenen Leistung, Nr. 11 Silicea D12 schenkt die nötige Klarheit und das Rückgrat, für seine Dinge (auch Unzulänglichkeiten) einzustehen, ohne daran zu zerbrechen. Es dient auch dazu, sich nicht zu scheuen, um Hilfe zu bitten, wenn man an seine Grenzen stößt.

Anwendung der Biomineralien

Schüßler-Salze helfen dem Körper, Mineralstoffverteilungs- und -aufnahmestörungen auszugleichen. Wenn sich im Gesicht Organzeichen zeigen (siehe Seite 54 ff.), sind die entsprechenden Mineralstoffdepots im Körper durch eine Fehlverteilung oder einen erhöhten Verbrauch geleert und müssen aufgefüllt werden. Dies erreichen Sie, indem Sie zunächst in relativ kurzer Zeit eine ausreichende Menge der benötigten Substanz zuführen; später wird die Dosis dann reduziert, um die Regulation weiter zu unterstützen. Erst wenn der Körper wieder auf ein ausreichendes Niveau angehoben wurde, ist er in der Lage, auch durch geringere Gaben an Mineralstoffen seine Selbstheilung weiter zu fördern.

Das Entzündungsschema

Eine Entzündung läuft stets nach einem bestimmten Schema in drei Phasen ab. Für jede davon empfiehlt Dr. Schüßler ein ganz bestimmtes Salz (siehe auch Seite 42 f.):
1. Phase: Erste akute Beschwerden machen sich bemerkbar, wie Kribbeln oder Brennen in der Nase bei Erkältungskrankheiten. Nach Dr. Schüßler hilft hier Salz Nr. 3 Ferrum phosphoricum D12.
2. Phase: Wunden verschorfen, Schleimhautentzündungen werden deutlicher (der Übergang von Phase 1 zu 2 ist häufig fließend). Unterstützend wirkt Nr. 4 Kalium chloratum D6.
3. Phase: Sie beschließt den Heilungsprozess; bei Verzögerungen empfiehlt sich Nr 6. Kalium sulfuricum D6.

Dosierung von Schüßler-Salzen

Sofern bei den Schüßler-Salz-Empfehlungen im Praxisteil dieses Ratgebers nicht anders angegeben, halten Sie sich an folgende Dosierung:
› Für körperliche Aspekte lassen Sie dreimal am Tag je zwei bis drei Pastillen im Mund zergehen;
› Für die seelischen Aspekte ist dagegen dreimal täglich je eine Pastille vorgesehen.
Bei akuten Beschwerden liegt temporär ein sehr hoher Bedarf vor. Daher können Sie die Dosis ohne Bedenken massiv erhöhen (bis auf 20 bis 30 Pastillen pro Sorte und Tag). Auch alle 5 Minuten eine Pastille einzunehmen hat sich bei akuten Beschwerden bewährt.
Wenn in einer Beschreibung mehrere Biomineralien genannt sind, können Sie diese bedenkenlos miteinander kombinieren.

Die Therapie mit Schüßler-Salzen ist für jeden geeignet, der seinen Mineralstoffhaushalt regulieren und alltägliche Beschwerden natürlich behandeln möchte. Sie eignet sich beispielsweise hervorragend als Hausapotheke zur Behandlung von Lippenherpes, Magen-Darm-Verstimmungen, Erkältungskrankheiten, leichtem Fieber, Schlafstörungen und Schmerzen aller Art, aber auch bei psychischer Labilität oder seelischen Störungen. Die Anwendung birgt keinerlei Risiken, da die Salze sanft regulierend wirken. In den meisten Fällen verbessert sich die Befindlichkeit bereits nach wenigen Tagen. Tritt keine Besserung auf, müssen Sie die Mischung der Salze nochmals prüfen.

Die richtige Dosierung

Grundsätzlich sind im Hinblick auf Dosierung und Anwendung drei Ausrichtungen zu erkennen, von denen jede eine auf Erfahrung beruhende Berechtigung hat – ganz nach dem Motto: Wer heilt, hat recht.
› Die einen halten sich sehr streng an die von Schüßler beschriebenen Dosierungen und arbeiten mit maximal sechs Pastillen als Tagesdosis.
› Die anderen sehen Schüßler-Salze als eine Unterart der Homöopathie und gehen extrem vorsichtig mit der Beschreibung, der Mischung der Pastillen und den Mitteln selbst um. Damit sich die Wirkung besser kontrollieren lässt, verordnen diese Therapeuten maximal zwei Sorten pro

Tag. Dadurch wird ein Reiz gesetzt, der den Körper veranlasst, die Verteilung der Mineralstoffe zu optimieren. Die Methode bringt oft eine starke Erstverschlimmerung mit sich; die Dosis muss dann deutlich erhöht werden.

› Die dritten verabreichen höhere Dosen auch verschiedener Salze an einem Tag – mitunter 20 bis 30 Pastillen pro Tag und Hauptsorte. Die Erstverschlimmerungen sind bei dieser Behandlungsmethode weitaus sanfter und der Körper ist schnell wieder in einem symptomarmen Zustand.

Bei den erwähnten Dosierungen handelt es sich um allgemein gültige Empfehlungen. Jeder Therapeut verordnet Schüßler-Salze aufgrund seiner persönlichen Erfahrungen. Generell gilt: Die Dosierung sollte immer individuell erfolgen.

Biomineralien haben keine Nebenwirkungen und sind im Allgemeinen sehr gut verträglich. Zudem ist der Bedarf des Körpers an Biomineralstoffen so hoch, dass eine Überdosierung praktisch unmöglich ist.

Die Potenzen

Um eine leichtere Passage durch die Zellmembran zu ermöglichen, ohne dass der Körper Energie aufwenden muss, sind die Mittel sehr stark verdünnt (potenziert). Durch die Potenz sind die biochemischen Mineralien exakt so aufbereitet, dass sie über die Mundschleimhäute direkt ins Blut gehen – und somit dorthin, wo sie benötigt werden. Dadurch werden sie auch bei einer gestörten Darmflora optimal aufgenommen.

Für die Salze 1 bis 12 sind die Potenzen festgelegt, bei den Ergänzungsmitteln 13 bis 27 gibt es keine einheitliche Meinung. Die Regelpotenz ist hier D6, jedoch werden sie auch in D12 verwendet: D6 bedient eher den körperlichen Aspekt, D12 den psychisch-emotionalen.

Die »Heiße Sieben«

Die mehrfache erwähnte »Heiße Sieben« bezieht sich auf das Salz Nr. 7 Magnesium phosphoricum D6 und seine Anwendung bei akuten Beschwerden. Lösen Sie dazu zwölf Pastillen in einer halben Tasse frisch aufgekochtem Wasser auf (nur mit einem Plastik- oder Keramiklöffel rühren) und trinken Sie die Mischung so heiß wie möglich. Die stark krampf- und schmerzlindernde sowie beruhigende Wirkung besteht nur, so lange dem Wasser Dampf entsteigt.

Die Schüßler-Salze und ihre Ergänzungsmittel

Salz-Nr.	Bezeichnung und Potenz	Wirkung im Körper	Symptome an Psyche/Seele
1	Calcium fluoratum D12	bringt Elastizität für das Binde- und Stützgewebe, stärkt die Knochen und den Zahnschmelz	innere und äußere Starre; Anpassungsschwierigkeiten an veränderte Gegebenheiten; Unflexibilität im Verhalten
2	Calcium phosphoricum D6	Aufbau- und Kräftigungsmittel; blut-, knochen- und eiweißbildend; »Frauen-, Kinder- und Nervenmittel«	Rekonvaleszenz; introvertiert bis abgekapselt; unzufrieden; lebhaft, aber leicht erschöpft
3	Ferrum phosphoricum D12	Erste-Hilfe-Mittel; Mittel der 1. Entzündungsphase; zur Unterstützung bei fieberhaften Erkrankungen; gegen Eisenmangel	wenig Widerstandskraft; emotions- und antriebslos; Konzentrationsschwäche
4	Kalium chloratum D6	unterstützt den Aufbau der Schleimhäute; 2. Entzündungsphase; Ausscheidungs- und Drüsensalz	Neigung zu Hypochondrie; Anpassungsschwierigkeiten; andere sind immer schuld an den Ereignissen
5	Kalium phosphoricum D6	»Notfallmittel« bei Erschöpfung und Schwäche; Nerven-, Hirn- und Herzmittel; stärkend bei nervösen Störungen und Lähmungserscheinungen	ängstlich; hypersensibel; Depression; Reizbarkeit
6	Kalium sulfuricum D6	Leberentgiftungsmittel; Salz der »3. Entzündungsphase«; Muskelsalz; gut für Haut und Schleimhaut	Phlegmatiker; Abneigung gegen Gesellschaft; mangelnder Ehrgeiz und Selbstvertrauen; nicht gelebte Trauer
7	Magnesium phosphoricum D6	Muskel-, Knochen-, Drüsen- und Krampfmittel; blutdrucksenkend; hält das Säure-Basen-Gleichgewicht aufrecht	Unfähigkeit, klar zu denken; Nervosität; Anspannung; Prüfungsangst

Salz-Nr.	Bezeichnung und Potenz	Wirkung im Körper	Symptome an Psyche/Seele
8	Natrium chloratum D6	blutbildend; entgiftend; Aufrechterhaltung des Wasserhaushalts; für alle Muskeln und Bänder	erst überdreht, dann schnell erschöpft; Selbstmitleid; weinerlich
9	Natrium phosphoricum D6	neutralisiert überschüssige Säuren; hilft gegen Mitesser und Steinbildung; unterstützend bei Übergewicht	intolerant; sauer; gereizt; mangelndes Selbstwertgefühl bis hin zum Gefühl der Minderwertigkeit; müht sich mit schwerem Gewicht durchs Leben
10	Natrium sulfuricum D6	Entgiftungsmittel; regt Stoffwechsel und Ausscheidung an; Leber- und Gallemittel; für die Bauchspeicheldrüse; Durchfallmittel	Perfektionismus; Melancholie; mischt sich ein; weiß alles besser; »hört das Gras wachsen«
11	Silicea D12	wirkt besonders auf das Bindegewebe, Haare und Nägel; Nervenmittel; für Leukozyten (weiße Blutkörperchen)	reizbare Schwäche; wenig klare Abgrenzung; etwas »in den falschen Hals« bekommen
12	Calcium sulfuricum D6	Suchtmittel; bei Unfruchtbarkeit; wirkt gegen Eiterungsprozesse und alle chronischen Vorgänge sowie bei Rheuma	empfindet seine Lage als ausweglos; fantasielos in Bezug auf das eigene Leben; zu wenig kreativ und richtungsweisend
13	Kalium arsenicosum	gut für Haut und Schleimhaut; hilft bei Abmagerung und Schwächezuständen	starres Weltbild; Ordnungsliebe; Zukunftssorgen; Misstrauen
14	Kalium bromatum	gut für Haut und Nerven; wirkt beruhigend	ständiger Meinungswechsel; Gedächtnisverlust; religiöse Wahnideen
15	Kalium jodatum	Schilddrüsen- und Entzündungsmittel	Enttäuschung; Gefühl von Verrat; Leben nicht aufs eigene, sondern auf dem Weltbild anderer aufgebaut

Salz-Nr.	Bezeichnung	Wirkung im Körper	Symptome an Psyche/Seele
16	Lithium chloratum	Stoffwechselmittel; gut für die Nerven	Stimmungsschwankungen; schlechtes Namensgedächtnis
17	Manganum sulfuricum	Antiallergikum; entzündungshemmend; blutbildend	Rachegedanken; Herrschen; Geltungsdrang
18	Calcium sulfuratum	zur Entgiftung; bei Abmagerung und Erschöpfung	extreme Ideen; Größenwahn
19	Cuprum arsenicosum	hilfreich bei Krämpfen, Koliken, abbauenden Hirnprozessen, Epilepsie und Nierenstörungen	ständiges Gefühl, sich verteidigen zu müssen; übernehmen die Rolle anderer; meist Kämpfer
20	Kalium Aluminium sulfuricum	bei Blutungen und Blähungskoliken; gut fürs Nervensystem	fehlende Individualität; Angst vor Kontrollverlust
21	Zincum chloratum	bei Stoffwechselerkrankungen, Diabetes mellitus Typ II, Nervenleiden und als Immunstimulans	Schuldgefühle; Materialist; Furcht, sich zu blamieren
22	Calcium carbonicum	gegen frühzeitige Alterung und Erschöpfungszustände	fixiert auf seine (heile) Welt; schutzbedürftig
23	Natrium bicarbonicum	baut Schlacken und Säure ab; regt den Stoffwechsel an	Selbstbeherrschung; Prinzipientreue
24	Arsenum jodatum	Antiallergikum; hilft bei Lungenerkrankungen und nässenden Ekzemen	Panikattacken; Angst, verrückt zu werden
25	Aurum chloratum natronatum	hilft bei chronischen Krankheiten ohne Fieber und bei Frauenkrankheiten; unterstützt die Melatoninbildung	Ungeduld; Jähzorn; Schlafwandeln
26	Selenium	Zellschutzmittel; zur Krebsvorsorge; hilft bei Diabetes mellitus Typ II	Depressionen; Desinteresse an der Umwelt; unsensibel im Beruf; sehr vergesslich
27	Kalium bicarbonicum	für den Stoffwechsel; als Essbremse; für Leber und Blutgefäße; Sportlermittel	Schwermut, keine Spontanität im Leben, Detailversessenheit

In der Tabelle auf den vorangegangenen Seiten finden Sie eine Übersicht der häufigsten Anwendungsgebiete von Schüßler-Salzen und ihren Ergänzungsmitteln. Versuchen Sie zunächst die drei Biomineralien zu ermitteln, die am besten zu Ihnen passen. Sollten weitere Beschreibungen zutreffen, legen Sie eine Reihenfolge fest, in der Sie die Symptome bearbeiten wollen; Sie können dabei auch mehrere Salze kombinieren. Dr. Schüßler selbst empfahl zwar zunächst, nicht mehr als drei Salze gleichzeitig einzunehmen. Die Erfahrung zeigt jedoch, dass notfalls auch weit mehr Biomineralien gleichzeitig eingenommen werden können.

Handelsformen

Schüßler-Salze werden von unterschiedlichen Firmen mit zum Teil erheblichen Preisunterschieden angeboten; bei einem Preisvergleich können Sie bis zu zwei Drittel des Preises einsparen – bei gleichwertiger Qualität. Es lohnt sich also, den Apotheker genau nach Biomineralen zu fragen oder die Internetapotheke zu bemühen. Schüßler-Salze werden auch unter den Begriffen Biomineral, Biochemie oder biochemische Funktionsmittel geführt – abhängig vom Hersteller.
Es gibt unterschiedliche Darreichungsarten der Schüßler-Salze, von denen die Pastillenform die am weitesten verbreitete ist. Dazu werden die Mineralstoffe wie zu Dr. Schüßlers Zeiten zerrieben (Potenzierung) und mit Milchzucker aufgeschlossen.

Pflanzenheilkunde

Seit Urzeiten liefert Mutter Natur die beste Medizin. »Gegen alles ist ein Kraut gewachsen«, sagt der Volksmund. Und tatsächlich wurde und wird in allen Kulturen mit der Kraft der Pflanzen geheilt. Selbst Tiere fressen zum Beispiel bei Verdauungsstörungen instinktiv vermehrt Pflanzen mit Bitterstoffen, um die Verdauung zu unterstützen.
Die Heilkunst mit Pflanzenmedizin wirkt wie auch die Schüßler-Salze sowohl auf körperlicher als auch auf seelischer Ebene. Jeder Teil einer Pflanze (Samen, Frucht, Blüte, Wurzel, Blatt, Rinde oder Stängel) hat dabei eine unterschiedliche Wirkung. Die Brennnessel zum Beispiel wird als Blatt eingesetzt, um die Nieren zu durchspülen; als Wurzel dagegen wird sie vor allem bei Prostataleiden verordnet.

Neben Empfehlungen zu Schüßler-Salzen erfahren Sie deshalb im Organkapitel ab Seite 78 auch, mit welchen Mitteln aus der Phytotherapie (Pflanzenheilkunde) Sie die Organfunktionen unterstützen können. Als Teezubereitungen oder Fertigpräparate aus der Apotheke oder dem Reformhaus lassen sich diese Mittel ebenfalls leicht anwenden (die Dosis ist dabei stets abhängig vom Präparat). Sie lassen sich zudem sehr gut mit den Schüßler-Salzen kombinieren.

Die Anwendung

Heilpflanzen kommen als Tees, Umschläge, Auszüge (Pflanzenkonzentrate), Essenzen (meist Öle), Tabletten oder Tinkturen (Auszüge in Alkohol) zum Einsatz. Die Kräuterweiblein der alten Zeit hatten meist nicht mehr als zehn Pflanzen in ihrem Repertoire; oftmals wuchsen diese direkt in der Umgebung. Ihre Wirkung jedoch kannten die Frauen ganz genau: von der Wurzel bis zur Blüte – die Wirkweise kann je nach Erntezeit und verwendetem Pflanzenteil sehr unterschiedlich sein. Die Heilerinnen machten Tees, Wickel, Salben, Pasten und Tinkturen. Damit behandelten sie die meisten Krankheiten derer, die bei ihnen Rat suchten.
Pflanzen heilen auch über ihren Duft. Die ätherischen Öle, die für den Duft zuständig sind, entfalten in Salben, Cremes oder Ölen ihre Wirkung. Seit 1920 hat sich daraus eine spezielle Therapieform entwickelt: die Aromatherapie (siehe Seite 49).

Es wirken viele Stoffe in einer Pflanze

Die Pharmaindustrie versucht zwar, die Wirkung einzelner Pflanzen synthetisch zu kopieren. Für die heilende Wirkung der Pflanzen sind jedoch meist mehrere Wirkstoffe verantwortlich. Trotz hochspezialisierter Testmethoden ist es den Forschern deshalb bis heute nicht gelungen, die Wirkungsweise bestimmter Pflanzen in ihrer Ganzheit zu kopieren. Wesentlich dabei ist, dass die Heilpflanze nicht aus einer chemisch definierten Wirksubstanz besteht, sondern aus einem Gemisch von vielen verschiedenen Wirkstoffen, die sich gegenseitig unterstützen und ausgleichen – so wie ja auch der Mensch nicht einfach zu durchschauen ist, sondern auf viele verschiedene Arten reagieren kann.
Ein Beispiel für diese Komplexität ist der Weißdorn, ein hoch wirksames und gut verträgliches natürliches Herzmittel. Es verbindet alle Eigen-

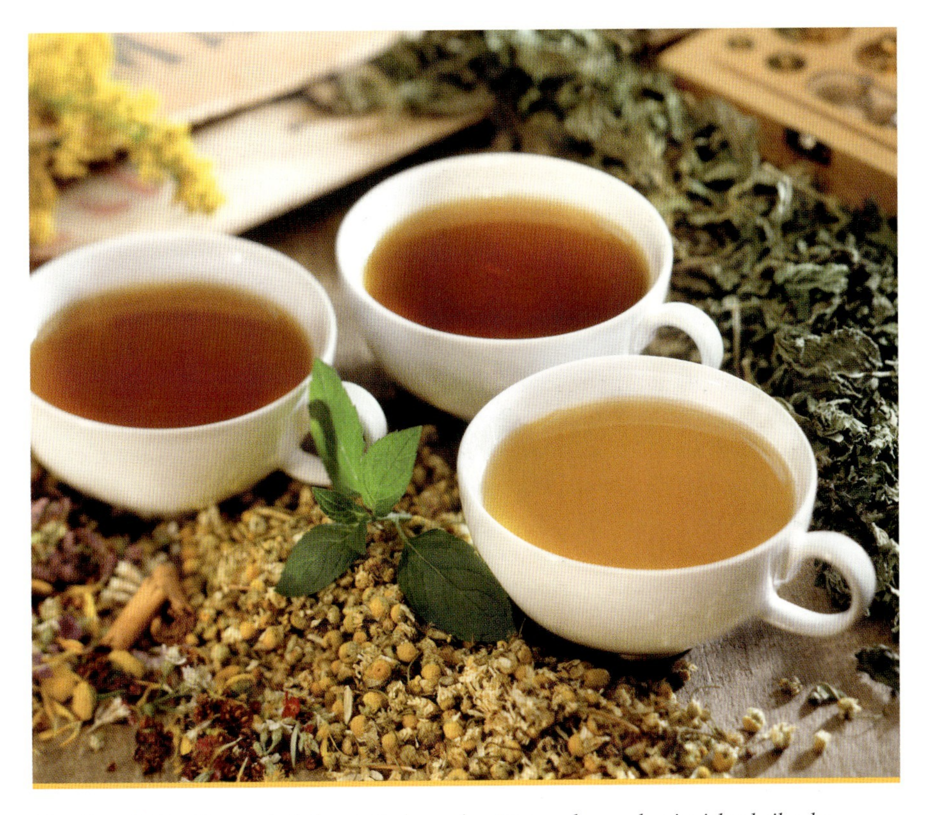

Eine Tasse heißer Tee tut einfach gut. Sie kann den Körper aber auch mit vielen heilenden Wirkstoffen aus der Natur versorgen.

schaften der schulmedizinischen Herzmittel in einer Pflanze. Weißdorn schützt vor unregelmäßigem Herzschlag bei kurzzeitiger Sauerstoffunterversorgung (Arrhythmien), er steigert die Kontraktilität des Herzmuskels und sorgt so für eine verbesserte Pumpleistung. Er verkürzt zudem die Reizgeschwindigkeit der übertragenen Impulse im Herzen und mindert die Erregbarkeit dieses empfindlichen Organs, indem er die Reizschwelle heraufsetzt. Nicht zuletzt fördert er die Durchblutung der Koronargefäße (Herzkranzgefäße). Für all diese Einsatzgebiete benötigt die Schulmedizin eine Vielzahl unterschiedlicher Mittel, die sich unter Umständen sogar in ihrer Wirkung behindern und darüber hinaus meist auch zahlreiche Nebenwirkungen verursachen können.

Halten Sie sich stets an die auf der Packungsbeilage angegebene Dosierung. Bei einigen Pflanzen kann eine zu hohe Dosis sogar zu leichten Vergiftungserscheinungen führen.

Gehen Sie auf Nummer sicher

Aufgrund der positiven Wirkungsweise besinnen sich immer mehr Patienten auf die »Hausapotheke Natur«. Die Pflanzenheilkunde ist jedoch nicht immer so harmlos, wie es gern behauptet wird. Wie bei allem macht die Dosis das Gift. Fingerhut (Digitalis) beispielsweise wirkt in kleinen Mengen heilend, in höheren Mengen jedoch stark giftig. Für Herzkranke wird daher heute ein synthetisch hergestelltes Digitalis-Präparat verwendet. Weitere giftige Pflanzen, die in geringen Mengen als Heilmittel eingesetzt werden, sind Maiglöckchen und Eisenhut. Wie beim Fingerhut sollten Sie diese Pflanzen nur als Präparat aus der Apotheke verwenden.
Versuchen Sie nicht, mit selbst gesammelten Kräutern und Pflanzen zu experimentieren – es sei denn, Sie kennen sich damit sehr gut aus. Produkte aus der Apotheke, dem Reformhaus oder dem Bioladen unterliegen einer strengen Kontrolle, sodass Sie sich ihrer Wirkung sicher sein können. Im Praxisteil ab Seite 78 finden Sie diejenigen Heilpflanzen, die eine besondere Wirkung auf das jeweils beschriebene Organ haben. Es gibt dafür in der Apotheke viele frei verkäufliche, hochwirksame Naturheilmittel und Tees. Der Apotheker berät Sie bei der Auswahl gerne.

Anwendungszeitraum

Zur Unterstützung der inneren Organe sollten Mittel aus der Pflanzenheilkunde (Phytotherapeutika) nicht länger als sechs Wochen eingesetzt werden. Halten Sie anschließend stets eine mindestens sechswöchige Pause ein, da sonst die Wirksamkeit im Körper durch den eintretenden Gewöhnungseffekt nachlässt.

Vorsicht, Alkohol

Pflanzliche Tropfen sind meist mit hochprozentigem Alkohol angesetzt. Sie sollten daher für Kinder stark verdünnt werden und bei trockenen Alkoholkranken nicht verwendet werden. Greifen Sie in diesem Fall zu Teezubereitungen oder Aromaölen.

Aromatherapie

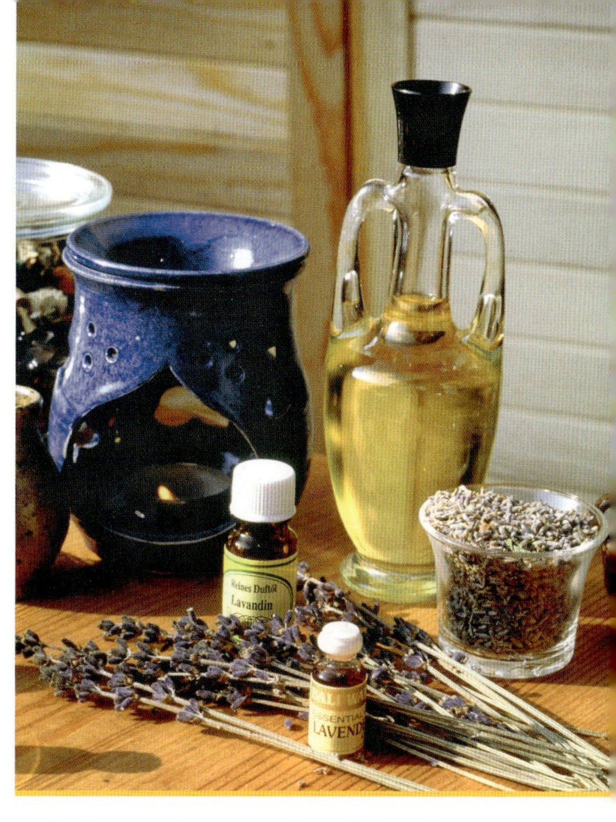

Duftende Aromaöle vermögen körperliche und seelische Beschwerden zu lindern.

Eine Unterart der Phytotherapie stellt die Aromatherapie dar. Schon zur Zeit der alten Hochkulturen in Mesopotamien und Ägypten wurden Duftstoffe beziehungsweise wohlriechende Pflanzenteile für therapeutische und rituelle Zwecke angewandt – meist in Form von Räucherwerk. Von dem Lateinischen »per fumum« (»durch den Rauch«) leitet sich sogar die heutige Bezeichnung für wohlriechende Duftöle ab: Parfüm.

Die Geburtsstunde der Aromatherapie ist im Grunde jedoch einem Unfall zu verdanken. Im Juli 1910 kam es im Kosmetik- und Parfümlabor des französischen Chemikers René Maurice Gattefossé zu einer Explosion, bei der er sich Hände und Kopfhaut verbrannte. Weil er nichts anderes zur Hand hatte, versorgte Gattefossé seine Verbrennungen mit Lavendelöl, worauf sie erstaunlich rasch und ohne Narben abheilten. Dieser Erfolg regte ihn zu weiteren Nachforschungen an: Bereits während des ersten Weltkrieges wurden Kriegsopfer mit ätherischen Ölen behandelt. 1918 produzierte Gattefossé eine antiseptische Seife auf der Basis von ätherischen Ölen, mit der Kleidungsstücke und Verbandsmaterialien gewaschen wurden; auch als Eau-de-Toilette-Ersatz wurde sie verwendet. Gattefossé arbeitete nun vermehrt mit Ärzten und Krankenhäusern zusammen; im Zuge seiner Beschäftigung mit der Hautheilkunde entwickelte er verschiedene Schönheitsprodukte. 1936 schließlich veröffentlichte er sein in Fachkreisen berühmtes und vielfach übersetztes Werk »Physiologische Ästhetik und Schönheitsprodukte«. Seine beiden letzten Werke »Aromatherapie« und »Essentielle Antiseptika« (1937) beeinflussten alle späteren Anwender der ätherischen Öle. Damals prägte er zum ersten Mal den Begriff »Aromatherapie«.

Die Seele der Pflanze

Die ätherischen Öle – flüchtige aromatische Essenzen – werden in erster Linie durch Destillation, Auspressen und Einschneiden von Pflanzenteilen gewonnen. Um höchsten Anforderungen in Bezug auf Reinheit und Qualität zu genügen, werden für die Aromatherapie ausschließlich hochwertige ätherische Öle aus biologischem Anbau verwendet (erhältlich in der Apotheke oder im Naturkostladen). Von (meist billigen) synthetischen Essenzen sollten Sie Abstand nehmen.

Ätherische Öle sprechen besonders den Geruchssinn an und wirken damit direkt auf das Gehirn. Wie ein Duft wahrgenommen wird, hängt jedoch vom Hormonstatus und von den Emotionen des Einzelnen ab.

Wohlriechende Vielfalt

Mit Aromaölen, die auch Seele der Pflanze genannt werden, lassen sich sowohl körperliche als auch seelische Beschwerden behandeln. Ihre Heilstoffe wirken über die Haut und die Schleimhaut der Nase.
Die nicht wasserlöslichen Essenzen werden für Körpereinreibungen oder Massagen mit Ölen oder Salben gemischt oder mit etwas Öl, Milch oder Sahne verrührt ins Badewasser gegeben. Sogar über die Raumluft wirken ätherische Öle, wenn Sie sie zum Verdampfen in eine Duftlampe träufeln.
Zur inneren Einnahme mischen Sie die Öle zum Beispiel mit Honig oder Zucker. Diese Behandlungsform sollte jedoch immer von einem erfahrenen Aromatherapeuten begleitet werden.

Dosierung von ätherischen Ölen

Die Gesamtmenge an ätherischem Öl pro Tag darf zehn Tropfen nicht überschreiten. Das gilt auch, wenn Sie mehrere der duftenden Essenzen gleichzeitig verwenden.
Bei äußerlicher Anwendung, zum Beispiel in Massageölen und Lotionen, für Umschläge, Einreibungen, Waschungen und Bäder sollte zudem im Vorfeld eine mögliche allergische Reaktion ausgeschlossen werden: Reiben Sie dazu einen Tropfen des jeweiligen Öls in die Armbeuge ein. Zeigt sich innerhalb der nächsten 48 Stunden eine Rötung, darf das Präparat nicht verwendet werden.

Begleitende Affirmationen

Eine andere Art der »naturheilkundlichen« Behandlung ist die Neuprogrammierung von Lebensgrundsätzen anhand kurzer Formeln. Sie helfen, das Unterbewusstsein zu stärken, alte Denkmuster zu überwinden und neue Wege zu beschreiten.

Unter einer Affirmation versteht man einen einfachen, positiv formulierten, kurzen Satz, der das Ziel dessen beinhaltet, das erreicht werden soll (Affirmation ist lateinisch und bedeutet Bejahung, Zustimmung). In der Psychologie stellen Affirmationen eine anerkannte Therapieform dar. Sie dienen dazu, (negativ formulierte) Glaubenssätze so weit zu schwächen, dass diese an Wirkung verlieren; ihre häufige Wiederholung bewirkt, dass sich die Grundeinstellung zum Positiven ändert. Die Wirkungsweise einer gelungenen Affirmation ist daher untrennbar mit der Bejahung des eigenen Lebens verbunden – beziehungsweise mit dem Wunsch, den körperlichen, ökonomischen oder geistigen Zustand wieder ins Gleichgewicht zu bringen. Die »Zauberformeln« können eine Menge dazu beitragen.

Das Unterbewusstsein mobilisieren

Da das menschliche Unterbewusstsein keine Verneinung akzeptiert, ist der wichtigste Grundsatz für eine Affirmation: Formulieren Sie positiv und in der Gegenwartsform. Sagen Sie zum Beispiel nicht: »Ich will nicht mehr rauchen.« Sagen Sie lieber: »Ich atme frei.« Autosuggestion mit »nicht«, »kein« oder einer anderen Verneinung lenkt die innere Aufmerksamkeit nämlich genau auf diesen unerwünschten Zustand. Das »nicht« wird vom Unbewussten übergangen, übrig bliebe beim genannten Beispiel also nur: »Ich will mehr rauchen.«
Wiederholen Sie die Affirmation über mehrere Tage immer wieder bis zu 30-mal, damit das Unbewusste sich auf diesen als Gegenwart formulierten Zustand im Leben ausrichtet. Ausschlaggebend für den Erfolg ist zudem die liebevolle Aufmerksamkeit für den Inhalt. Dabei kann eine kurze Rezitation ebenso wirkungsvoll sein wie eine lang anhaltende dauerhafte Wiederholung im Sinne eines Mantras.

Ganz wichtig: Die Affirmation ist immer auf das eigene Selbst gerichtet. Sie wird daher nicht in Gemeinschaft laut wiederholt, sondern in Stille, manchmal leise geflüstert – immer dann, wenn es um die persönliche Verbesserung der Lebenssituation geht.

Erstellen einer Affirmation

Wenn Sie eine eigene Affirmation erstellen wollen, müssen Sie einige Punkte beachten:

Beschreiben Sie immer die gewünschte Gegenwart

Das Unbewusste hat das Bestreben, dass, was sie denken, genau so auch auszuführen; es nimmt Sie beim Wort. Wenn Sie eine Formulierung verwenden, wie »Ich will Entscheidungen treffen«, wird nicht viel passieren. Kein Wunder, diese Formulierung ist ja auch auf die Zukunft ausgerichtet – und bleibt es auch, egal wie oft Sie sie wiederholen. Dasselbe gilt für den Satz »Ich werde die Entscheidung treffen«. Er hat energetisch zwar schon mehr Kraft, aber es bleibt dennoch ein Bild in der Zukunft. Dagegen ist die Formulierung »Ich treffe jetzt die Entscheidung« Gegenwart. Sprechen Sie sich die Sätze ruhig einmal selbst laut vor. Unter Umständen nehmen Sie sogar wahr, wie sich Ihre Körperhaltung dabei verändert.

Verwenden Sie ausschließlich positive Formulierungen

Es ist erstaunlich, wie häufig das Wort »nicht« oder die Silbe »un-« in unserem allgemeinen Sprachgebrauch verwendet werden. Dabei kann das Unbewusste damit überhaupt nichts anfangen; Sie erreichen vielmehr das genaue Gegenteil von dem, was Sie eigentlich wollen (siehe Seite 51). Bilden Sie bei der Wahl Ihrer persönlichen Affirmation daher nur positive Sätze, die Ihr Ziel schon vorwegnehmen. Das sollten Sie sich übrigens auch für den Alltag antrainieren. Denn je öfter Sie etwas positiv formulieren, desto mehr Positives werden Sie erfahren.

Wählen Sie Sätze, die Sie sich selbst glauben

Es ist schön, große Ziele zu haben; aber ein Ziel will auch erreicht werden. Ein altes chinesisches Sprichwort besagt: Jeder Weg und auch die längste Reise beginnt mit dem ersten Schritt. Wählen Sie daher Ihre Ziele so, dass Sie sie sich selbst glauben können. Erspüren Sie, ob der Satz, den Sie

für sich ausgewählt haben, in Ihnen auch den entsprechenden Anklang findet und Sie in eine Art Freude versetzt.
Wenn nicht, formulieren Sie ihn noch einmal anders. Wenn Ihnen auf Anhieb keine bessere Formel einfällt, versuchen Sie es zu einem späteren Zeitpunkt noch einmal. Manchmal kommen die besten Einfälle, wenn man gerade nicht darüber nachdenkt, zum Beispiel in der Badewanne, beim Rasenmähen oder beim Abwaschen.

Bilden Sie kurze Sätze

Affirmationen sind keine Romane, sie sollten deshalb nicht mehr als zehn Worte enthalten. Je kürzer und präziser sie sind, desto besser. Hier einige typische Beispiele:

› **Ziel:** Sie wollen das Rauchen aufgeben und dabei Ihr Gewicht halten.
Richtig: »Ich bin frei.« Dieser Satz beinhaltet, dass Sie auf allen Ebenen frei sind und nicht eine Abhängigkeit durch eine andere (meist Süßigkeiten) ersetzen. Denn das lässt wie bei vielen ehemaligen Rauchern das Gewicht in die Höhe schnellen.
Falsch: »Ich rauche nicht mehr.« Die Folge wäre: Ich rauche mehr, da das Unbewusste »nicht« aus dem Satz streicht (siehe Seite 51).

› **Ziel:** Sie wollen sich in der Gruppe sicherer fühlen.
Richtig: »Ich fühle mich in jeder Situation sicher und geborgen.« Oder: »Ich erlebe mich als einen gleichwertigen Teil der Gruppe. Jeder in der Gruppe repräsentiert einen Teil von mir.«
Falsch: »In Gruppen werde ich mich wohlfühlen.« Dieser Satz ist auf die Zukunft bezogen und somit wirkungslos (siehe Seite 52).

»Dosierungsanleitung« für Affirmationen

Um sich von alten Gedanken- und Verhaltensmustern zu lösen, brauchen Sie vor allem eins: Geduld. Schließlich sind sie nicht über Nacht entstanden, sondern haben sich meist über Jahre hinweg eingespielt. Sprechen Sie sich die gewählte Affirmation daher drei Wochen lang bis zu zu 30-mal täglich vor – entweder nur in Gedanken oder im Flüsterton. Danach wechseln Sie den »Glaubenssatz«.

Der diagnostische Blick

Lange bevor eine Krankheit sich körperlich bemerkbar macht, können Sie im Gesicht sehen, ob Ihre Organe störungsfrei arbeiten. Betrachten Sie sich aufmerksam im Spiegel – wie sehen Stirn, Wangen und Kinn oder die Regionen rund um Augen, Nase und Mund aus?

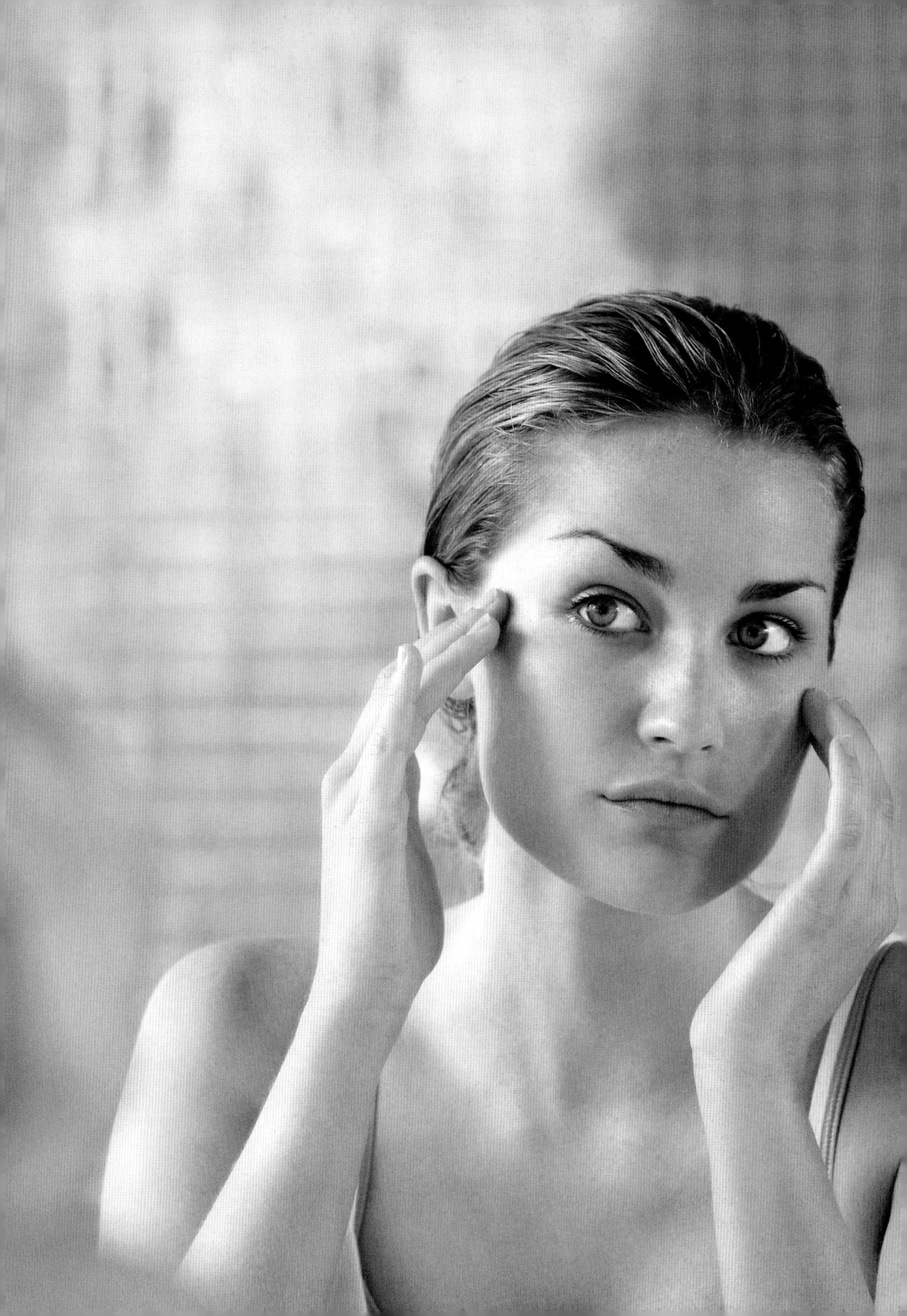

Die einzelnen Zonen des Gesichts

Jede einzelne Partie Ihres Antlitzes lässt sich bestimmten Organen zuordnen. Veränderungen der Hautstruktur, -farbe und -spannung im jeweiligen Bereich geben wichtige Hinweise, ob die dort lokalisierten Organe gut arbeiten.

Ein aufmerksamer Blick in den Spiegel kann einen wichtigen Beitrag zum Erhalt der Gesundheit darstellen. Denn auf der Stirn, den Wangen, an der Nase, am Kinn sowie rund um die Augen oder den Mund können Sie erkennen, ob Sie rundum gesund sind oder ob Ihr Organismus aus der Balance zu geraten droht. Auf den folgenden Seiten erfahren Sie, auf welchen Partien Ihr Hauptaugenmerk liegen sollte. Eine genaue Beschreibung aller einem Organ zugeordneten Zeichen sowie ganzheitliche Behandlungsmöglichkeiten, die die Organe dabei unterstützen, ihre Aufgaben zu bewältigen, finden Sie dann ab Seite 78.

Die Haut

Die gesunde Haut des mitteleuropäischen Hauttyps ist je nach Areal mehr oder weniger hell- bis dunkelrosa; die jüngere Haut sollte feinporig und ohne Falten sein. Die Lippen sind rot.
Veränderungen besonders im Bereich der Nasenflügel, der Lippen und der Wangen können ein Signal dafür sein, dass das Gleichgewicht im Körper gestört ist und die inneren Organe nicht mehr optimal arbeiten.

Welche Rolle spielen Hautkrankheiten?

Die Gesichtsdiagnose interessiert sich nicht für krankhafte Veränderungen der Haut: Narben und Verletzungen haben keine Aussage in Bezug auf die Ausdruckszonen, ebenso wie Neurodermitis, Psoriasis (Schuppenflechte) oder andere chronische Hautkrankheiten.

Farbvarianten und unterschiedliche Hautspannungen an diesen Partien zum Beispiel lassen sich als Hinweis auf die Balance der Drüsen und des Stoffwechsels (siehe auch Seite 179 ff.) interpretieren. Schwellungen deuten auf mögliche Stauungen im entsprechenden Organbereich hin; die Durchblutung des Organs ist dann gestört.

- Ist die Schwellung gerötet, fließt vermutlich mehr Blut in dem entsprechenden Organ als normalerweise; da das Organ dadurch aktiver ist, kann sich daraus eine Entzündung entwickeln.
- Bei Aufhellungen oder Blässe ist die Organfunktion dagegen im Allgemeinen eher vermindert.

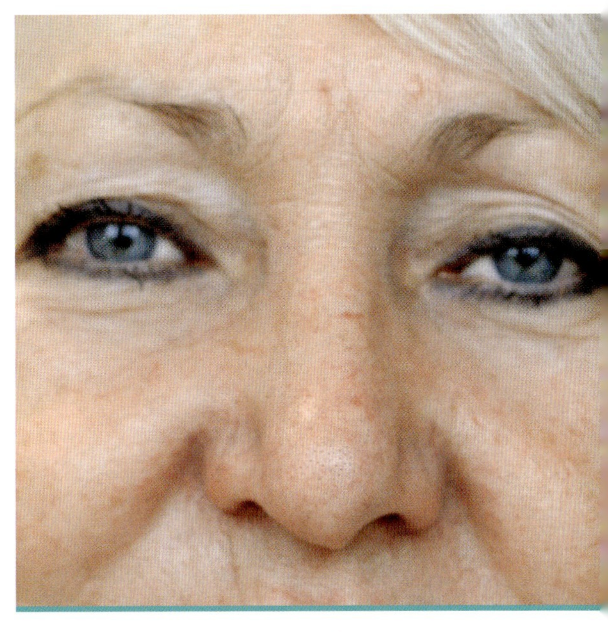

Die Haut zeigt Veränderungen im Körper schon früh an. Spannung, Porentiefe und Farbe sind wichtige Indikatoren für den Zustand des Stoffwechsels.

Äderchen auf den Wangen und der Nase können durch lang anhaltende Stausituationen entstehen; der Blutfluss durch das Organ ist in diesem Fall verlangsamt. Die feinen Gefäße der Gesichtshaut werden durch den erhöhten Druck im Rumpfbereich (etwa im Oberbauch oder in der Lunge) vergrößert und an die Hautoberfläche gepresst, wo sie deutlich wahrzunehmen sind.

Die Haare

Auch der Zustand der Haare gibt wichtige Hinweise auf das allgemeine Befinden eines Menschen. Weiches, glänzendes Haar assoziiert Gesundheit und Vitalität. Sind die Haare dagegen stumpf und spröde, liegt wahrscheinlich ein Mineralstoffmangel vor.
Vorzeitiges Ergrauen ist zunächst eine familienbedingte Erscheinung. Forschungen haben jedoch ergeben, dass es sich dabei nicht nur um eine genetische Vorbelastung handelt. Auch Lebensweise und Ernährungsmuster, die mitunter von Generation zu Generation weitergegeben werden,

können eine Rolle spielen. Jede Mutter kann ihrem Kind im Mutterleib nur das an Mineralien mitgeben, was ihr eigener Organismus zu diesem Zeitpunkt entbehren kann. Werden ihre Zellen selbst nicht ausreichend mit Mineralien versorgt, kann sie auch dem Kind nicht genug mitgeben. Dieser Mangel kann sich im Laufe des Lebens verstärken – zum Beispiel durch die Lebensweise oder durch einseitige Ernährung.
Weitere Faktoren, die das Haar langsam ergrauen lassen, sind eine Übersäuerung des Körpers, Nikotinmissbrauch und Schilddrüsenstörungen. Es gibt des Weiteren Fälle, in denen die Haare in kürzester Zeit (manchmal sogar über Nacht) weiß werden. Dieses Phänomen kann sich nach tiefen traumatischen Schockerlebnissen einstellen; zum Beispiel nach einem Unfall oder dem plötzlichen Tod eines nahe stehenden Menschen.
Haarausfall kann auf einen übersäuerten Haarboden hinweisen; die Haarwurzeln finden dann keinen Halt mehr. Er kann aber auch das Signal einer möglichen Schilddrüsen- oder Keimdrüsenunterfunktion sein. Weitere abzuklärende Ursachen sind Diabetes mellitus und Eisenmangelanämie. Auch die Einnahme bestimmter Medikamente (wie Cytostatika) kann Haarausfall verursachen.

Die Stirn

An der Stirn lassen sich mögliche Stoffwechselbeschwerden ablesen. Sie liefert wertvolle Informationen über die Filtertätigkeit der Nieren, die Arbeit der Leber, den Säure-Basen-Haushalt sowie die Funktion der Keimdrüsen (Hoden und Eierstöcke). Natürlich gibt es in dieser Partie des Gesichts auch altersbedingte Falten, die sich durch Mimik und Witterungseinflüsse wie Wind, Wetter und Sonnenlicht bilden. Sie werden nicht interpretiert.

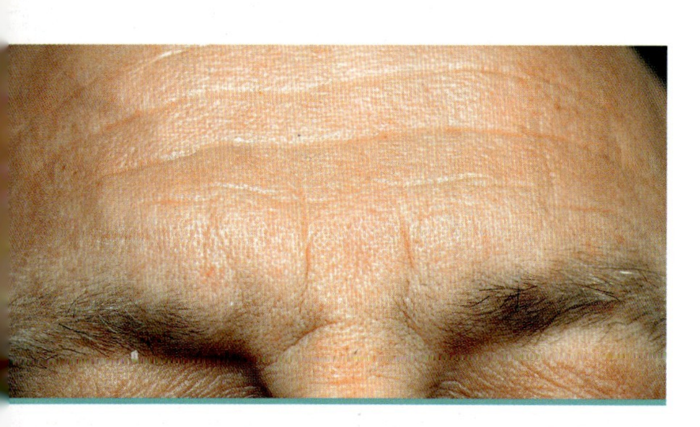

Steile Falten über der Nasenwurzel können ein Hinweis darauf sein, dass die Nahrung zu viele tierische Proteine und Fette enthält.

Oberer Bereich der Stirn

Die obere Stirnpartie gibt Aufschluss über den Zustand der Geschlechtsorgane. Wurden bei einer Frau die Eierstöcke entfernt oder hat sich der Hormonhaushalt der Eierstöcke infolge des Klimakteriums verändert, kann sich dies durch den Rückgang des Haaransatzes zeigen. Beim Mann kann die Stirnglatze auf eine verringerte Hodenfunktion hindeuten.

Stirnhaut mit starken Falten

Eine auffällig dicke Haut mit wulstigen Falten kann ein Hinweis auf geschwächte Nieren sein; durch die unzureichende Filterfunktion sammelt sich zu viel Wasser im Gewebe; es ist aufgeschwemmt.

Der Bereich oberhalb der Nasenwurzel

Die Partie über der Nasenwurzel ist eine Ausdruckzone der Leber. Zeigen sich dort zwei senkrecht auf die Nasenwurzel zulaufende Falten, kann dies ein Hinweis sein, dass die Leber durch den übermäßigen Verzehr tierischer Produkte und/oder zu viel Essen überlastet ist. Auch braune Flecken am Haaransatz können ein Indiz für eine geschwächte Leber sein.

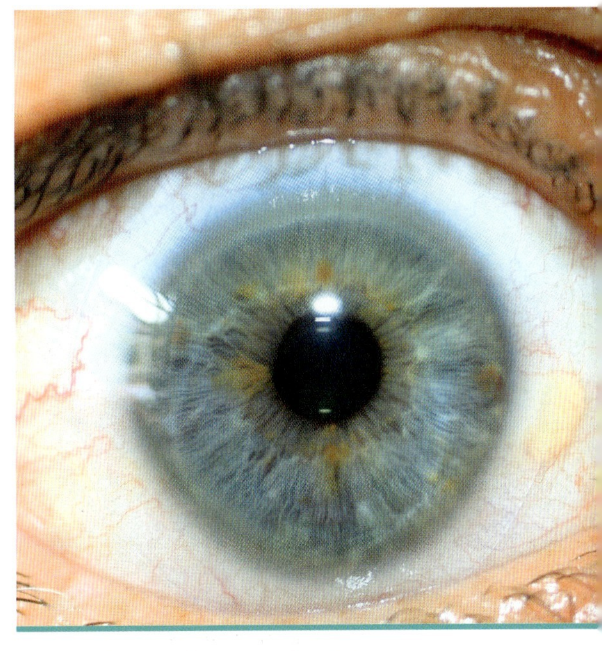

Die gelbliche Verfärbung rechts der Iris kann anzeigen, dass der Fettstoffwechsel nicht optimal läuft.

Die Augenregion

Interessant bei der pathophysiognomischen Betrachtungsweise ist vor allem die Umgebung der Augen einschließlich der Augenlider. Die Augen selbst stehen weniger im Vordergrund. Hier ist lediglich die Farbe der Augäpfel (Skleren) relevant. Zeigen sich die Augäpfel gelblich oder sind Fetteinlagerungen (Lipidhügel) zu sehen, liegt vermutlich eine Veränderung des Fettstoffwechsels

vor. Eine medizinische Untersuchung der Leberwerte und des Gallenflusses geben Aufschluss darüber.
Im Allgemeinen ist die Untersuchung der Augen jedoch eher die Aufgabe der Iris- oder Augendiagnostik, einer weiteren Methode der Betrachtung von Ausdruckszonen: Über die Verbindung des Auges mit den Hirnnerven zeichnet sich in der Iris der Zustand des Körpers ab. Farbliche und strukturelle Veränderungen der Iris können Hinweise auf die angeborene konstitutionelle und die aktuelle Gesundheitssituation geben.

Die Augenbrauen

Die Augenbrauen geben einen wichtigen Hinweis auf den individuellen Hormonhaushalt eines Menschen:

› Sind sie sehr kurz und fallen sie von der Außenseite her aus, kann eine Unterfunktion der Schilddrüse vorliegen. **1.**

› Sind sie von Natur aus (also nicht kosmetisch verändert) sehr schmal, liegt häufig ein Mangel an weiblichen Hormonen (Östrogene) vor. **2.**

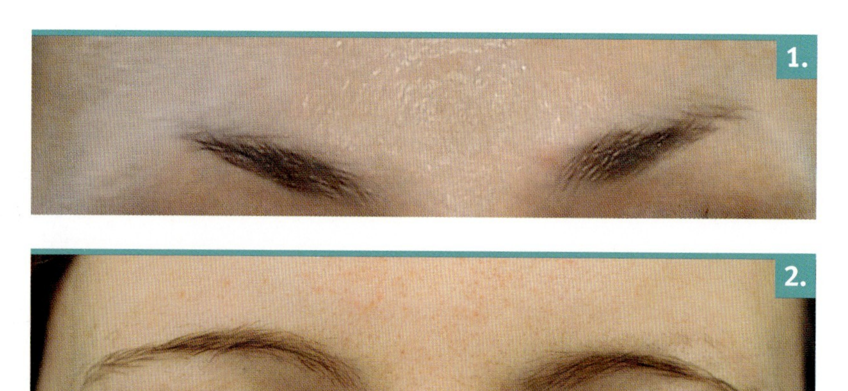

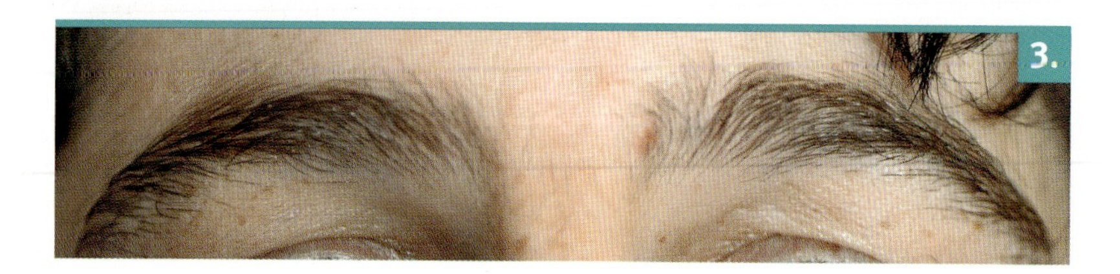

› Sind die Augenbrauen bei Frauen dick und buschig, werden dagegen unter Umständen zu viele männliche Hormone (Testosteron) ausgeschüttet. Infolgedessen kann es auch zu mehr oder weniger starkem Bartwuchs und einer Veränderung der Gesichtszüge kommen. 3.
› Bei Männern sind die Zeichen gleich zu werten, jedoch sind die buschigen Augenbrauen physiologisch, also normal.

Das obere Augenlid

Das Oberlid kann Auskunft über den Zustand von Herz und Leber sowie den allgemeinen Energiezustand geben. Im mit Sekret gefüllten Raum zwischen Oberlid und Augapfel kann es zu einer gesteigerten Schleimbildung kommen. Weiße oder gelbe Ablagerungen können dabei ein Hinweis auf Schleimbildung zwischen den Organen sein. Sekret am Oberlid bezieht sich auf die Organe des Oberkörpers.

Tiefe Augenhöhlen

Liegt das Auge weit in der Augenhöhle und zeigt sich über dem Oberlid eine deutlich sichtbare Vertiefung, so ist das ein Zeichen für ein möglicherweise niedriges allgemeines Energieniveau. Menschen mit diesem Zeichen gehen zu oft über ihre körperlichen und geistigen Grenzen und verausgaben sich dabei sehr. 4.

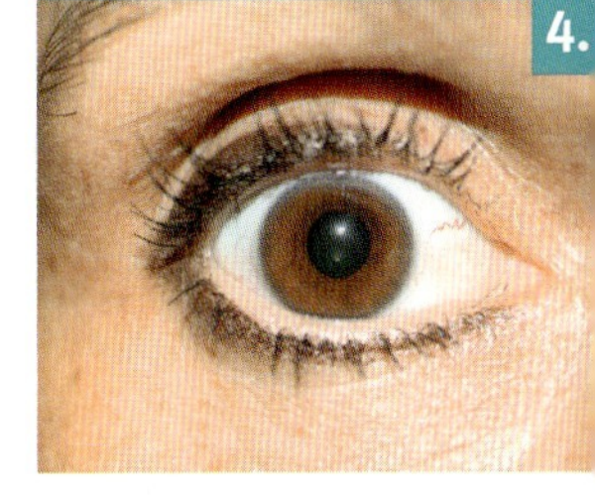
4.

Verdicktes Oberlid

Ist das obere Lid von der Außenseite bis zur Mitte verdickt (laienhaft: Schlupflid), kann dies ein Zeichen für eine Überforderung des Herzens sein. Ist dieser Bereich ausgefüllt und geschwollen, wird möglicherweise zu wenig Wasser zur Niere transportiert. Unter Umständen reicht die Pumpleistung des Herzens nicht aus, um das Blut mit ausreichendem Druck in die Niere zu befördern und dort zu reinigen. Ist dies der Fall, ist der Bereich vor allem morgens geschwollen, gegen Mittag ist die Schwellung wieder verschwunden. 5.
Nicht selten übrigens haben Betroffene trotz der zu schwachen Förderleistung des Herzens Bluthochdruck.

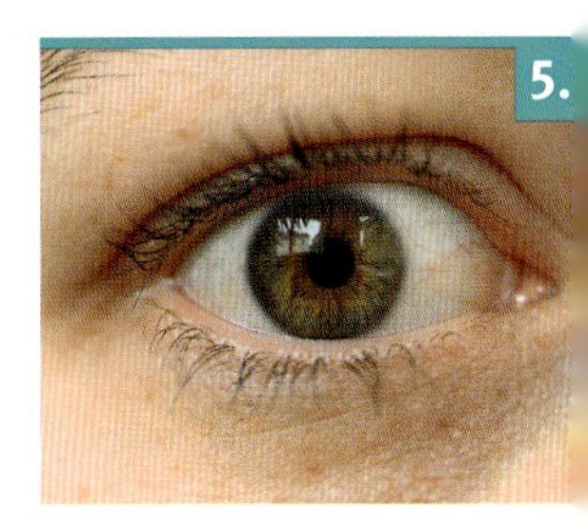
5.

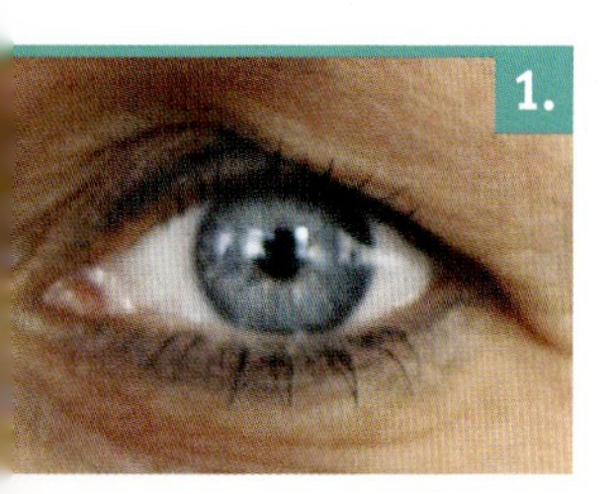

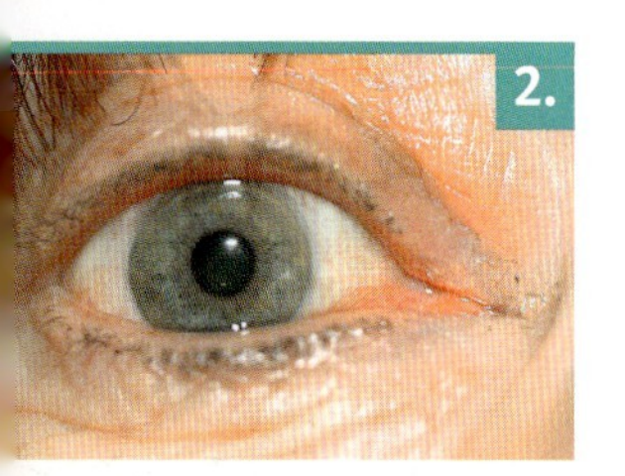

› Ein weiteres Zeichen des geschwächten Herzens ist das sogenannte Herzkäppchen. Hierbei zieht sich eine schlaffe und dünne Hautfalte diagonal von der Augenmitte (Pupillenlinie) zum Außenwinkel des Auges. Die Falte überlagert das Oberlid unter Umständen so stark, dass der Betroffene das Auge nicht richtig öffnen kann und sich operieren lässt. In diesem Fall ist das Zeichen zwar verschwunden, die körperliche Dysbalance jedoch nicht aufgehoben. 1.

Braune Verfärbung ums Auge

Ist der gesamte Bereich um das Auge braun verfärbt, wird er der Leber zugeordnet. Oberhalb des Augeninnenwinkels befindet sich eine weitere Ausdruckszone der Leber. Zeigt sich hier eine Schwellung, sind meist noch weitere Leberzeichen im Gesicht zu sehen. Auch Fetteinlagerungen rund ums Auge können auf eine gestörte Leberfunktion hinweisen (siehe Seite 93 ff.). 2.

Das Augenunterlid

An der Außenkante des unteren Augenlids zeigt sich der Zustand des Gefäßsystems im Becken und der Unterleibsorgane. Das Unterlid wird den Gefäßen des Beckens und der Beine zugeordnet.

Verfärbungen

Ziehen Sie das Unterlid vorsichtig ein wenig nach vorn, lässt sich an der Farbe der Schleimhaut der Zustand des Kreislaufsystems ablesen.
› Zeigt sich dieser Bereich weiß, liegt mit großer Wahrscheinlichkeit eine Anämie (Blutarmut) vor.
› Ist eine leichte Bläschenbildung der Tränenflüssigkeit zu erkennen, steht vermutlich eine Infektion unmittelbar bevor.
› Ist der Bereich deutlich gerötet, liegt diese bereits vor.

Schleimbildung

Bei einigen Menschen ist an den inneren und äußeren Augenwinkeln zwischen den Augenlidern ein kleiner Zwischenraum zu sehen. In diesem Hohlraum kann es zur Sekretbildung kommen.

› Weiße oder gelbe Schleimablagerungen können ein Hinweis darauf sein, dass am entsprechenden Organ ebenfalls übermäßig Schleim gebildet wird.
› Ablagerungen am unteren Augenlid stehen in einem Zusammenhang mit Organen im Unterbauch. Bei Frauen mit diesem Zeichen besteht die Tendenz zu Vaginalausfluss.

Unterhalb der Augen

Dem Bereich unterhalb der Augen sind Blase, Niere und die Unterleibsorgane zugeordnet.

Schwellung unter dem Auge

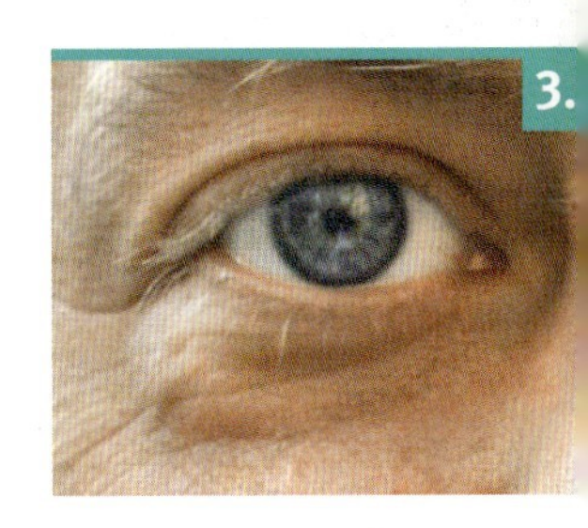

Zeigt sich direkt unter dem Augenunterlid eine Schwellung, ist dies häufig ein Zeichen der Blase. Körperlich verspüren die Betroffenen zwar meist keinen Hinweis auf eine tatsächliche Störung. Das der Blase zugeordnete emotionale Thema ist ihnen jedoch vertraut (Loslassen von falschen Vorstellungen; siehe auch Seite 160). 3.

Größere Schwellung unter dem Auge

Ist die Schwellung größer und erstreckt sich etwa 1,5 cm unter das Auge, deutet sie oftmals auf Funktionsstörungen im Nierenbereich hin. Das Gleiche gilt für Verfärbungen in dieser Region. Letztere weisen auf eine Veränderung bei der Blutversorgung der Niere hin, Schwellungen unter dem Auge auf ihre Wasserversorgung.
Eine Aussage, ob die Niere gestaut ist, oder »nur« zu wenig getrunken wird, kann nicht getroffen werden.

Rötliche Verfärbung aus dem Augeninnenwinkel

Eine vom Augeninnenwinkel zur Nase hinlaufende, rund einen Zentimeter lange rötliche Verfärbung gibt Hinweise auf die Unterleibsorgane; hier liegen die Ausdruckszonen der Keimdrüsen (Eierstöcke, Eileiter, Hoden und Samenleiter). Rötungen können ein Hinweis auf Stauungen oder Entzündungen in diesem Bereich sein. Prostata und Uterus lassen sich unterhalb und seitlich der Augenaußenwinkel ablesen. Sind diese Organe durch emotionale oder körperliche Faktoren belastet, ist diese Partie geschwollen.

Die Wangen

An den Wangen zeigt sich ebenso wie an der Stirn (siehe Seite 58 f.) der Zustand des Stoffwechsels und somit die persönliche Leistungsfähigkeit. Ist der Stoffwechsel belastet, lassen sich während und nach dem Essen in diesem Bereich des Gesichts auffällige Veränderungen erkennen. Jeder Stoffwechselvorgang hinterlässt dabei seine spezifischen Merkmale; eine beginnende Stoffwechselstörung präsentiert sich durch Verlust der Hautspannung oder Verfärbungen in der entsprechenden Partie.
Eine wesentliche Voraussetzung für die Funktionstüchtigkeit des Stoffwechsels ist eine individuell angemessene und ausgewogene Ernährung. Die Nahrung wird dabei im Wesentlichen in drei Bestandteile unterteilt: Kohlenhydrate, Proteine (Eiweiß) und Lipide (Fett).

Die in diesem Kapitel folgenden Angaben zu einer bestimmten Körperseite beziehen sich stets auf die Gesichtshälfte des Betroffenen.

› Kohlenhydrate sind die wichtigsten Energielieferanten für den Körper und sollten daher den Großteil der täglichen Nahrung darstellen. Sie werden durch ein Enzym im Speichel (Amylase) schon im Mund das erste Mal zu verwertbaren Energieträgern aufgespalten (Glukose). Kurzkettige Kohlenhydrate (wie Traubenzucker) werden sogar direkt über die Mundschleimhaut aufgenommen und stehen dem Körper daher bereits nach kurzer Zeit zur Verfügung. Um den Blutzuckerspiegel auf einem gleichmäßigen Niveau zu halten, sollten Sie jedoch vor allem zu komplexen Kohlenhydraten greifen (etwa Vollkorn, Kartoffeln und Hülsenfrüchte).
› Proteine werden zum Aufbau von Körpereiweißen, zur Zellbildung und zum Muskelaufbau benötigt. Der Mensch ist ein Mischkostverwerter, das heißt, er kann tierisches Eiweiß verdauen; es ist dem körpereigenen Protein sogar ähnlicher als pflanzliches Eiweiß und somit hochwertiger als dieses. Allerdings ist es wie bei allen Dingen: Auf die Dosis kommt es an. Fleisch oder Fisch sollten nur ein- bis zweimal in der Woche auf den Teller. Denn zu viel tierisches Eiweiß belastet den Organismus – vor allem die Nieren. Vegetarier können ihrem Körper mit Eiern, Milch und Milchprodukten tierisches Eiweiß zuführen.
› Lipide (Fette) stellen den dritten Baustein der Nahrung dar. Bei der Zufuhr von Fett ist besonderes Augenmerk auf die essenziellen ungesättigten Fettsäuren zu richten, die der Körper nicht selbst produzieren kann; sie kommen reichlich in hochwertigen Pflanzenölen vor. Störungen im Fettstoffwechsel lassen sich an den Mundwinkeln ablesen (siehe Seite 75).

Schwellungen an den unteren Wangen und unter der Unterlippe

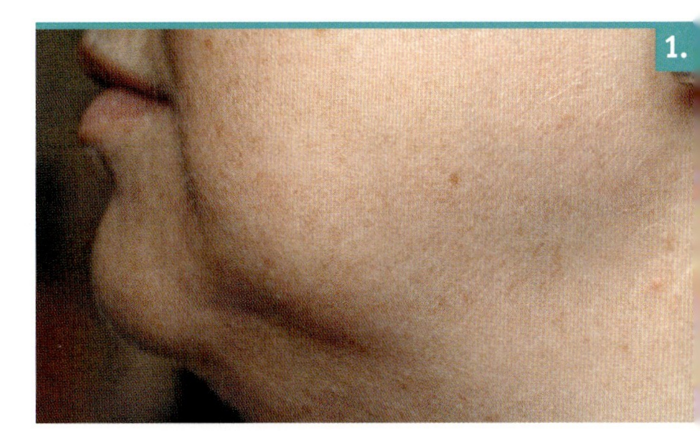

Störungen im Kohlenhydratstoffwechsel zeigen sich in Schwellungen der unteren Wangen, des Areals oberhalb der Unterkieferknochen sowie dem Bereich unter der Unterlippe. Die Haut wirkt grau und ohne Spannung.
Verfärbungen sind häufig ein Hinweis auf falsche Essgewohnheiten – vielleicht wird zu wenig Zeit auf die Zubereitung frischer Nahrung verwendet? Meist ist dies zusätzlich mit einer Unachtsamkeit gegenüber der Unverträglichkeit bestimmter Inhaltsstoffe gekoppelt. Bei einer solchen Nahrungsmittelunverträglichkeit zeigen sich im genannten Gesichtsbereich zusätzlich Hautunreinheiten. 1.

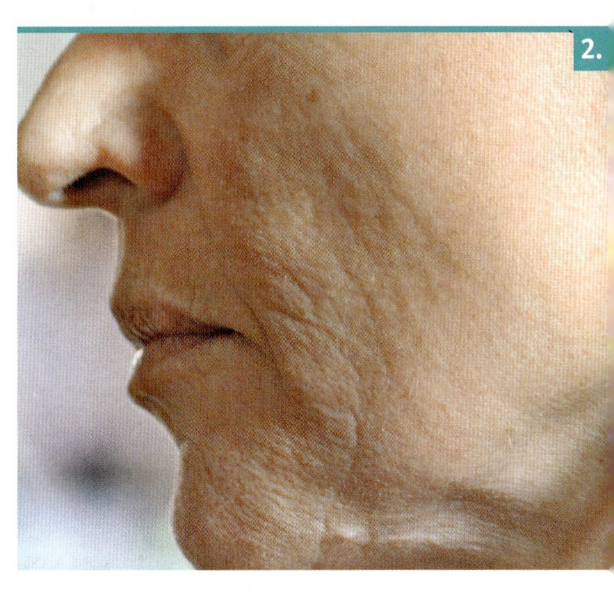

Veränderungen unter den Jochbeinen

Störungen des Eiweißstoffwechsels entstehen häufig dann, wenn Sie zu viel tierisches Eiweiß essen, was zu Störungen im Säure-Basen-Haushalt führt. Die Dysbalance lässt sich im Bereich unter den Jochbeinen ablesen: grobporige Haut, Verlust der Hautspannung, Falten oder graue Farbveränderungen können auf eine Unverträglichkeit beziehungsweise eine Verdauungsschwäche bei der Verwertung von Eiweißen hindeuten. Da die Leber bei der Verarbeitung von körperfremden in körpereigene Eiweiße maßgeblich beteiligt ist, sind auch die Hinweise auf eine beeinträchtigte Leber zu beobachten. 2.

Die Nase

Sicher kennen Sie den Ausspruch »Das habe ich ihm an der Nasenspitze angesehen«. Und tatsächlich ist die Nase eine Ausdruckszone, an der sich der Zustand vieler Organe ablesen lässt. In diesem Bereich finden sich Hinweise auf Knochenbau, Lunge, Magen, Schilddrüse, Leber sowie das Nervenkostüm. Die Nase wird dabei in drei Bereiche eingeteilt.

Die Nasenwurzel

Zieht sich über die Nasenwurzel eine tiefe Querfalte, kann dies ein Zeichen für eine Schilddrüsenunterfunktion sein (siehe auch Seite 172 ff.). Die Schilddrüse liegt unterhalb des Kehlkopfes; ist dieser Bereich des Halses verdickt, sollten Sie in jedem Fall einen Arzt konsultieren, um zu überprüfen, ob Ihre Schilddrüsenwerte im Normalbereich liegen. 1.

Der Nasenrücken

Am Nasenrücken lässt sich die nervliche und körperliche Belastbarkeit ablesen. Aufgrund der angeborenen Konstitution reagieren Menschen mit einem schmalen Nasenrücken leicht gereizt und nervös. Das Nervenkostüm (vegetative System) ist häufig weniger stark ausgeprägt als bei Menschen mit einer breiten Nase. In Zeiten besonderer Belastungen kann sich daher die Nervosität auch in Form von Herzbeschwerden, wie Herzstolpern, Herzrasen oder Herzenge ausdrücken, ohne dass eine organische Störung vorliegt.

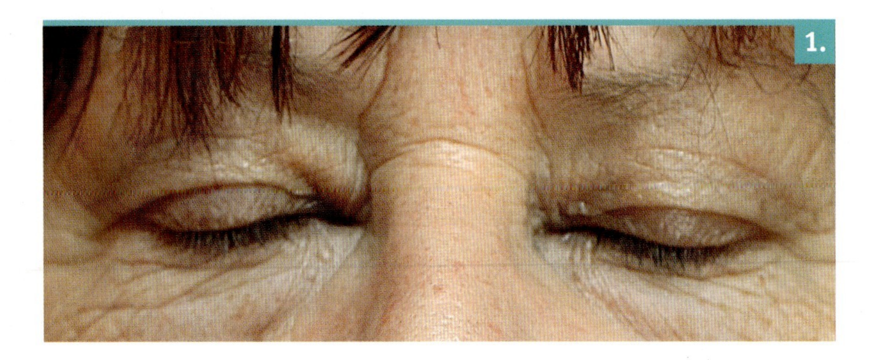

Meist haben Menschen mit einem schmalen Nasenrücken auch einen zarten Knochenbau und neigen bei körperlicher Belastung zu Wirbelsäulenbeschwerden. Menschen mit einem starken Knochenbau haben dagegen im Allgemeinen auch einen breiten Nasenrücken. Verläuft der Nasenrücken nicht geradlinig, kann eine seitliche Verbiegung der Wirbelsäule (Skoliose) vorliegen.

Mittlerer Nasenrücken

› Die mittlere Partie des Nasenrückens ist dem Bereich zwischen den Rippenbögen, dem Nervus Solar Plexus, zugeordnet. Dieser Nerv versorgt die Oberbauchorgane – zu ihnen zählen Leber, Galle, Magen, Bauchspeicheldrüse und Dünndarm. Er ist jedoch auch ein wichtiges Zentrum unserer Empfindungen; sind Sie zum Beispiel unruhig oder verliebt, spüren Sie einen leichten Druck oder Schmetterlinge im Bauch.
› Zeigen sich auf der Nase kleine Blutgefäße, kann dies ein Zeichen für einen erhöhten Druck im Oberbauch sein. Dieser entsteht zum Beispiel dann, wenn Sie dauerhaft nicht tief genug atmen (Bauchatmung) oder der Blutfluss gestört ist. Auch am unteren Ende des Nasenrückens sind häufig Gefäße zu sehen. Sie stellen ebenfalls einen möglichen Hinweis auf einen Stau im Oberbauch dar, der wiederum seinen Ursprung in einer unzureichend tiefen Bauchatmung hat. Diese ist jedoch wichtig, damit das Zwerchfell, das den Brustraum vom Oberbauch trennt und sich bei der Einatmung nach unten wölbt, Druck auf Leber, Magen, Dünndarm und Milz ausübt. Erst dann wird das Blut optimal weitertransportiert.

Nasenspitze

An der Nasenspitze sind Rötungen, Gefäßzeichnungen und Hautveränderungen besonders gut zu erkennen. Der Bereich der vorderen Nase ist dabei die Ausdruckszone des Magens (siehe auch Seite 87 f.). Gefäßzeichnungen in diesem Areal geben einen möglichen Hinweis darauf, dass die Durchblutung des Magens gestört ist. 2.

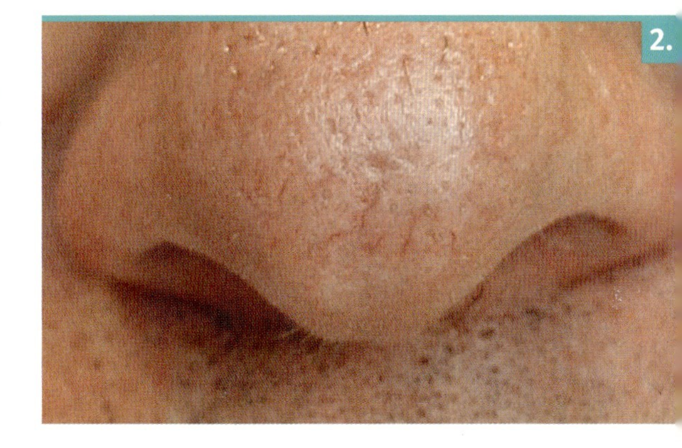
2.

Dicke Nasenspitze

Eine dicke Nasenspitze kann einen Hinweis auf eine mögliche Magenerweiterung geben. Menschen mit diesem Zeichen neigen dazu, zu schnell und/oder zu viel zu essen und nicht richtig zu kauen. Dadurch kommt es neben Blähungen und Verdauungsbeschwerden auch zu Übergewicht.

Gerötete Nasenspitze

› Ist die Nasenspitze bei Aufregung und Nervosität gerötet, könnte das ein möglicher Hinweis auf einen Reizmagen sein. Der Magen reagiert in diesem Fall sehr empfindlich auf jede Art von emotionalen Störungen, ohne nachweisbar organisch zu erkranken.

› Auch bei einer Magenschleimhautentzündung kann die Nasenspitze gerötet sein – besonders nach dem Essen. Die Rötung ist dann ein Hinweis auf Übersäuerung und Entzündungsneigung.

Weiße Nasenspitze

Ist nicht genug Magensäure vorhanden oder reicht die Eigenbewegung des Magens (Peristaltik) nicht aus, damit die Verdauung reibungslos funktioniert (Magenatonie), verfärbt sich die Nasenspitze nach dem Essen weiß (siehe auch Seite 88).

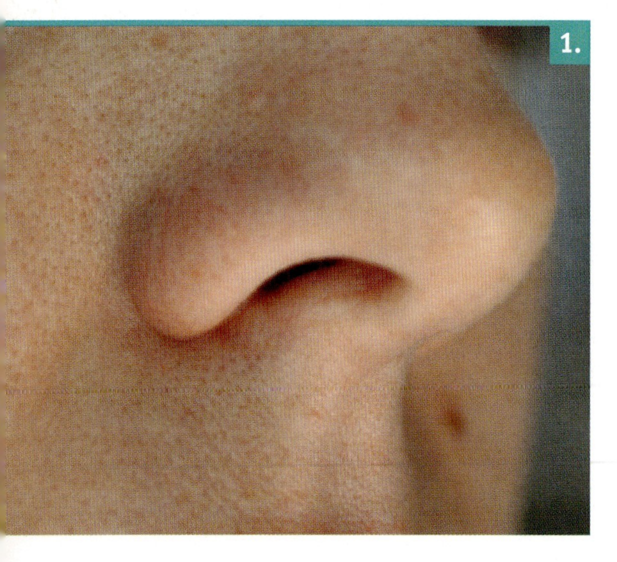
1.

Nasenflügel

Die Nasenflügel sind die Ausdruckszone der Atmungsorgane Bronchien und Lunge.

› Sind die Bronchien entzündet, zeigt sich das häufig in geröteten Nasenflügeln. 1.

› Ein Stau in den Bronchien, etwa durch Asthma oder Verschleimungen, ist auf einem oder beiden Nasenflügeln durch kleine fadenartige rote Gefäße zu erkennen.

› Die Lunge bildet sich im Bereich direkt um die Nasenlöcher ab. Es kann hier zu einer Verdickung der Nasenflügel kommen, was auf eine geblähte Lunge hinweist, wie sie bei Asthmatikern vorkommt. Die Betroffenen können die Luft dann zwar ein-, sie aber nicht vollständig wieder ausatmen.

› Pickelchen an den Nasenlöchern können sich zeigen, wenn Teilchen, die mit der Luft eingeatmet wurden, in der Lunge mit Schleim und Abwehrkörperchen ummantelt werden, um sie unschädlich zu machen. Können diese nicht abgehustet werden, muss der Körper sie resorbieren.

Der Bereich zwischen Mund und Nase

› Im Bereich zwischen Mund und Nase zeigen sich Hinweise auf die hormonelle Situation des Östrogenhaushalts (Östrogen = weibliches Hormon) und die Funktion der Bauchspeicheldrüse. Besonders bei älteren Frauen zeigen sich steile Falten an der Oberlippe. Sie entstehen, wenn die Östrogenproduktion zurückgeht, und finden sich vor allem im mittleren Drittel der Oberlippe. Ist zusätzlich der Testosteronhaushalt (Testosteron = männliches Hormon) beeinträchtigt, kommt es bei Frauen zu vermehrtem Bartwuchs. 2.

› Ist der Abstand zwischen Oberlippe und Nasensteg auffallend lang, besteht ein erhöhtes Risiko für einen Diabetes mellitus. Allerdings müssen dazu auch alle anderen Zeichen, die auf die Bauchspeicheldrüse hinweisen, beachtet werden (siehe Seite 104 ff.).

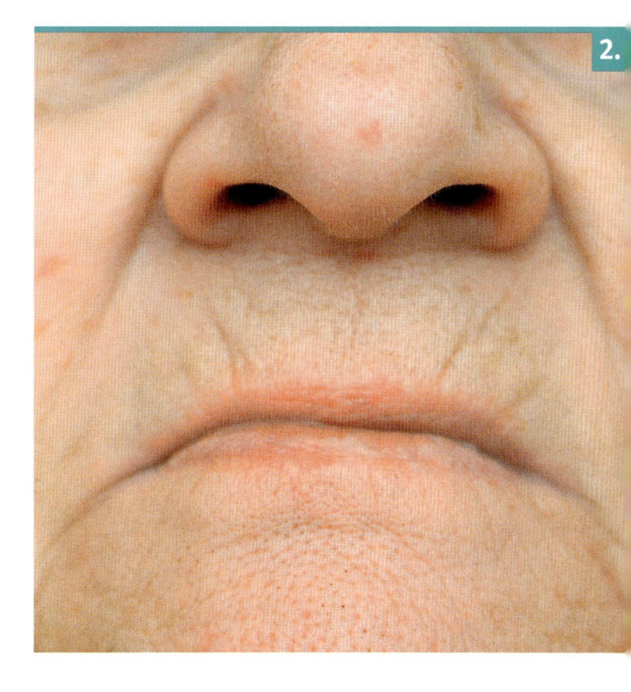
2.

Die Nasolabialfalten

Die Falten, die sich von den Nasenflügeln seitlich um die Mundwinkel bis zum Kinn ziehen, werden als Nasolabialfalten bezeichnet. Durch den Verlauf und die Tiefe der Falten lassen sich Rückschlüsse auf Herz, Leber, Magen, Bauchspeicheldrüse und Darm ziehen.

Deutliche rechte Falte

Ist die Nasolabialfalte nur auf der rechten Seite auffällig, kann dies als Zeichen der Leber gedeutet werden. Der Charakter der Leber-Falte: Sie verläuft zunächst vom Nasenflügel aus gerade und macht um den Mundwinkel herum einen Bogen.
Die Leber-Nasolabialfalte zeigt, wie alle anderen Zeichen der Leber, keine spezifische Erkrankung auf, sondern weist lediglich auf eine Belastung des Organs hin. Diese kann sich auf vielfältige Art äußern: von einer Schwäche in der Entgiftung bis hin zur Fettleber. Zur näheren Spezifikation sollten Sie immer die anderen Zeichen der Leber mit einbeziehen (siehe Seite 93 ff.). 1.

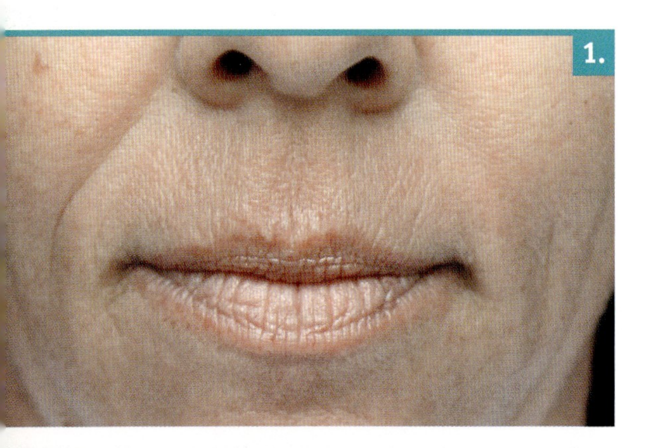
1.

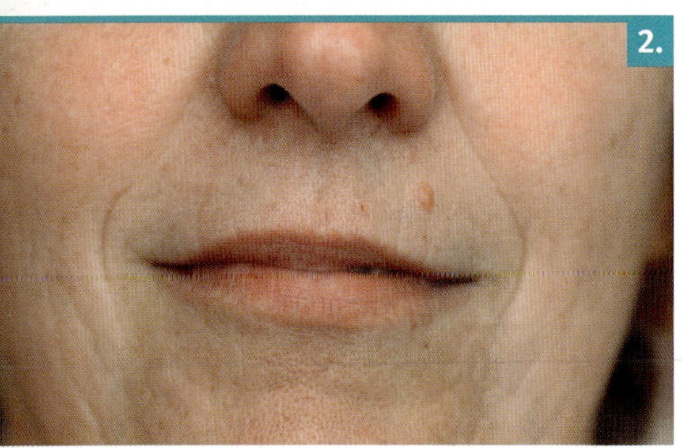
2.

Deutliche linke Falte

Verläuft die Nasolabialfalte nur auf der linken Seite, gilt sie als Zeichen der Bauchspeicheldrüse. Die Falte verläuft dabei zunächst vom Nasenflügel aus gerade in Richtung der Mundwinkel nach unten und macht dann einen Bogen um den linken Mundwinkel herum.
Im Hinblick auf die Spezifikation der Beschwerden lässt sich die Bauchspeicheldrüsen-Nasolabialfalte nicht eindeutig klären. Es kann sich dabei zum einen um eine Störung des Kohlenhydratstoffwechsels handeln, die sich auf den Blutzuckerspiegel auswirkt (siehe auch Seite 179 ff.).
Es ist aber zum anderen auch möglich, dass der gleichmäßige Fluss der in der Bauchspeicheldrüse produzierten Verdauungssäfte behindert wird. 2.

Gerade Falten

Verlaufen die Nasolabialfalten relativ gerade vom Nasenflügel zum Mundwinkel, weist dies bisweilen auf ein Nachlassen der Herzkraft hin. Es kann sich hierbei um eine allgemeine Schwäche in der Pumpleistung, um Arteriosklerose des Herzens oder um einen Herzklappenfehler handeln. Je tiefer die Falten sind, desto länger besteht die Störung. Zeigt sich die Falte nur auf einer Seite, bezieht sie sich auf die entsprechende Herzseite. 3.

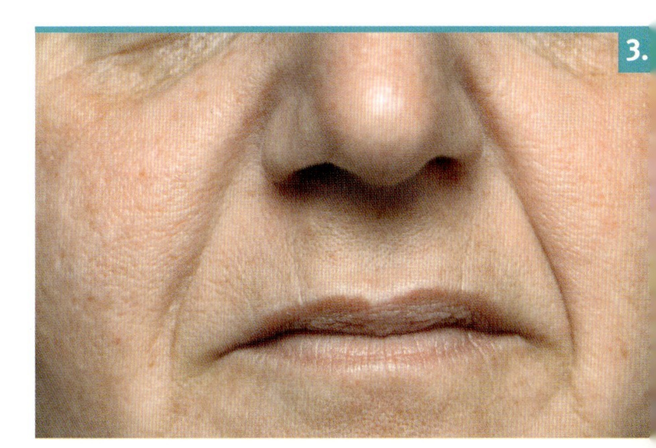

3.

Halbkreisförmige Falten

Falten, die beidseitig des Munds von den Nasenflügeln im Halbkreis bis auf Höhe der Mundwinkel laufen, deuten auf eine Schwäche im Darm hin. Parallel können sich an den Mundwinkeln Grübchen bilden. Ähnlich wie bei den Falten der Leber sind auch Funktionsbeeinträchtigungen nicht näher spezifiziert. 4.

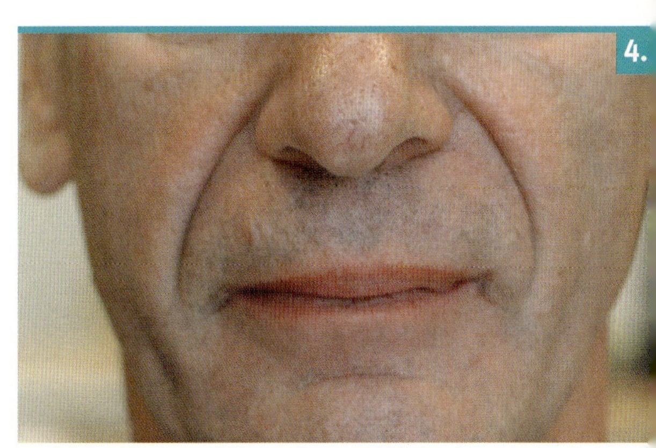

4.

Falten bis zum Kinn

Verlaufen die Falten beidseitig des Munds von den Nasenflügeln im Halbkreis bis zum Kinn, werden sie dem Magen zugeordnet. Dieser reagiert dann häufig empfindlich auf Überlastung und Stress. 5.

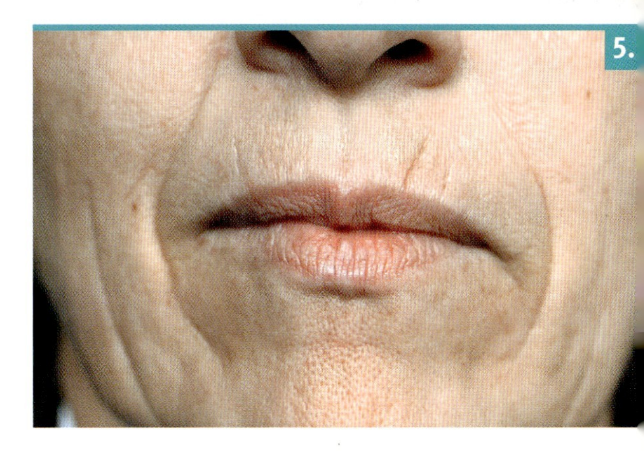

5.

Die Mundregion

Die Mundregion spiegelt den Bereich der Bauchorgane wider. Hier können Sie ablesen, wie Dünn- und Dickdarm, Leber, Galle, Bauchspeicheldrüse und Milz arbeiten. Bei blassen Veränderungen, kleinen Geschwüren oder Herpesbläschen an der Mundregion sollten Sie beachten, dass die Lippe die Ausdruckszone des Dünndarms ist. Möglichweise ist daher auch dieser viral belastet. Herpesbläschen und Pickel können dementsprechend ein geschwächtes Immunsystem im jeweiligen Darmabschnitt anzeigen.

Die Oberlippe

»Milchbärtchen«

Direkt oberhalb der Oberlippe lässt sich der Zustand des Zwölffingerdarms ablesen. Ein weißes »Milchbärtchen« kann einen Hinweis auf die schlechte Verwertung der Nahrung darstellen. **1.**

Oberlippenmerkmale

Teile des Dünndarms (Krummdarm und Leerdarm) zeigen sich direkt auf der Oberlippe. Der linke Mundwinkel stellt einen Bereich des Zwölffingerdarms dar, daran schließen sich Ileum (Krummdarm) und Jejunum (Leerdarm) an. Der rechte Mundwinkel ist die Zone des Übergangs vom Dünn- in den Dickdarm, der im Bauch auf Höhe des Blinddarms ebenfalls rechts unten liegt. Kommt es in diesem Bereich zu blassen Farbveränderungen, sind die Darmschleimhäute eventuell schlecht durchblutet; der Speisebrei wird dann nicht richtig vermischt, verarbeitet und vorantransportiert.

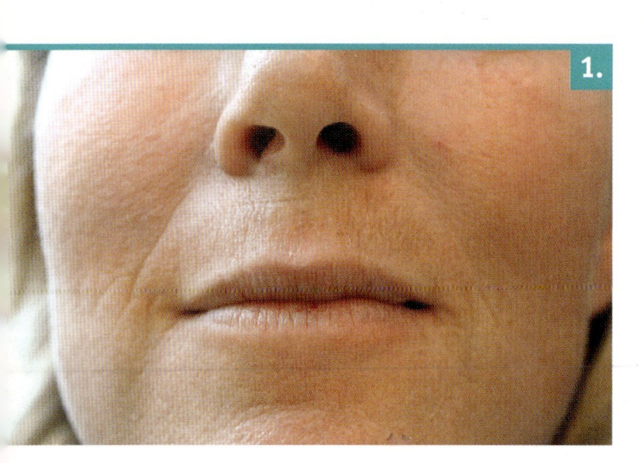
1.

Senkrechte Falten

Ist die Oberlippe von senkrecht verlaufenden Falten durchzogen, liegt vermutlich eine Störung im Wasserhaushalt vor. Weil das zugeführte Wasser nicht im Dünndarm ankommt, ist der Stuhlbrei zu zäh.

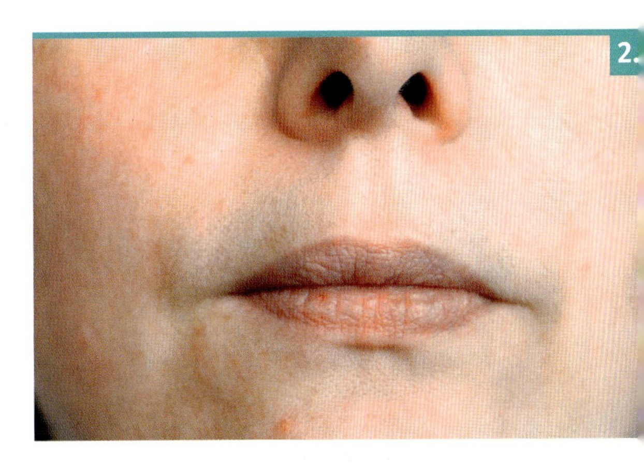

Wichtige Nährstoffe können nicht resorbiert werden. Es kommt trotz ausreichender Nahrungszufuhr zu Mangelerscheinungen.

Die Unterlippe

An der Unterlippe lassen sich die Bereiche des Dickdarms erkennen. Dieser ist eingeteilt in den aufsteigenden, querverlaufenden und absteigenden Dickdarm sowie den Enddarm mit den Teilen Sigma, Mastdarm und Anus. So wie der Darm im Körper liegt, ist er auch an der Lippe abzulesen:
Am rechten Mundwinkel zeigt sich der Übergang vom Dünndarm zum Dickdarm. Das rechte Drittel der Unterlippe zeigt den aufsteigenden Dickdarm, das mittlere Drittel den querverlaufenden Dickdarm. Das linke Drittel ist die Ausdruckszone des absteigenden Dickdarms. Die Zone des Anus befindet sich am linken Mundwinkel.
Wenn Sie regelmäßig unter Blähungen, Völlegefühl nach dem Essen oder einem aufgetriebenen Bauch leiden, betrachten Sie sich einmal in Ruhe Ihre Unterlippe:

› Außergewöhnliche Spannungen oder Schwellungen geben Hinweise auf eine mangelnde Peristaltik (Eigenbewegung des Darms).
› Partielle Blässe deutet auf mangelnde Durchblutung hin.
› Dunkelrote Veränderungen können Hinweise auf Polypen im entsprechenden Dickdarmbereich sein.
› Ist die Lippe auffallend gefaltet, liegt eine Wasserverteilungsstörung im Dickdarm vor. 2.

Der Unterlippenrand

Der Rand der Unterlippe ist die Ausdruckszone der Oberbauchorgane; dazu zählen Leber, Gallenblase, Bauchspeicheldrüse, Gallengang und Milz. Bei fehlender Bewegung des Zwerchfells aufgrund einer zu flachen Atmung kommt es zu einem Stau in der Pfortader – also dem Gefäß, das

der Leber aus den nicht paarweise vorliegenden Bauchorganen das Blut zuführt. Nur wenn Sie tief einatmen, wird das Zwerchfell nach unten gedrückt. Durch diesen Druck werden die Organe wie ein Schwamm ausgepresst. Bei der Ausatmung können sie sich wieder entspannen, was den Transport von sauerstoffreichem Blut in den zu den Organen führenden Gefäßen unterstützt. Dadurch ist gewährleistet, dass den Organen genug Sauerstoff für den Stoffwechsel zur Verfügung steht.
Unterhalb der Unterlippe lässt sich ablesen, ob es Entzündungen, Blutstau oder Beeinträchtigungen in der Sekretion gibt.

Rechter Unterlippenrand

› Der Bereich rechts unter der Unterlippe wird der Leber zugeordnet. Ist er geschwollen, kann dies zuweilen ein Zeichen sein, dass die Blutzirkulation der Gefäße, die die Leber versorgen, stagniert. Das kann zwei Gründe haben: Entweder ist das Blut zu zähflüssig und/oder Sie atmen nicht tief genug. Auch bei der Tendenz zur Fettleber ist dieser Bereich geschwollen. In diesem Fall machen sich zunächst keine Symptome bemerkbar. Erst wenn die Fettleber längere Zeit besteht, steigen die Leberwerte an.
› An der Grenze zum mittleren Bereich des Unterlippenrandes hin liegt die Zone der Gallenblase; Gallenblase und Leber befinden sich ja auch im Körper in direkter Nachbarschaft. Der Bereich der Gallenblase kann entweder gerötet oder geschwollen sein. Zeigt er sich gerötet, liegt unter Umständen eine Schleimhautreizung der Gallenblase vor. Ist der Bereich dagegen geschwollen, wird der Gallensaft nicht vollständig aus der Gallenblase abgegeben. Die Ursache dafür sind meist Gallengries oder Gallensteine, aber auch eine Verengung der Gallengänge ist denkbar.

Mittlerer Unterlippenrand

› Am mittleren unteren Lippenrand befindet sich die Zone der Bauchspeicheldrüse. Sie teilt sich wiederum in drei Teilstücke, die ihrerseits die drei Teile der Bauchspeicheldrüse abbilden: Bauchspeicheldrüsenkopf, Corpus und Bauchspeicheldrüsenschwanz (von rechts nach links).
Auch im Körper liegt der Bauchspeicheldrüsenkopf dicht an der Leber in der Biegung des Zwölffingerdarms, der Schwanz nahe der Milz hinter dem Magen auf der linken Körperhälfte. Der Corpus der Bauchspeicheldrüse dient der Insulinproduktion, Schwanz und Kopfbereich bilden Verdauungssäfte, die in den Zwölffingerdarm eingebracht werden.

› Gibt es Unregelmäßigkeiten im Blutzuckerspiegel, zeigt sich oft mittig unter der Lippe eine punktförmige, manchmal gerötete Schwellung.
› Ist der gesamte Bereich gerötet, liegt eine Störung in der Ausscheidung der Verdauungssäfte vor.

Linker Unterlippenrand

Am linken Drittel des unteren Lippenrands wird die Milz abgebildet. Dieses Organ schmerzt nicht, kann jedoch bei schwerwiegenden Erkrankungen stark anschwellen, zum Beispiel bei Pfeifferschem Drüsenfieber oder Leukämie. Auch bei weniger dramatischen Störungen ist die Ausdruckszone geschwollen. Wie bei der Leberausdruckszone an der rechten Unterlippe liegt dann vielleicht ein Stau infolge mangelnder Blutzirkulation vor. Farbliche Veränderungen treten hier selten auf.

Verfärbungen um den Mund herum

An der Region um den Mund lässt sich der Zustand der kleinsten Gefäße und Lymphbahnen ablesen, die den Darm versorgen. Ihre Aufgabe ist es, die Nährstoffe aufzunehmen, die im Darm aufgespalten wurden, und sie zu den Zielorganen zu transportieren. Im Gegenzug werden Stoffwechselgifte zurück in den Darm gebracht, von wo sie dann ausgeschieden werden. Farbliche Veränderungen deuten auf Störungen in diesem Kreislauf hin:
› Eine Gelbfärbung ist typisch für Störungen des Fettstoffwechsels; diese haben ihre Ursache meist in der übermäßigen Aufnahme oder einer falschen Zusammensetzung von Fetten. Besonders synthetische Nahrungsbausteine, wie sie in Margarine und fettreduzierten Nahrungsmitteln vorkommen, stören den Fetthaushalt. 1.
› Violette Verfärbungen stehen für eine Sauerstoffunterversorgung.
› Erscheint die Partie bräunlich, ist der Darm vermutlich mit Gärungsgiften belastet, die Darmwände sind durch die unzureichende Verdauung verschlackt.

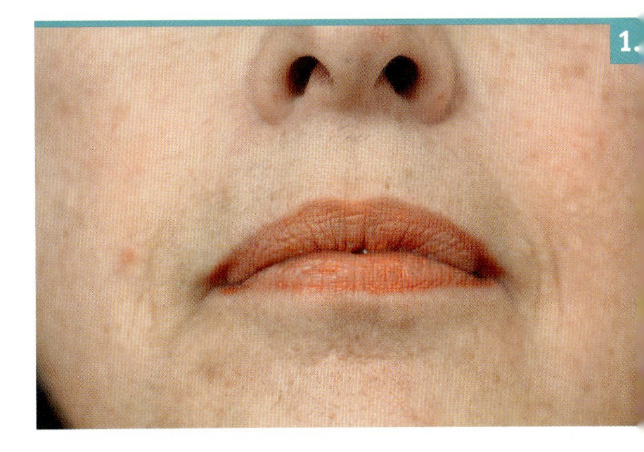
1.

› Sind Peristaltik und Nährstoffabsorption gestört, erscheint die Region um den Mund herum gräulich.

Das Kinn

Das Kinn gibt Hinweise über Gebärmutter und Prostata sowie die dort produzierten Hormone. Weitere Organe wie der Dünndarm haben hier ebenfalls ihre Ausdruckszonen, ebenso wie die Wirbelsäule; Hautunreinheiten, Färbungen und charakteristische Falten zeigen Störungen an.

Markantes Kinn

Ebenso wie im Bereich unter den Augen und der Augenbrauen wird auch eine deutlich hervortretende Kinnpartie als Hinweis auf die Disposition zu unterschiedlichen Störungen an Gebärmutter beziehungsweise Prostata betrachtet; das bedeutet, dass eine Bereitschaft zu Erkrankungen dieser Organe besteht. Mögliche Störungen können bei der Frau Myome (gutartige Geschwüre in der Muskulatur der Gebärmutter) oder Uterussenkung sein, beim Mann Vergrößerungen der Prostata. Symptome zu diesen Zeichen treten meist erst in fortgeschrittenem Alter auf. 1.

Pickel und grobporige Haut

Bei Frauen sind Pickel, Mitesser und besonders grobporige Haut im Bereich des Kinns (mitunter sogar Bartwuchs) in vielen Fällen ein möglicher Hinweis auf einen gestörten Geschlechtshormonhaushalt; es liegt ein Ungleichgewicht zwischen männlichen und weiblichen Hormonen vor. Pickel treten dabei meist nur phasenweise auf, zum Beispiel kurz vor Beginn der Monatsblutung. Sie zeigen eine bestehende Tendenz zur Übersäuerung der Unterleibsorgane an, was sich beispielsweise in Periodenstörungen auswirken kann.

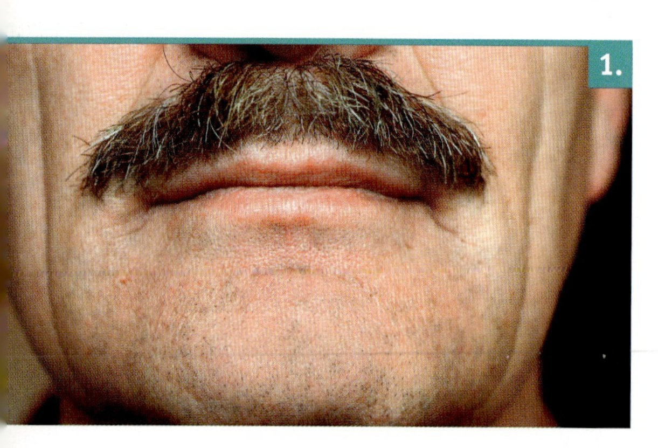
1.

Senkrecht aufsteigende Falten

Von den Seiten des Kinns bis in die Wangen senkrecht aufsteigende Falten können ein Hinweis auf die Disposition zu Zwölffingerdarmgeschwüren sein. Diese Geschwüre bleiben lange Zeit symptomlos und werden daher nicht bemerkt. Erst wenn die Schädigung der Darmschleimhaut weit fortgeschritten ist, stellen sich Schmerzen ein, die meist ein bis zwei Stunden nach dem Essen im rechten Oberbauch auftreten. 1.

Tiefes Grübchen

Ein tiefes Kinngrübchen oder eine gespaltene Kinngrube können die Merkmale für statische Veränderungen an der Wirbelsäule sein. Meist handelt es sich hierbei um einen Beckenschiefstand, der die Balance der Wirbelsäule beeinflusst und Rückenschmerzen auslöst. Da die Wirbelsäule bestrebt ist, den Kopf in aufrechter Position zu halten, verändert sich bei einem lang anhaltenden Beckenschiefstand auch die Haltung in der oberen Wirbelsäule. Das wiederum kann zu einer seitlichen Wirbelsäulenverkrümmung (Skoliose) führen. 2.

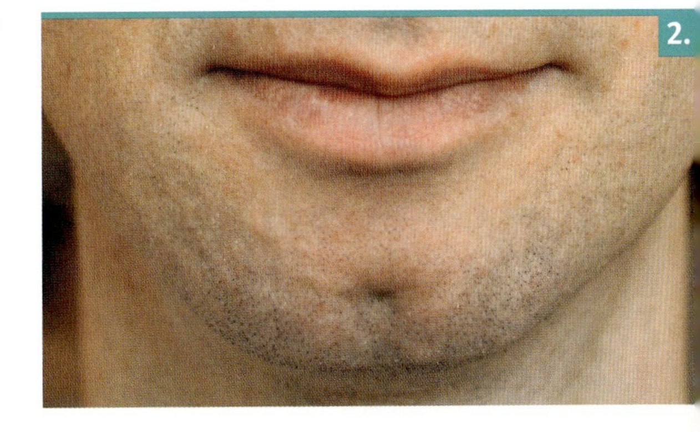
2.

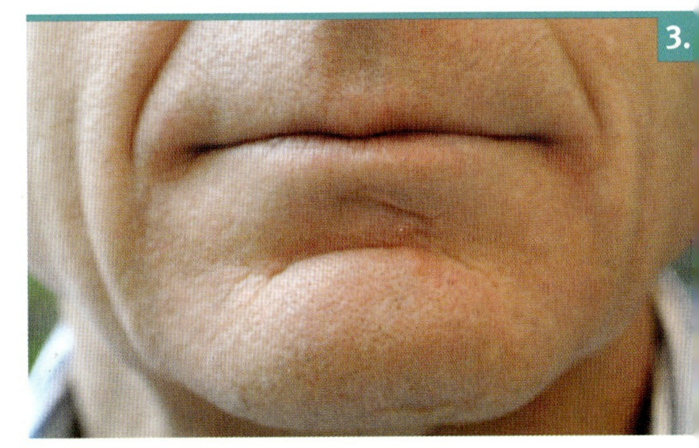
3.

Querfalte

An der sogenannten Aesculusfalte – einer deutlich sichtbaren Querfalte zwischen Unterlippe und Kinnspitze – lässt sich mitunter eine genetische Veranlagung zur Venenschwäche erkennen. Ist dieser Bereich dazu gerötet, kann ein entzündlicher Prozess der Beckenvenen vorliegen. 3.

Die Botschaft der Organe

Der Körper setzt sich aus verschiedenen Spezialeinheiten zusammen: den Organsystemen. Jedes einzelne davon umfasst mehrere Organe. Diese erfüllen nicht nur biologische Aufgaben, sie dienen auch der Verarbeitung von Gefühlen. Dabei werden sie in ihrer Funktionstüchtigkeit durch ungelebte Emotionen beeinflusst.

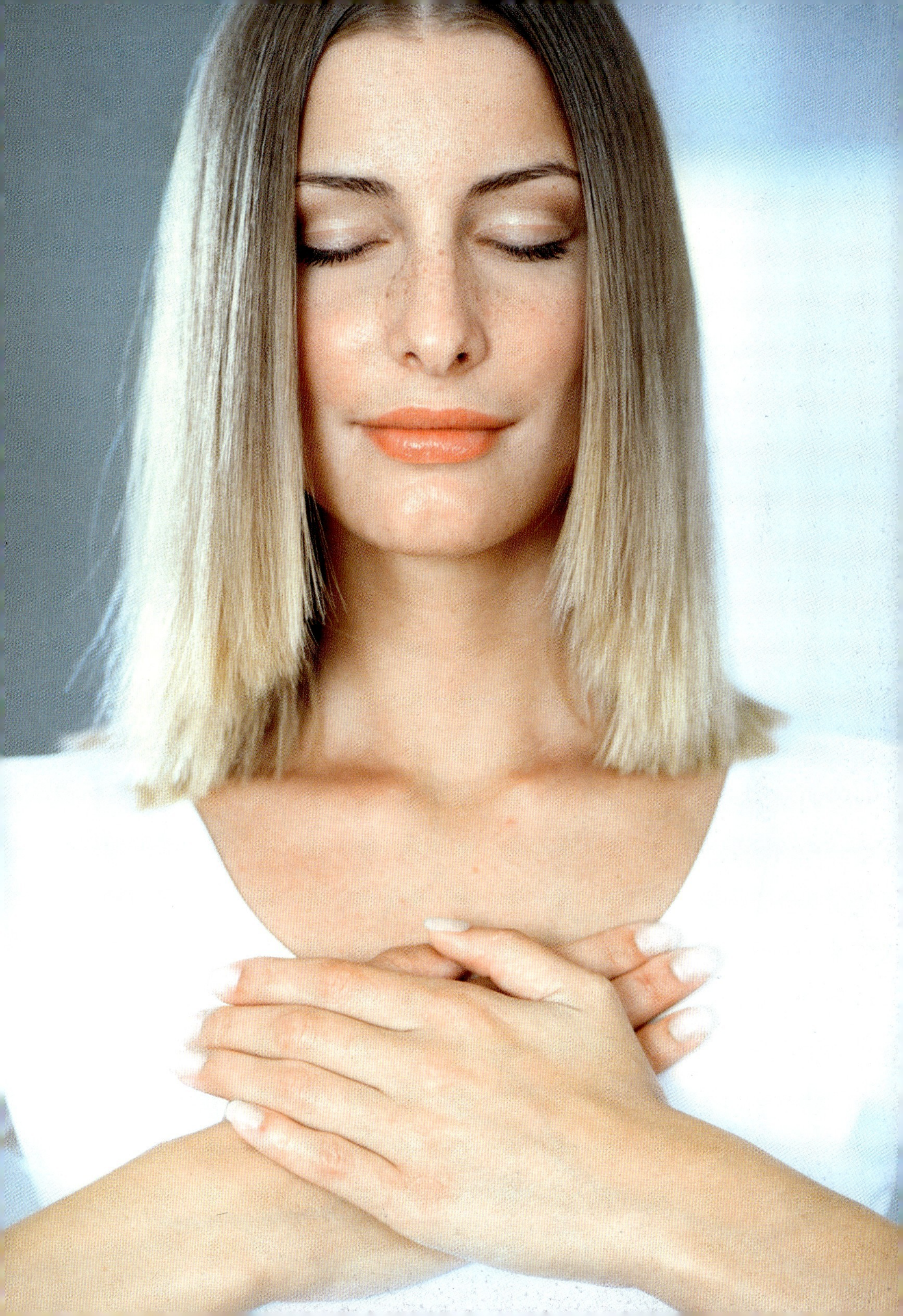

Das Verdauungssystem

Zum Verdauungssystem zählen neben Magen, Leber, Gallenblase, Bauchspeicheldrüse, Dünndarm und Dickdarm auch Zähne, Mund und Speiseröhre; sie alle sind für die Nahrungsaufahme und -verwertung zuständig – aber auch Emotionen werden hier verarbeitet.

Die Aufgabe des Verdauungssystems ist es, Nahrung aufzunehmen, diese zu zerkleinern, in brauchbare und unbrauchbare Bestandteile zu trennen und dann der Verwendung entsprechend weiterzuleiten. Wird der Komplex gestört, zeigt sich dies in verschiedensten Symptomen.
Körperliche Anzeichen einer Störung: Da zum Verdauungssystem viele Organe gehören, sind die Zeichen einer Verdauungsstörung sehr vielfältig. Zu den Symptomen, die wahrscheinlich jeder kennt, zählen: Aufstoßen nach bestimmten Speisen, Sodbrennen, Völlegefühl, Müdigkeit und Erschöpfung nach dem Essen sowie Blähungen. Weitere Hinweise auf eine gestörte Verdauung sind stark riechende Blähungen, Durchfälle – generell oder nach dem Genuss bestimmter Speisen oder Getränke –, Verstopfung, Übelkeit, Erbrechen, Schmerzen im Bauchraum und das Ausscheiden von unverdauten Speiseresten.

Zeichen im Gesicht

An welcher Stelle im Gesicht sich die Störung zeigt, hängt davon ab, welches Organ betroffen ist. Den Organen werden im Groben folgende Bereiche zugeordnet:

› Magen: Nasenspitze, Nasolabialfalten (siehe Seite 87 f.)

› Leber: Nasenwurzel, Augenregion, Region um den Mund, Nasolabialfalten (siehe Seite 94)

› Gallenblase: Bereich unter der Unterlippe (siehe Seite 100)

› Bauchspeicheldrüse: Wangen, Nasolabialfalten, Bereich unter der Unterlippe (siehe Seite 105 f.)

› Dünndarm: Wangen, Oberlippe (siehe Seite 111 f.)

› Dickdarm: Unterlippe, Grübchen am Mund, Nasolabialfalten (siehe Seite 116)

Botschaft der Seele

Beschwerden im Verdauungssystem können zeigen, dass es nicht immer leicht fällt, all die Dinge, die tagtäglich geschehen, »herunterzuschlucken« und zu »verdauen«, als sei nichts geschehen. Dabei gilt: Je weiter ein emotionales Thema zurückliegt, desto weiter »hinten« im Verdauungstrakt (in Richtung Enddarm) liegt die Störung. Während sich beispielsweise Konflikte, die erst fünf bis sieben Tage zurückliegen, in akuten Beschwerden beim Schlucken (etwa Entzündungen) zeigen können, beziehen sich Beschwerden im Enddarm auf Themen längst vergangener Zeiten. Eine Entzündung im Enddarm kann zum Beispiel ein Hinweis auf ein ungelöstes Problem in der Kindheit sein, das durch einen aktuellen Anlass wieder akut geworden ist und bearbeitet werden sollte.

Das hilft dem Verdauungstrakt

Das Verdauungssystem ist in seiner ganzen Länge mit Schleimhaut ausgekleidet. Sie dient der mechanischen Abgrenzung der Organoberfläche: Die Schleimhaut hat die Aufgabe, die Organe zu schützen und Keime unschädlich zu machen. Viele Schleimhäute haben die Eigenschaft, durch aktive Transportmechanismen an der Schleimhautoberfläche Sekrete in eine bestimmte Richtung zu transportieren, und ermöglichen somit Sekretionsprozesse (Abgabe von Sekreten) und Resorptionsprozesse (Aufnahme von Spaltprodukten bei der Verdauung). Ist der Schleim nicht richtig zusammengesetzt, verliert er seine Schutzfunktion: Ist er zu fest, trocknen die Schleimhäute aus. Ist er zu flüssig, kommt es zu übermäßigen Absonderungen. Schüßler-Salze und Naturheilmittel helfen, die Darmschleimhaut zu regenerieren.

Schüßler-Salze

Die folgenden Mineralsalze können eine Harmonisierung im Bereich des Verdauungssystems bewirken.

Körperliche Ebene

› Nr. 4 Kalium chloratum D6 hilft in der zweiten Entzündungsphase (siehe Kasten Seite 39). Es ist an der Bildung des Faserstoffes Fibrin beteiligt, der dafür sorgt, dass Giftstoffe abgeschirmt und unschädlich gemacht werden. Zudem unterstützt das Salz dabei, über die Haut und Schleimhaut Eiweißfaserstoffe und Ausschwitzungen aufzusaugen. Im Verdauungstrakt wird es bei Eiweißunverträglichkeit, bei Beschwerden nach Genuss von Kuchen und Fettem, bei trägem Stuhlgang und bei Entzündungen im Magen-Darm-Trakt angewendet.

› Die Wasserverteilung im Verdauungstrakt reguliert Nr. 8 Natrium chloratum D6. Es unterstützt die Zellneubildung und sorgt für die richtige Konsistenz des Schleims der Schleimhäute. Es wirkt außerdem ausgleichend auf alle Verdauungssäfte.

Dosierung: Um auf die körperliche Ebene einzuwirken, nehmen Sie dreimal am Tag je zwei bis drei Pastillen ein.

Unterstützung für die Seele

› Auch im seelischen Bereich lässt sich Nr. 4 Kalium chloratum unterstützend einsetzen, um emotionale Schwierigkeiten leichter zu verarbeiten. Es stärkt den emotionalen Schutzschild.

› Mehr Klarheit, Rückgrat und inneren Halt verleiht Nr. 11 Silicea. Es unterstützt so den Willen, bisher ungelöste Themen zu bewältigen.

› Nr. 10 Natrium sulfuricum leitet alte emotionale Schlacken aus und unterstützt aktiv das Wachstum.

Dosierung: Um die Seele zu unterstützen, lassen Sie dreimal täglich je eine Pastille im Mund zergehen.

Pflanzenheilkunde

Die folgenden Heilpflanzen haben sich bei der Behandlung von Verdauungsstörungen über Jahrhunderte bewährt. Die Dosierung der Naturheilmittel ist dabei abhängig von der Darreichungsform; beachten Sie deshalb stets die Packungsbeilage.

Körperliche Ebene

Die Verdauung wird durch Bitterstoffe angeregt. Diese wirken sekretfördernd, appetitanregend, beschleunigen die Leerung des Darms, vermindern Gärungsprozesse und fördern den Verdauungssaft. Viele Bitterstoffe kennt man als Gewürze; zu ihnen zählen Löwenzahn, Artischocke, Tausendgüldenkraut, Enzian, Ingwer, Gelbwurz, Galgant, Wermut, Schafgarbe, Engelwurz und Isländisch Moos. Wenn die Verdauung gestört ist, sollten Sie Ihre Speisen entsprechend würzen.

Unterstützung für die Seele

› Wermut weckt das Interesse, Probleme zu lösen. Er stärkt und gibt Energie, auch lange aufgeschobene emotionale Arbeit endlich anzupacken und erfolgreich zu bewältigen.

› Enzian dient der Verarbeitung von Gefühlseindrücken. Schließlich müssen diese ebenso verdaut werden, wie die Nahrung im eigentlichen Sinn. Beide Pflanzen sind sehr reich an Bitterstoffen und sollten daher im Tee mit aromatischen Blüten wie zum Beispiel Holunder, Melisse oder Himbeerblätter gemischt werden.

Affirmationen

Sagen Sie sich einen der folgenden Sätze drei Wochen lang bis zu 30-mal täglich auf:

› Ich nehme nur auf, was ich auch verarbeiten kann.

› Ich ziehe klare Grenzen und schirme mich gegen Dinge ab, die mir nicht gut tun.

› Ich lasse los mit Leichtigkeit.

› Ich lebe im Jetzt und lasse die Vergangenheit los.

Mund und Rachen

Die Zähne sind mit die härtesten Teile unseres Körpers. Von ihnen zerkleinerte und mithilfe des Speichels breiig gemachte Nahrung wird durch Enzyme (Amylase) des Speichels bereits im Mund zerlegt. Kohlenhydrate erfahren so bereits den ersten Aufspaltungsvorgang (siehe Seite 64).
Durch Schlucken wird dann die weich gekaute Nahrung in die Speiseröhre transportiert, wo sie über die Peristaltik (Eigenbewegung von inneren Organen) in den Magen befördert wird, um dort weiterverarbeitet zu werden.
Körperliche Anzeichen einer Störung: An den Zähnen machen sich Störungen im Allgemeinen durch Zahnempfindlichkeit, Zahnschmerz, Zahnfleischentzündungen oder Zahnfleischbluten bemerkbar. Wenn die Beschwerden länger anhalten, ist es Zeit, den Zahnarzt aufzusuchen.

Zeichen im Gesicht

Dem Mund, den Zähnen und der Speiseröhre sind keine Ausdruckszonen im Gesicht zugeordnet.

Beschwerden im Mund-/Rachenraum auf der Spur

Bei Beschwerden im Mund- und Rachenraum sowie bei der Suche nach der individuellen Botschaft der Seele können folgende Fragen helfen:

- Worauf kaue ich herum?
- Wo verliere ich den Biss?
- Was kann ich nicht annehmen beziehungsweise schlucken?

Botschaft der Seele

Hat jemand immer wieder Schwierigkeiten mit den Zähnen, kann dies ein Hinweis darauf sein, dass der »Biss« fürs Leben verloren geht. Es gelingt ihm dann nicht mehr, dasjenige Stück vom Leben »abzubeißen«, das er sich gerne nehmen würde. Dabei lässt sich jeder Zahn einem ganz bestimmten emotionalen Thema zuordnen: Die Schneidezähne beispielsweise beziehen sich auf die (Ein-)Stellung zu den Eltern, die Eckzähne zeigen mögliche Geschwister- oder Partnerkonflikte, die Backenzähne stehen in Beziehung zum Beruf.
Zeigen sich Symptome am Zahnfleisch, ist dies möglicherweise eine Botschaft hinsichtlich des Halts und der Versorgung im Leben.

Das hilft Mund und Rachen

Mund und Zähne werden meist durch innere Prozesse geschädigt. Kalzium- oder Vitaminmangelerscheinungen können sich zum Beispiel durch Karies oder Parodontose zeigen. Neben den aufgeführten Maßnahmen ist auch auf die ausreichende Zufuhr diese Vitalstoffe zu achten.

Schüßler-Salze

Die nachfolgenden Biomineralien haben sich bewährt:

Körperliche Ebene

- Bei allen entzündlichen Prozessen im Mundraum empfiehlt sich Nr. 3 Ferrum phosphoricum D12. Nehmen Sie alle fünf Minuten eine Tablette, bis die Entzündungszeichen nachlassen.

› Wenn die Zähne locker sind oder sich der Kieferknochen zurückbildet, helfen Nr. 1 Calcium fluoratum D12 und Nr. 2 Calcium phosphoricum D6; beide unterstützen den Knochenaufbau und schützen den Zahnschmelz.
› Haben sich Zahntaschen gebildet oder besteht Parodontose, empfehlen sich Nr. 5 Kalium phosphoricum D6 und Nr. 12 Calcium sulfuricum D6.
› Gegen Fäulnis und Zellzerfall wirkt Nr. 5 Kalium phosphoricum D6.
› Eiterherde und chronische Entzündungen werden von Nr. 12 Calcium sulfuricum D6 abgebaut.
› Einschießender Zahnschmerz lässt sich mit der »Heißen Sieben« behandeln; Lösen Sie zwölf Pastillen Nr 7 Magnesium phosphoricum D6 in kochendem Wasser auf und trinken Sie dieses sehr heiß schluckweise.
› Bei Nervenschmerzen, die in die Zähne ausstrahlen, wird Nr. 5 Kalium phosphoricum D6, Nr. 11 Silicea D12, Nr.15 Kalium jodatum empfohlen.
Dosierung: Sofern nicht anders angegeben, nehmen Sie von allen hier genannten Salzen dreimal am Tag je zwei bis drei Pastillen ein.

Unterstützung für die Seele

› Der »Biss im Leben« erfordert Mut, Halt und Durchsetzungskraft. Nr. 9 Natrium phosphoricum D6 und Nr. 11 Silicea D12 unterstützen Sie dabei, Ihre eigene Sache zu vertreten und weniger schnell zu verzagen. Silicea ist darüber hinaus äußerst nützlich, wenn Sie oft Dinge in den falschen Hals bekommen.
› Damit die Gedanken flexibler werden und Sie nach neuen Lösungen Ausschau halten können, lässt sich Nr.12 Calcium sulfuricum D6 einsetzen.
Dosierung: Nehmen Sie dreimal täglich je eine Pastille ein.

Pflanzenheilkunde

Die folgenden Heilkräuter können helfen; die Dosierung ist dabei abhängig von der Darreichungsform. Beachten Sie stets die Packungsbeilage.

Körperliche Ebene

› Bei Zahnfleischbluten wirken Kamillentee oder Schafgarbe wundreinigend und schmerzstillend. Bei Zahnfleischentzündung können Sie neben verdünntem Kamillenextrakt auch Myrrhe oder Arnika auftupfen. Auch Gurgeln mit Salbeitee hilft; lassen Sie den Tee vorher zehn Minuten ziehen, um die entzündungshemmende Komponente zu aktivieren.
› Zur Stärkung der Zähne tragen Spülungen mit Ackerschachtelhalm bei.

Unterstützung für die Seele

› Estragon im Essen fördert die Durchhaltekraft; er unterstützt den Antrieb und den Willen, eine Sache zu beenden. Auch als Aromaöl in Badezusätzen oder in Massagecreme dient dieses Kraut dazu, neues Selbstvertrauen aufzubauen.

› Die ätherischen Öle von Ylang-Ylang, Tabak oder Kalmus schenken den Mut, sich auch durch schwierige Lebensphasen durchzubeißen.

Affirmationen

Sagen Sie sich einen der folgenden Sätze drei Wochen lang bis zu 30-mal täglich leise auf:

› Ich meistere gelassen meine Aufgaben.

› Ich treffe meine Entscheidungen in dem Wissen, dass nur das Richtige für mich stattfindet.

› Ich treffe meine Entscheidungen selbst und unterstütze mich mit meiner Liebe.

› Ich bin im Frieden.

› Ich pflege meine Waffen.

› Ich besinne mich auf das Wesentliche.

› Ich vertraue darauf, dass ich im Leben immer das Richtige unternehme.

Beispielhafte Erkrankung: Zahnprobleme

Körper: Die Zähne dienen der Zerkleinerung der Nahrung. Durch den eingebrachten Speichel werden die Bissen eingeweicht, um sie leichter zu zerkleinern. Durch Mineralmangel, Fehlernährung und Störungen im Bewegungsapparat kann es zu Zahnproblemen wie Zähneknirschen oder Karies kommen.

Seele: Zahnprobleme und Zahnschmerzen stehen meist im Zusammenhang mit Entscheidungen. Aus Angst um die Konsequenzen schieben wir eine Entscheidung gern vor uns her. Die Seele fordert, Verantwortung für Entscheidungen zu übernehmen. Zahnschmerz kann auch ein Hinweis auf gegen sich selbst gerichtete Wut sein, weil man das, was man ausdrücken wollte, nicht zeigen konnte. Man will dann »Zähne zeigen«, um seinen Platz zu behaupten und respektiert zu werden.

Zahnstein kann auf Aggressionen hinweisen, die ihren Grund in ungelösten, immer wiederkehrenden Problemen haben.

Mögliche mentale Haltung: Ich muss kämpfen, um zu meinem Recht zu kommen. Ich will mich dazu nicht äußern.
Affirmation: Ich bin frei, um das zu bitten, was ich will. Es ist gut, sich zu äußern. Ich teile mich der Welt mit.

Der Magen

Der Magen, eine sackartige Erweiterung des Verdauungstrakts, ist die zweite Station der Nahrung. Wird sie im Mund gut gekaut, kommt sie im Magen bereits als Brei an; jetzt wird sie weiterverarbeitet: Bakterien, die den Organismus schädigen würden, werden durch die hohe Salzsäurekonzentration abgetötet. Der Brei wird weiter durchmischt, durchsäuert und verflüssigt. Verschiedene Enzyme spalten ihn weiter auf, damit die verwendbaren Stoffe im Dünndarm aufgenommen werden können.
Körperliche Anzeichen einer Störung: Beschwerden des Magens äußern sich durch Völlegefühl, Appetitlosigkeit, Magendruck, Blähungen, Sodbrennen hinter dem Brustbein oder unter dem linken Rippenbogen, krampfartige Schmerzen zwischen den Rippenbögen (epigastrisches Dreieck), Übelkeit und Erbrechen.

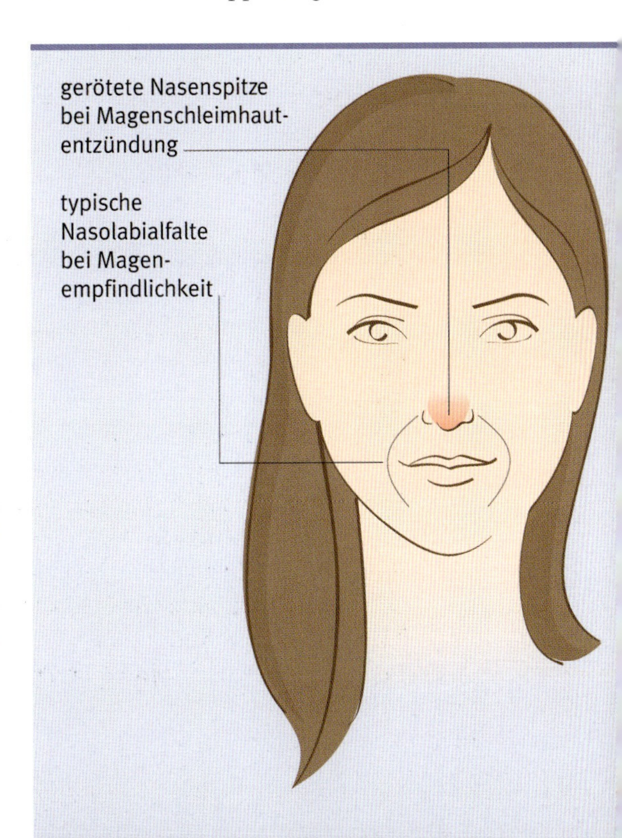

Zeichen im Gesicht

Magenempfindliche Menschen haben häufig schmale Lippen und speziell geformte Nasolabialfalten; letztere verlaufen halbkreisförmig von den Nasenflügeln zum Kinn um den Mund herum.
Lippen und Nasolabialfalten sind jedoch nicht die einzigen Zeichen des Magens im Gesicht. Auch an der Nasenspitze sind bei Störungen Merkmale in Form von Verfärbungen zu sehen.

› Ist die Nasenspitze rot, kann dies ein Hinweis auf gereizte oder ent-

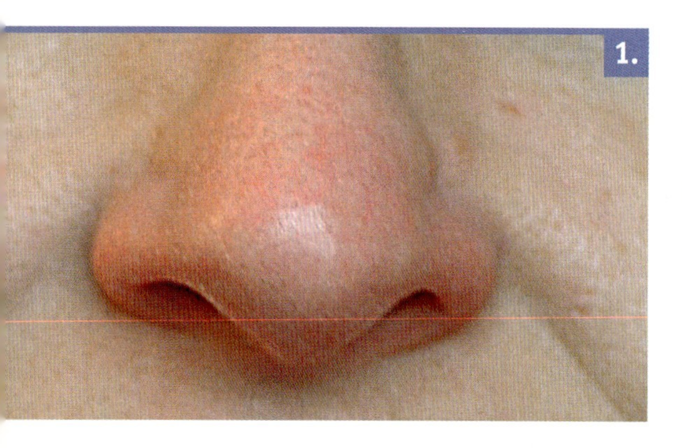

zündete Magenschleimhäute sein. Die körperliche Ursache dafür ist meist eine Störung der Salzsäureproduktion. Wird zu viel Salzsäure im Magen produziert, greift das auf Dauer die Schleimhäute an; es kommt zu Schleimhautschäden. Diese wiederum bewirken, dass zu wenig Salzsäure gebildet wird. 1.

› Eine Reizung der Magenschleimhäute in Verbindung mit einer verminderten Säureproduktion kann ebenso wie eine gesteigerte Säurebildung, auch zu Magengeschwüren führen. Hat sich ein solches Geschwür gebildet, zeigt sich auf der Nasenspitze häufig ein roter Punkt, der mit Gefäßen durchzogen ist.

› Verfärbt sich die Nasenspitze nach dem Essen weiß, kann dies ein Hinweis auf eine Unterversorgung mit Verdauungssäften sein. Der Speisebrei wird nicht richtig aufgespalten, es kommt durch eine verlängerte Verweildauer im Magen zu Gärungsprozessen und damit zu Blähungen und Oberbauchbeschwerden. Eine Entzündungstendenz besteht jedoch nicht.

Botschaft der Seele

Der Magen steht organsprachlich für die Aufnahme von Ereignissen und Situationen. Er spiegelt wider, wie Sie den emotionalen und materiellen Inhalt Ihrer Lebenserfahrungen verdauen, sodass Sie davon genährt werden können. Der Magen hat dabei sowohl für körperliche als auch für emotionale Nahrung eine Mischfunktion. Kommt es zu Störungen im Magen, werden emotionale Eindrücke immer wieder »unverdaut« im Kreis gedreht. Erkrankungen des Magens können darauf hindeuten, dass Ihnen etwas nicht bekommt oder sauer aufstößt. Meist hat dieses Unwohlsein seine Ursachen in der materiellen Welt; so zeigen sich vor allem finanzielle, rechtliche, berufliche und schulische Schwierigkeiten durch Magenbeschwerden. Magenkranke haben zudem häufig eine Abneigung gegen Neues, schließlich haben sie die alten Eindrücke noch nicht verdaut. Bei akuten Beschwerden »nagt« der Betroffene meist an einem Vorfall, der etwa drei bis sechs Wochen zurückliegt. Typisch sind Aussagen wie »Das

liegt mir im Magen«, »Ich habe noch immer nicht ganz verdaut, was da geschehen ist« oder »Die Nachricht hat mir den Appetit verschlagen«. Unverdaute Konflikte liegen im Magen und es entsteht ein Völlegefühl. Besonders auffällig bei Menschen mit Magenproblemen ist ihre Unfähigkeit, mit Kritik und Ungerechtigkeit konstruktiv umzugehen. Sie nehmen vieles schweigend hin oder reagieren übermäßig stark; ihre Körperspannung jedoch verrät den Druck, den sie auf sich nehmen (»Ich bin sauer«). Den Betroffenen mangelt es an der Fähigkeit, auf Probleme, Konflikte und Aggressionen im täglichen Leben angemessen zu reagieren und sich mit ihnen auseinanderzusetzen.
Die Übersäuerung des Magens kann anzeigen, dass Sie aufhören sollten, über Dinge nachzugrübeln. Ändern Sie das Verhalten nicht, kann aus einem sauren Aufstoßen ein Magengeschwür oder sogar Schlimmeres werden. Dieser Verlauf zeigt, wie schwer es fällt, Erfahrungen, Schocks und unbewältigte Probleme ins Leben zu integrieren und zu verdauen.

Das hilft dem Magen

Für den reibungslosen Ablauf der weiteren Verdauung ist es unbedingt erforderlich, die Nahrung schon im Mund gut zu zerkleinern. Mindestens zwanzigmal sollte ein Bissen gekaut werden, bevor Sie ihn schlucken.

Magenbeschwerden auf der Spur

Wenn Sie häufig unter Magenbeschwerden leiden, sollten Sie folgende Fragen beantworten:

- Was fresse ich in mich hinein?
- Wo nehme ich Eindrücke auf, die ich nicht verarbeiten kann?
- Welche Gefühle kann ich nicht äußern?
- Wo fehlt es mir an Abgrenzung gegenüber Dingen oder Menschen, die mir nicht gut tun?
- Wo suche ich einen Ausweg, um mich der Realität nicht stellen zu müssen?
- Wo bleiben meine Gefühle unbewusst?
- Wo verweigere ich mich den Herausforderungen des Lebens?

Positiver Zusatzeffekt: Wenn Sie mehr kauen, essen Sie automatisch langsamer und kommen auch mit kleineren Mengen an Essen aus. Das hilft, das Gewicht zu reduzieren und/oder zu halten.

Schüßler-Salze

Die Behandlung mit Schüßler-Salzen bietet weitere Möglichkeiten, den Magen zu harmonisieren.

Körperliche Ebene

› Der Magen ist innen mit Schleimhaut ausgekleidet. Nr. 4 Kalium chloratum D6 hat eine schützende Wirkung auf alle Schleimhäute. Speziell die Magenschleimhaut enthält in den Zellen eine hohe Konzentration an Nr. 12 Calcium sulfuricum D6; dieses Salz verhindert, dass sich der Magen durch die Säure selbst verdaut. Bei jeder Art von Magenbeschwerden sollten beide Salze in der Mischung enthalten sein.
› Nr. 8 Natrium chloratum D6 reguliert die Magensaftproduktion. Es kann sowohl bei Übersäuerung als auch bei Untersäuerung des Magens eingesetzt werden. Zur Säure-Basen-Regulation des Magensafts wird Nr. 9 Natrium phosphoricum D6 genommen. Unter- und Übersäuerung äußern sich als Sodbrennen. Da die genannten Schüßler-Salze einen Ausgleich schaffen, können sie in beiden Fällen eingesetzt werden.
› Bei akuten Entzündungen ist das Akutmittel Nr. 3 Ferrum phosphoricum D12 mit einzusetzen. Nehmen Sie von diesem Mineral bei akuten Beschwerden bis zu dreimal täglich je vier Pastillen ein.
Dosierung: Soweit nicht anders vermerkt, lassen Sie dreimal am Tag je zwei bis drei Pastillen im Mund zergehen.

Unterstützung für die Seele

› Nr. 4 Kalium chloratum D6 wird bei sehr sensiblen Menschen eingesetzt. Sie reagieren empfindlich auf Reize, weshalb sie sich häufig als Opfer ihrer Lebensumstände betrachten.
› Menschen, die sich nicht wehren und emotional alles in sich hineinfressen, fehlt der Mut, für ihre Belange einzustehen; Konflikte werden aus einem Minderwertigkeitsgefühl heraus vermieden. Nr. 9 Natrium phosphoricum D6 unterstützt die Entwicklung einer natürlichen Autorität.
› Nr. 11 Silicea D12 stärkt die Kommunikation, so dass Konflikte eher angesprochen werden.

› Gegen Unruhe und Ängste helfen Nr. 5 Kalium phosphoricum D6 und Nr. 2 Calcium phosphoricum D6. Nr. 5 unterstützt das Nervenkostüm, Nr. 2 sorgt für innere Entspannung.
Dosierung: Um die Seele zu unterstützen, nehmen Sie dreimal täglich je eine Pastille ein.

Pflanzenheilkunde

Auch Heilpflanzen können dem Magen helfen. Die Dosierung der Naturheilmittel ist abhängig von der jeweiligen Darreichungsform; beachten Sie deshalb stets die Packungsbeilage.

Körperliche Ebene

› Neben den auf Seite 82 genannten Bitterstoffen sind zum Schutz der Schleimhäute vor allem schleimbildende Kräuter wichtig, wie beispielsweise Fenchel. Sie können ihn roh oder gedünstet als Gemüse essen, mit Fenchelsamen würzen (diese können Sie auch immer wieder zwischendurch kauen) oder Fencheltee trinken.
› Basilikum wirkt gegen Magenkrämpfe, Kümmel gegen Appetitlosigkeit und Magenträgheit. Beide können als Gewürz in den Nahrungsplan aufgenommen werden.
› Bei Magenschmerzen hilft Kamillentee – bei Bedarf auch Schafgarbe, die ähnliche Wirkstoffe wie die Kamille hat und ebenfalls als Tee getrunken werden kann. Sie wirkt magenberuhigend, magensaftbildend und appetitanregend.
› Bei Magenverstimmung, Völlegefühl oder Übelkeit hat sich frischer Pfefferminztee bewährt.
› Zu den »Magenpflanzen« zählt auch Süßholz, das bei Entzündungen und Geschwürbildung Einsatz findet.
› Als altes Hausmittel bei Magenbeschwerden aller Art wird eine »Apfeldiät« empfohlen: Essen Sie dabei über den Tag verteilt 1 bis 1,5 Kilo rohe, mit der Schale geriebene Äpfel.

Verzichten Sie auf Süßholz, wenn Sie Herzmittel einnehmen müssen oder einen hohen Blutdruck haben; es können Wechselwirkungen auftreten. Auch Schwangere sollten keinen Süßholztee trinken, da er fruchtschädigend wirkt.

Unterstützung für die Seele

› Enzian als Tee hilft, bewegende Ereignisse oder Bilder besser zu verdauen. Da er sehr bitter schmeckt, wird er für Teemischungen immer mit einigen wohlschmeckenden Beigaben gemischt, wie zum Beispiel Himbeerblätter oder Melisse.

› Melisse als ätherisches Aromaöl wirkt ebenso wie Enziantee gegen Nervosität. Sie beruhigt das Gemüt, erneuert die Reserven und erhöht die geistige Widerstandskraft.
› Kamille als Tee oder Badezusatz umhüllt Sie wie eine warme Decke, schenkt Geborgenheit, beruhigt, entspannt und zentriert.

Affirmationen

Sagen Sie sich einen der folgenden Sätze drei Wochen lang bis zu 30-mal täglich auf:
› Ich verdaue mein Leben mit Leichtigkeit.
› Ich liebe und akzeptiere mich.
› Ich bin mit mir selbst in Frieden.
› Ich bin wunderbar.
› Ich nehme jeden Tag das Neue in mir auf.
› Das Leben beschenkt mich.
› Mein Leben ist im Einklang mit mir.

Beispielhafte Erkrankung: Gastritis

Körper: Bei der akuten oder chronischen Gastritis (Magenschleimhautentzündung) handelt es sich um eine Reizung beziehungsweise Entzündung der Magenschleimhaut, die verschiedene Ursachen haben kann.
Seele: Redewendungen wie »Er frisst es in sich hinein« oder »Es liegt schwer im Magen« zeigen, dass der Magen auf bestimmte emotionale Ereignisse stark reagieren kann – vor allem bei Ärger und Neid. Magenkranke fühlen sich leicht abgelehnt, und zwar sowohl im Arbeitsleben als auch in der Familie und im Freundeskreis. Betroffene reagieren zudem auf Veränderungen der Lebenssituation besonders empfindlich. Durch ihren latenten Wunsch, ständig gut umsorgt zu sein (bis hin zur Abhängigkeit), kommt es immer wieder zu Frustrationen; entsprechend sind nicht ausgesprochene Dauerkonflikte häufig die Ursache einer Gastritis. Tritt die Magenschleimhautentzündung zum ersten Mal auf, liegt der auslösende Konflikt vermutlich rund vier Wochen zurück. Chronische Beschwerden deuten auf unverarbeitete »Dauerprobleme« hin.
Mögliche mentale Haltung: Ich werde abgelehnt, wenn ich meine Wut zeige. Ich habe seelischen Hunger und kann es nicht zeigen.
Affirmation: Ich liebe und akzeptiere mich. Ich bin in Sicherheit.

Die Leber

Die Leber liegt gut geschützt im oberen Bauchraum unter dem rechten Rippenbogen. Sie ist mit einem Gewicht von rund zwei Kilogramm die größte Drüse des Körpers. Eine ihrer Hauptaufgaben ist der Glukosestoffwechsel; hier wird mit der Nahrung zugeführte Glukose in Energie umgewandelt. Erhält die Leber aufgrund einer unausgewogenen Ernährung mehr Glukose, als sie tatsächlich verarbeiten kann, wird der Überschuss in Fett umgewandelt und in den Depots des Körpers gespeichert. Übergewicht ist die Folge.

Eine weitere wichtige Aufgabe der Leber ist die Entgiftung. Bei uneingeschränkter Funktion werden körpereigene und körperfremde Gifte erst unschädlich gemacht und anschließend über Nieren und Galle wieder aus dem Organismus ausgeschieden.

In der Leber wird zudem Gallenflüssigkeit produziert, die den Fettstoffwechsel unterstützt. Und auch der Eiweißstoffwechsel fällt in den Aufgabenbereich der Leber: Aminosäuren (die kleinsten Bauteile der Proteine), die der Körper für die Bildung verschiedenster Eiweißbausteine benötigt, werden hier auf- und abgebaut.

Körperliche Anzeichen einer Störung: Entsprechend ihres umfangreichen Aufgabengebiets ist die Leber auch relativ anfällig für Störungen. Weil sie selbst jedoch nicht mit Nerven durchzogen ist, schmerzt sie auch dann nicht, wenn sie aus der Balance geraten ist. In der Medizin heißt es jedoch häufig: »Der Schrei der Leber ist die Müdigkeit.« Und tatsächlich besteht zwischen chronischer Müdigkeit beziehungsweise andauernder Leistungsminderung und einer Leberfunktionsstörung ein enger Zusammenhang: Je stärker die Leber geschädigt ist, desto müder und leistungsunfähiger ist man. Sind Sie also immer müde und auch dann mürrisch, wenn Sie richtig geschlafen haben, sollten Sie umgehend ein paar Maßnahmen ergreifen, die Ihre Leber unterstützen und das System wieder ankurbeln. Wachen Sie nachts regelmäßig zwischen 1.00 Und 3.00 Uhr auf, ist das ein weiteres Zeichen für die schlechte Verfassung Ihrer Leber. In dieser Zeit hätte die Leber nämlich eigentlich ihre stärkste Phase. Hat sie jedoch nicht genug Energie, meldet sie das – und Sie wachen auf.

Das vermehrte Auftreten von Leberflecken, Sommersprossen kann ebenso wie Pigmentstörungen ebenfalls ein Hinweis auf eine unzureichende Leberentgiftung sein.

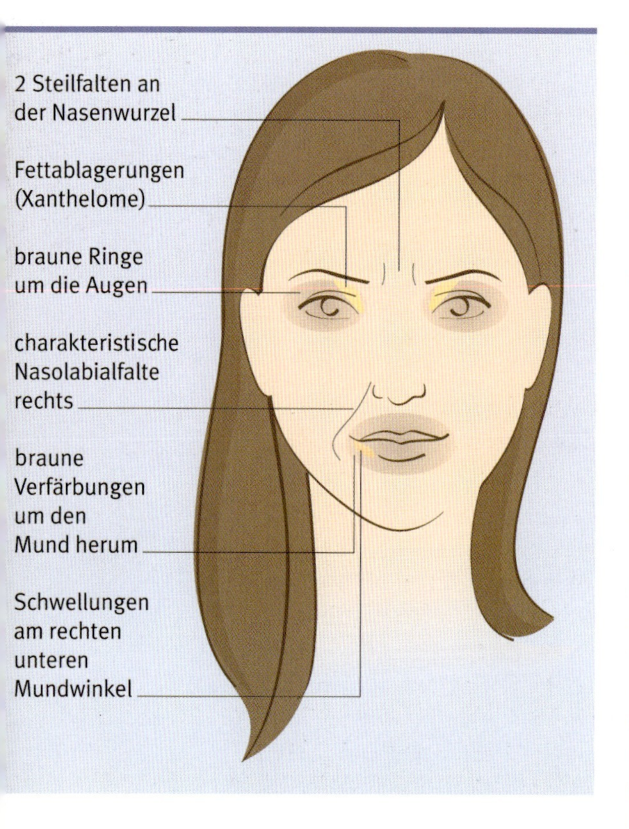

Zeichen im Gesicht

Im Gesicht zeigt sich die in ihrer Entgiftungsarbeit geschwächte Leber anhand vieler Zeichen; die auffälligsten sind Sommersprossen und Leberflecken (die auch über den ganzen Körper verteilt sein können). Leberflecken sind »Sammelstellen« nicht ausgeschiedener Leberstoffwechselprodukte, die der Körper dort anlagert, wo die Abläufe des Organismus am wenigsten gestört werden: auf der Haut.

› Weitere Merkmale können zwei senkrechte, etwa ein bis zwei Zentimeter lange, tiefe Falten oberhalb der Nasenwurzel sein. Sie sind zudem häufig ein Zeichen, dass der Betroffene viel grübelt. **1.**

› Bisweilen zeigt sich auf der rechten Gesichtsseite eine charakteristisch geschwungene Nasolabialfalte. Sie verläuft von der Nase an zunächst gerade, formt aber dann um den Mundwinkel einen Bogen. **2.**

› Ist der Blutdurchfluss der Leber gestört, kann sich dies in einer Schwellung am rechten Mundwinkel unterhalb der Unterlippe zeigen. **3.**

› Eine Schädigung der Leberzellen kann sich auch am Augeninnenwinkel ausdrücken. Dieser Bereich, der sich am Oberlid bis maximal zum inneren Rand der Iris zieht, kann dabei sowohl einseitig als auch beidseitig geschwollen sein. **4.**

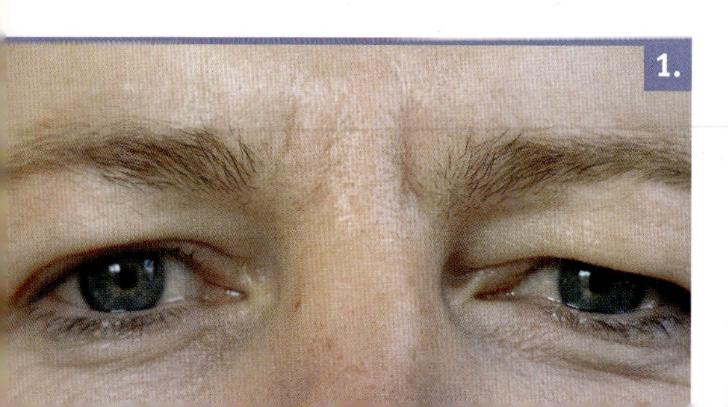

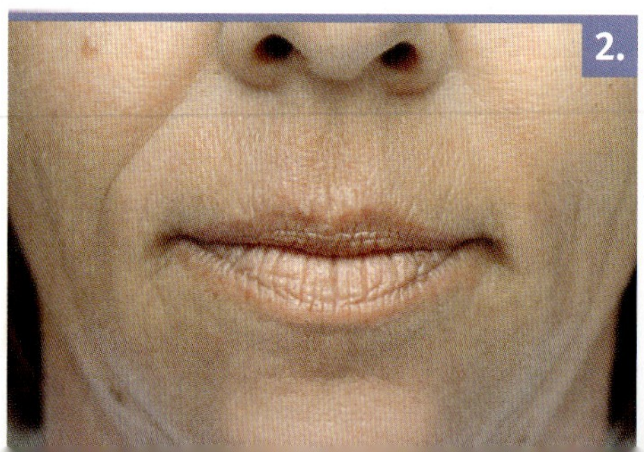

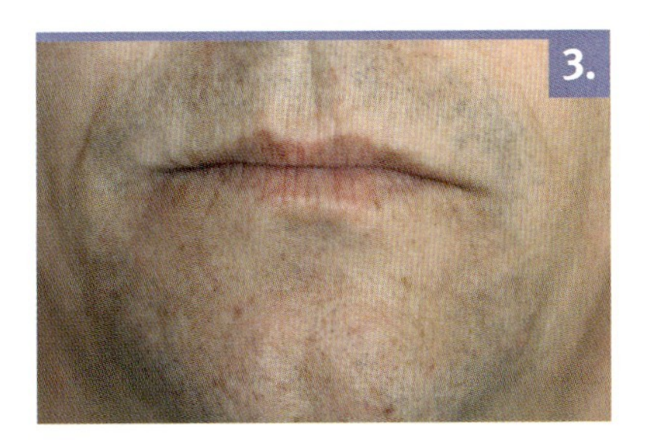

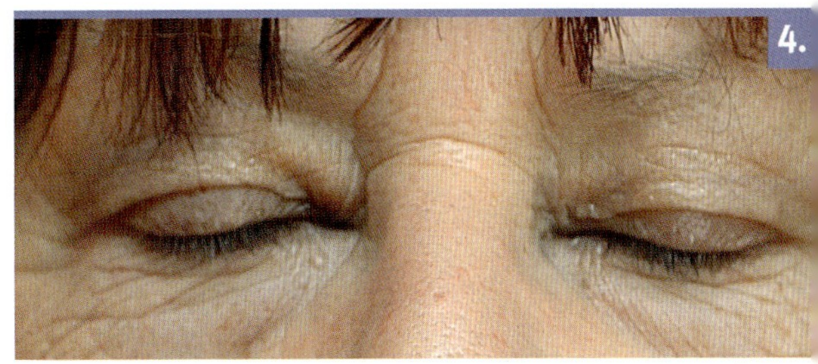

Botschaft der Seele

Die Leber ist an der Verdauung emotionaler Nahrung ebenso beteiligt wie an der tatsächlicher Lebensmittel. Dementsprechend wird sie durch die unterschiedlichen Emotionen und Glaubensmuster in ihrer Arbeitsenergie beeinträchtigt. Anhaltende Schuldgefühle oder intensive Selbstvorwürfe beispielsweise können auf Dauer zu starken Leberschäden führen, übermäßiger Neid sogar eine Gelbsucht auslösen – »Er wird gelb vor Neid«, weiß der Volksmund. In der Tat scheinen Wut, Trauer, Kritik, Eifersucht, Hass und Neid die Emotionen, die die Leber am stärksten belasten. Sie speichert innere Anspannung, Stress sowie traurige Gedanken und Gefühle, die nicht zum Ausdruck gebracht werden. Betroffene reagieren übertrieben auf die Herausforderungen des Lebens – meist mit Wut. Ebenso schwächt Trauer um verstorbene Personen, aber auch um verpasste Gelegenheiten und nicht gelebte Träume die Funktion der Leber. Reagiert eine Person übertrieben sauer und wird schnell laut, entzieht sie der Leber ebenfalls Energie, die diese für die Verstoffwechselung bräuchte. Das Organ kann seine Funktionen in der Verdauungsphase nicht mehr ausführen. »Fressen« die Betroffenen Emotionen in sich hinein, verdichten sich die Energien in der Leber – und sie riskieren schwerwiegende Erkrankungen, wie Fettleber, Zirrhose oder Zysten.
Die Leber reagiert aber auch auf Maßlosigkeit. Durch die körperlichen Symptome zwingt sie den Leidenden zum Maßhalten oder zu Enthaltsamkeit, weil bestimmte Dinge (wie Alkohol oder Fett) nicht mehr vertragen werden. In der Zeit des Verzichts findet sich Gelegenheit, alte Verhaltensweisen zu überdenken und neue Entscheidungen zu treffen. Störungen an der Leber zeigen jedoch auch, wie wir uns selbst und andere sehen. Sie können ein Hinweis darauf sein, dass das Bild, das wir

Leberbeschwerden auf der Spur

Um Lebens- und Gedankenmuster, die die Leber beeinträchtigen, zu verändern, sollten Sie Ihre Einstellung hinterfragen:

- Wo fehlt mir das rechte Maß? Bin ich maßlos?
- Wo lebe ich ein »Zuviel«?
- Beachte ich noch, was »Gift« für mich ist?
- Wo kann ich nicht mehr unterscheiden?
- Wo habe ich Fehlentscheidungen getroffen?
- Welche unerfüllten Wünsche habe ich?
- Wo denke und handle ich falsch?
- Wo habe ich zu hohe Ideale?

von uns selbst haben, durch Lebenserfahrung und Reflektion in Frage gestellt wird. Die natürliche Lebensfreude wird durch Bitterkeit gegenüber der Außenwelt ersetzt, weil diese uns nicht so wahrhaben will, wie wir es gerne hätten – und uns selbst sehen.
Ihre Entgiftungsfunktion macht deutlich, dass die Leber im übertragenen Sinne auch für die Bewertung von »gut« und »böse« zuständig ist. Menschen, die Ereignisse immer nur in diese zwei Kategorien einteilen, alles schwarzweiß sehen und keine Grautöne kennen, neigen in starkem Maße zu Störungen an der Leber.

Das hilft der Leber

Wenn Sie immer müde sind, sollten Sie unbedingt Ihre abendlichen Essgewohnheiten überprüfen: Gedünstetes Essen zum Beispiel ist besser als Rohkost, weil diese vom Magen und von der Leber erst zum Morgen hin verdaut wird. Essen oder trinken Sie zusätzlich etwas Süßes, kommt es durch die verzögerte Verarbeitung zu einem Gärungsprozess, der Alkohole bildet und die Leber zusätzlich belastet.

Schüßler-Salze

Bei der Stärkung der Leber haben sich die folgenden Biomineralien als hilfreich erwiesen:

Körperliche Ebene

› Bei der Lebertherapie darf Nr. 6 Kalium sulfuricum D6 nicht fehlen. Es wirkt stoffwechselanregend und verbessert die Sauerstoffversorgung in der Zelle. Sie können das Salz mit Nr. 3 Ferrum phosphoricum D12 kombinieren, das ebenfalls die Versorgung der Zellen mit Sauerstoff verbessert.

› Nr. 10 Natrium sulfuricum D6 fördert die Ausscheidung von Schlacken und unterstützt die Produktion von Gallesekreten.

› Bei Durchschlafstörungen und Erwachen in der Zeit zwischen 1.00 und 3.00 Uhr hat sich Nr. 6 Kalium sulfuricum D6 bewährt. Es sollte zu Behandlung dieser Störung abends eingenommen werden. Zählen Sie sich selbst eher zu den Morgenmuffeln, nehmen Sie Nr. 6 zusätzlich am Morgen vor dem Frühstück ein.

Dosierung: Um auf die körperliche Ebene einzuwirken, nehmen Sie dreimal am Tag je zwei bis drei Pastillen ein.

Unterstützung für die Seele

Zur seelischen Harmonisierung ist ebenfalls Nr. 6 Kalium sulfuricum D6 zu empfehlen. Es hilft, alte Themen aus der heutigen Sicht zu betrachten und Werte, die in ferner Vergangenheit festgelegt wurden, aufzuweichen. Dadurch hat der Betroffene die Möglichkeit, belastende Emotionen wie Groll oder Trauer loszulassen und (auch sich selbst) zu vergeben. Zur Unterstützung können Sie im Wechsel mit Nr. 6 das Salz Nr. 10 Natrium sulfuricum D6 einnehmen. Nr. 10 räumt emotional auf und macht Platz für neue Erfahrungen.

Dosierung: Um die Seele zu unterstützen, lassen Sie dreimal täglich je eine Pastille im Mund zergehen.

Pflanzenheilkunde

Neben den genannten Schüßler-Salzen helfen auch einige Heilpflanzen bei Problemen mit der Leber. Die Dosierung ist abhängig von der jeweiligen Darreichungsform; beachten Sie daher stets die Packungsbeilage.

Körperliche Ebene

› Die wichtigste Pflanze zum Schutz der Leber ist die Mariendistel. Um die kleinen und mittelschweren Sünden, die wir der Leber durch unseren Lebenswandel zumuten, wieder auszugleichen, können Mariendistelpräparate auch ohne bestimmte Erkrankung als Kur angewendet werden.

› Ingwer und Kurkuma (Gelbwurz) fördern als Speisegewürze oder als Tee die Leber in ihrer Entgiftungsarbeit, ebenso wie Artischocke und Löwenzahn.
› Weitere Kräuter, die Sie als Tee oder Tinktur bei Leberschwäche verwenden können, sind Wegwarte, Odermennig, Schafgarbe, Wermut und Beifuß. In der Apotheke gibt es äußerst wirksame Pflanzenpräparate, die diese Substanzen enthalten.
› Eine Fettleber kann zusätzlich durch Sojaprodukte unterstützt werden.

Unterstützung für die Seele
› Um die Leber beim Umgang mit schwächenden Emotionen zu unterstützen, können Sie zum Beispiel Artischocke einsetzen. Sie hilft, das Gleichgewicht zwischen Fülle und Verzicht, also das rechte Maß zu finden.
› Löwenzahn hilft bei der Bearbeitung emotionaler Staus, vermittelt Selbstwertgefühl und Lebenskraft.
› Mariendistel schützt die Persönlichkeit und hilft all jenen, die sich immer wieder als Opfer ihrer eigenen Lebensumstände fühlen.
› Wegwarte ist ein altbewährtes Mittel gegen Melancholie, Wermut wird bei mangelndem Interesse oder Teilnahmslosigkeit eingesetzt.

Affirmationen

Sagen Sie sich einen der folgenden Sätze drei Wochen lang bis zu 30-mal täglich auf:
› Ich lebe in Liebe, Frieden und Freude.
› Ich lasse die Vergangenheit hinter mir und und freue mich auf alles Neue.
› Ich gehe mit Freude und offenem Herzen durch mein Leben.
› Ich finde meinen eigenen Standpunkt und vertraue mir.
› Ich mute mir nur zu, was mir wirklich gut tut.
› Ich finde das rechte Maß.
› Ich wachse mit meinen geistigen Anforderungen.

Beispielhafte Erkrankung: Leberzirrhose

Körper: Durch unterschiedliche toxische Einflüsse (meist Alkohol oder Medikamentenmissbrauch) oder als Folge einer Vorerkrankung (Hepatitis) geht Leberzellgewebe zugrunde. Die Leber ist in ihrer Funktions-

tüchtigkeit erheblich eingeschränkt; sie wird kleiner und erhärtet die Gewebestruktur. Doch nicht nur Alkoholiker können an einer Leberzirrhose erkranken, sondern auch Menschen, die nie Alkohol getrunken haben; denn auch Wut und Zorn »zerfressen« das Organ. Der Grund: Die Leber ist ein Blutzuckerspeicher. Wird durch emotionale Erregung das Stresshormon Adrenalin in den Kreislauf gepumpt, stellt die Leber Zucker (also Energie) für Flucht und Angriff zur Verfügung. Reagiert der Betroffene in dieser Situation nicht mit entsprechender Aktivität, wird der freie Zucker ins Blut ausgeschüttet. Die Toxine der Leber können nicht abgebaut werden und vergiften den Körper.
Seele: Leberkranke fühlten sich in der Kindheit oft vernachlässigt und konnten daher nicht das Gefühl entwickeln, dass jemand zu ihnen steht. Der gleichzeitige Wunsch nach Bindung unterdrückt jedoch die aggressiven Gefühle. Viele Betroffenen leiden zudem unter Gefühlen der Sinnlosigkeit und der Selbstablehnung, unter Schuldgefühlen oder Eifersucht.
Mögliche mentale Haltung: Ich kann meinen Ärger nicht verdauen. Ich will meine Wut nicht loslassen.
Affirmation: Ich lasse die Vergangenheit hinter mir und schreite frei in mein weiteres Leben.

Die Gallenblase

Die Funktionen der Gallenblase und der Leber stehen in unmittelbarer Verbindung zueinander: Der in der Leber produzierte Gallensaft wird in der Gallenblase gespeichert und bei Bedarf in der Nähe des Magenausgangs in den Dünndarm abgegeben. Der Gallensaft dient zwar in erster Linie der Verdauung von über die Nahrung zugeführten Fetten. Die Gallenblase ist jedoch an der Verdauung der psychischen »Nahrung« ebenso beteiligt wie an der physischen.
Körperliche Anzeichen einer Störung: Gerät die Galle aus ihrem natürlichen Gleichgewicht, bleibt dies lange symptomlos. Lässt die Gallensaftproduktion nach, wird fettes Essen zunehmend schlechter vertragen; Aufstoßen und Völlegefühl sind die Folge. Breiige Durchfälle nach bestimmten Speisen, ständig wechselnde Farbqualitäten des Stuhls (von mittelbraun bis hellbraun-lehmfarben) oder voluminöser, weicher Stuhlgang sind ebenfalls Hinweise auf eine gestörte Gallenfunktion. Ebenfalls deutliche Zeichen einer Gallenstörung sind Schmerzen unterhalb des

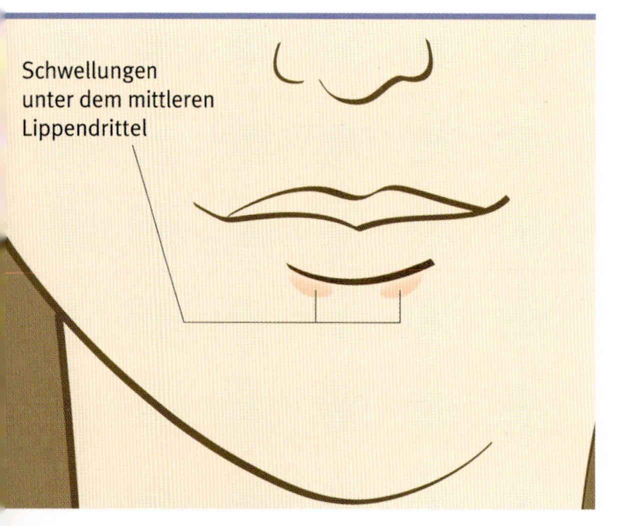

rechten Rippenbogens. Diese können anfallartig als Kolik oder als vorübergehender Schmerz etwa zwei Stunden nach einer Mahlzeit auftreten. Gehen die Beschwerden mit Fieber einher, kann eine Entzündung vorliegen, die unbedingt ärztlich behandelt werden sollte. Eine weitere Besonderheit der von der Galle verursachten Symptome ist ein in die rechte Schulter oder das rechte Schulterblatt ausstrahlender Schmerz. Auch wenn es »nur« dort wehtut, empfiehlt sich eine Therapie der Gallenblase.

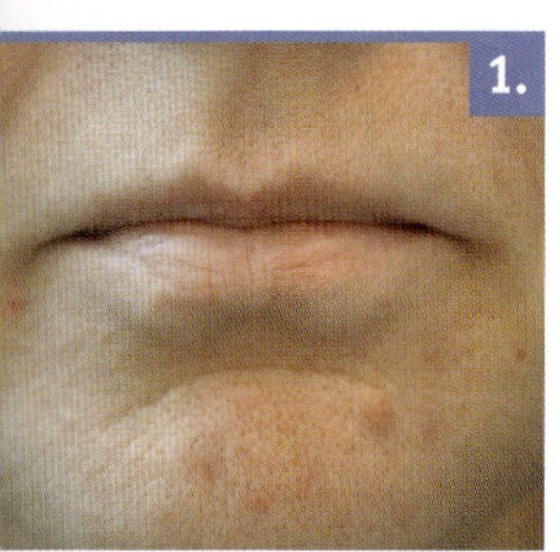

Zeichen im Gesicht

Im Gesicht lässt sich der Zustand der Galle im mittleren Drittel unter der Unterlippe ablesen. 1.

› Staut sich die Gallenflüssigkeit in der Gallenblase, ist an der rechten Seite des mittleren Drittels eine Schwellung zu sehen.

› Sind die Gallengänge, die den Gallensaft in den Dünndarm leiten, blockiert, zeigt sich die Schwellung auf der linken Seite des mittleren Teils.

Botschaft der Seele

Zur emotionalen Aufgabe der Gallenblase gehört das aggressive Verarbeiten von Lebenseindrücken; Emotionen, die mit der Galleblase in Verbindung stehen, werden spontan gelebt. Probleme mit der Gallenblase zeigen an, dass es schwerfällt, Gefühle zu klären und zu verarbeiten. Betroffene können zwar ihren Ärger bewusst erleben, ihn aber nicht (ausreichend) zum Ausdruck bringen. So entsteht ein Energiestau. »Er spuckt Gift und Galle« oder »Ihm läuft die Galle über«: So werden Menschen beschrieben, die sich ständig über sich selbst und andere ärgern. Sie beziehen dabei häufig alles auf sich, fühlen sich benachteiligt, sind schnell beleidigt und oft gekränkt.

In Bezug auf sich selbst haben sie ein besonderes Gerechtigkeitsgefühl, ihre Mitmenschen werden dagegen gern manipuliert, genötigt oder benutzt. Auch ständiges Rechtfertigen der eigenen Handlung sowie heftige Wutausbrüche können Zeichen einer gestauten Gallenblasen-Energie sein.

Das hilft der Gallenblase

Die enge Verbindung von Leber und Gallenblase sollte auch bei der Therapie berücksichtigt werden. Bei jeder Maßnahme, die die Funktion der Gallenblase fördern soll, ist auch die Leber miteinzubeziehen.

Schüßler-Salze

Als hilfreiche Biomineralien haben sich erwiesen:

Körperliche Ebene

› Nr. 6 Kalium sulfuricum D6 und Nr. 10 Natrium sulfuricum D6 regen alle Vorgänge der Verdauung an und unterstützen den Stoffwechsel auf sanfte Weise. Ebenfalls stoffwechselanregend ist das Mineral Nr. 23 Natrium bicarbonicum.

› Bei Koliken der Galle hat sich die »Heiße Sieben« bewährt (siehe auch Seite 41). Geben Sie zwölf Pastillen in eine halbe Tasse kochendes Wasser und trinken Sie die Mischung möglichst heiß; das entspannt und nimmt den Schmerz. Die Anwendung unter Umständen bis zur Schmerzfreiheit mehrmals wiederholen.

Dosierung: Nehmen Sie dreimal am Tag je zwei bis drei Pastillen ein (Ausnahme: »Heiße Sieben«).

Beschwerden der Gallenblase auf der Spur

Menschen mit Gallenblasenproblemen sollten sich fragen:

› Wo bringe ich meinen Ärger nicht zum Ausdruck?

› Fühle ich mich nicht anerkannt?

› Werde ich geliebt für das, was ich darstelle?

› Wo manipuliere ich andere zu meinem Vorteil?

Unterstützung für die Seele

› Nr. 9 Natrium phosphoricum D6 hilft, Wut und Groll loszulassen.

› Ist Trauer die Ursache für die Störungen, empfiehlt sich Nr. 6 Kalium sulfuricum D6. Es unterstützt den Prozess der Vergebung und hilft, Altes gehen zu lassen.

› Nr. 10 Natrium sulfuricum D6 dient ebenfalls dazu, sich von alten Gefühlen zu lösen und so das (innere) Wachstum zu unterstützen.

Dosierung: Um die Seele zu harmonisieren, nehmen Sie dreimal täglich je eine Pastille ein.

Pflanzenheilkunde

Die Phytotherapie verfügt über verschiedene Kräuter, die der Galle helfen. Die Dosierung der Naturheilmittel ist abhängig von der jeweiligen Darreichungsform; beachten Sie daher stets die Packungsbeilage.

Körperliche Ebene

› Artischocke und Löwenzahn sind wohl die bekanntesten Naturheilstoffe für die Galle. Wollen Sie direkt die Galle therapieren, greifen Sie am besten auf Fertigpräparate zurück. Ihre Dosierung ist genauer als bei Teezubereitungen; zudem ist die Wirkstoffmenge bekannt. Im Reformhaus erhalten Sie den Frischsaft der Artischocke, der als Kur angewandt hilft, die Gallenblase zu entleeren.

› Unter den Gewürzen eignen sich Ingwer und Koriander zum Schutz vor und zur Auflösung von Gallengries (kleine sandartige Ablagerungen in der Gallenblase).

› Bei Gallenkrämpfen ohne erkennbare organische Ursache haben sich Fertigpräparate aus Schöllkraut, Galgant, Gänsefingerkraut und Erdrauch sehr gut bewährt.

› Generell gegen Krämpfe in der Gallengegend ist auch warmer Kamillentee hilfreich.

Unterstützung für die Seele

› Löwenzahn erlöst aus der Erstarrung der inneren Haltung und vermittelt Lebenskraft und Selbstwertgefühl.

› Odermennig kann helfen, wenn sich Ihre Gedanken immer wieder im Kreis drehen und Sie von innerer Unruhe getrieben werden – auch wenn Sie nach außen sorglos und fröhlich wirken.

- Wegwarte wird eingesetzt, wenn Sie die Neigung haben, alles festzuhalten, und den Wunsch nach Manipulation verspüren. Das Kraut hilft, loszulassen und sich auch einmal »fallen zu lassen«.

Affirmationen

Sagen Sie sich einen der folgenden Sätze drei Wochen lang bis zu 30-mal täglich auf:

- Ich zeige mich mit meinen Gefühlen.
- Ich besinne mich der Gründe meiner Aggressionen.
- Ich verzeihe.
- Ich mache meinen Gefühlen Luft.
- Ich lebe mein ganzes Energiepotenzial.
- Hindernisse sind Aufgaben, die ich leicht löse. Sie machen mich stark.

Beispielhafte Erkrankung: Gallensteine

Körper: Gallensteine, von denen Frauen häufiger betroffen sind als Männer, entstehen, wenn Gallenflüssigkeit in der Gallenblase eindickt. Dabei können in der Gallenblase Steine unterschiedlicher Zusammensetzung entstehen (Gallenblasensteine). Kleine Gallensteine können mit dem Gallefluss mitgeschwemmt werden und gelangen dann in die Gallengänge (Gallengangssteine).
Seele: Menschen, die ihre Wut dort zeigen, wo sie verursacht wurde, haben für gewöhnlich keine Gallensteine; ihre Gefühle sind im Fluss. Dagegen deuten Gallensteinen auf Angst, Wut, Zorn, Neid oder gar Hassgefühle hin. Die Betroffenen befürchten oft, abgelehnt zu werden, wenn sie zeigen, wie sie tatsächlich fühlen. Es handelt sich dabei meist um kontrollierte Menschen, die selten aus sich herausgehen können. Auch das Gefühl, nichts zu taugen, ist diesen Menschen von Kindheit an bekannt. Sie neigen dazu, schlecht über sich zu denken und sich unter Umständen auch selbst zu bestrafen.
Mögliche mentale Haltung: Ich kann mich nicht öffnen. Ich habe Wut im Bauch, die ich nicht freigeben möchte. Ich habe Angst vor meinen eigenen Aggressionen. Wenn ich meine Aggressionen zeige, werde ich von den anderen abgelehnt. Ich möchte einerseits versorgt werden, andererseits kann ich es nicht annehmen.
Affirmation: Ich schließe Frieden mit der Vergangenheit und lasse sie los.

Die Bauchspeicheldrüse

Die Bauchspeicheldrüse (Pankreas) liegt eingebettet zwischen Magen und Zwölffingerdarm (Duodenum). Sie wird in drei Teile eingeteilt:
- Kopf (am Zwölffingerdarm),
- Corpus (in der Körpermitte) und
- Schwanz (unter dem Magen).

Der Pankreas hat im Wesentlichen zwei Funktionen: Der sogenannte inkretorische Teil (inkretorisch = die Stoffe werden ins Blut abgegeben) ist mit der Insulinproduktion betraut. Kann der Pankreas nicht genug von diesem Hormon produzieren, um den in der Nahrung enthaltenen Zucker zu verwerten, steigt der Blutzuckerspiegel an; man spricht dann von einem Diabetes mellitus.
Die zweite Aufgabe der Bauchspeicheldrüse bezieht sich auf die exkretorischen Aufgaben: Sie produziert Verdauungssäfte und gibt diese in den Dünndarm ab. Die Bauchspeicheldrüse produziert pro Tag etwa 1 bis 1,5 Liter von diesen Verdauungssäften; sie enthalten unter anderem Enzyme, die als Katalysatoren bei der Verdauung dienen. Diese Enzyme sind so aggressiv, dass sie erst dann in eine aktive Form übergehen, wenn sie tatsächlich für die Verdauung benötigt werden. Staut sich der Verdauungssaft im Bauchspeicheldrüsengang, verdaut sich die Bauchspeicheldrüse regelrecht selbst, was zu einer außerordentlich schmerzhaften Bauchspeicheldrüsenentzündung führt.
Körperliche Anzeichen einer Störung: Je nachdem welcher Teil der Bauchspeicheldrüse gestört ist, kommt es zu unterschiedlichen Symptomen. Störungen des Insulin produzierenden Teils führen zu Leistungsminderung, übermäßigem Durst, vermehrter Urinausscheidung und einer verzögerten Wundheilung. Wenn länger nichts gegessen wurde, treten

Nicht immer selbst kurieren

Alle Verdauungsstörungen, die mit Fieber, heftigen Bauchschmerzen, Erbrechen und/oder Durchfall einhergehen, sollten unbedingt vom Arzt beurteilt und behandelt werden.

Unruhe, Schwächezustände und Aggressionen auf; der Blutzuckerspiegel schwankt in diesem Fall äußerst stark.
Ist der exkretorische Bereich gestört, kommt es zu einem ständigen Wechsel von Durchfall und Verstopfung beziehungsweise zu voluminösem und/oder breiigem und schmierigem Stuhlgang. Ein weiteres typisches Symptom sind Schmerzen im Oberbauch, die sich bis in den Rücken ziehen.
Wenn der Genuss von Kaffee den Stuhlgang beschleunigt oder Sahne nicht vertragen wird, sollte die Bauchspeicheldrüse ebenfalls unterstützt werden.

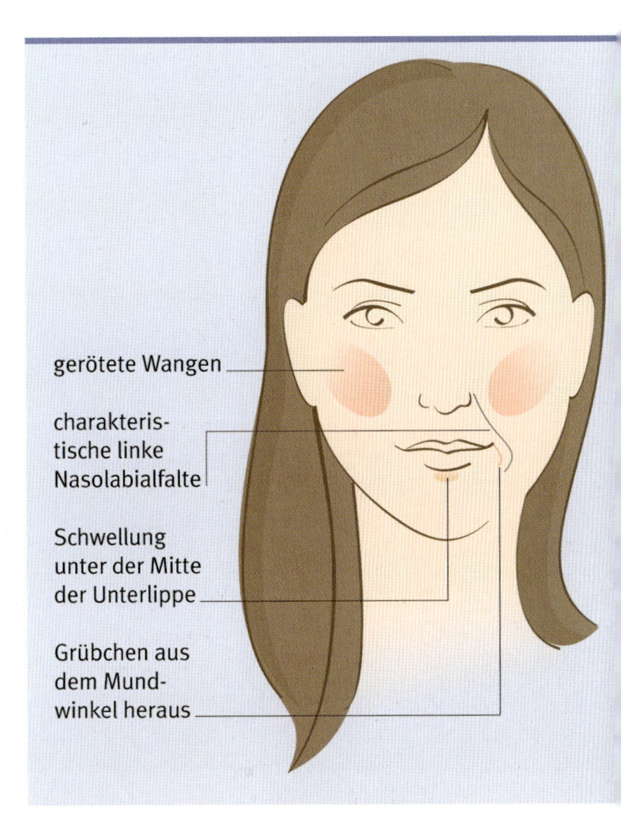

Zeichen im Gesicht

Die Ausdruckszone der Bauchspeicheldrüse befindet sich direkt unter der Unterlippe in der Lippenmitte. Weitere typischen Merkmale sind auffällig gerötetet Wangen, eine charakteristische Nasolabialfalte in der linke Gesichtshälfte sowie Grübchen am Mund.

› Ist der exkretorische Teil gestört, zeigt sich häufig über das gesamte mittlere Drittel des Bereichs unter der Unterlippe eine Schwellung.

› Ist dagegen der inkretorische (insulinproduzierende) Teil betroffen, ist die Partie genau in der Mitte geschwollen. 1.

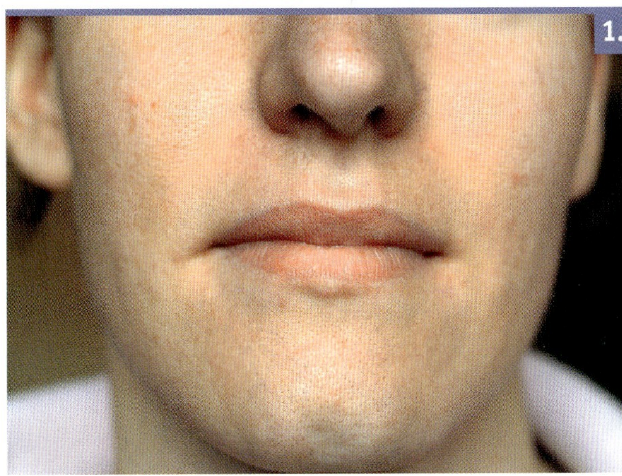

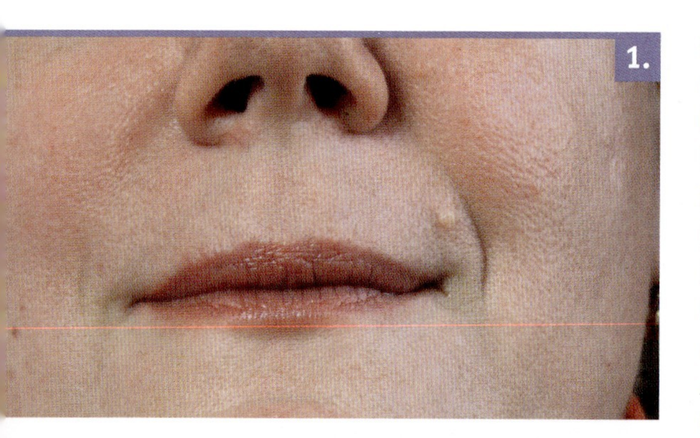

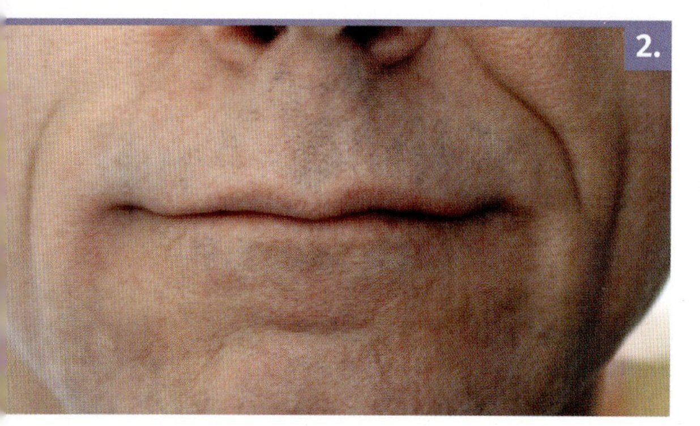

- Typisches Zeichen eines gestörten Pankreas: Die rötliche Verfärbung der Wangen wird nach kohlenhydratreichem Essen stärker. 1.
- Die Bauchspeichel-Nasolabialfalte zieht sich vom linken Nasenflügel in gerader Linie bis auf Höhe der Oberlippe und macht dann einen geschwungenen Außenbogen. Sie ist meist tief ins Gesicht gezeichnet. 2.
- Ein Grübchen, das sich auf der Höhe des Mundwinkels zeigt und in Richtung Kinn verläuft, zählt ebenfalls zu den Zeichen der Bauchspeicheldrüse.
- Menschen, die eine Disposition (Krankheitsbereitschaft) zu Diabetes mellitus haben, haben zudem häufig einen auffallend großen Abstand zwischen dem Nasensteg und der Oberlippe.

Botschaft der Seele

Auf der Ebene der Organsprache haben die Teile des Pankreas unterschiedliche Aussagen. Der exkretorische Teil wird durch Resignation inaktiv, denn Resignation bedeutet eine Verweigerung der Entwicklung. Wir drehen uns geistig im Kreis und mobilisieren nicht die erforderliche Kraft für den nächsten Schritt. Der durch die Resignation verursachte fehlende Impuls müsste (über die körperlichen Ebene) durch ein entsprechendes Enzympräparat ersetzt werden.
Der inkretorische Teil hat mit der Süße des Lebens zu tun (physisch: Zucker, psychisch: Liebe). Fällt es dem Betroffenen schwer, mit Liebe umzugehen, lebt er dieses Manko auf der körperlichen Ebene aus, indem er mehr isst, als sein Körper verwerten kann. Er traut sich oft nicht, seine Liebe einzugestehen oder seine »süßen« Wünsche zu leben. Dement-

Bauchspeicheldrüsenbeschwerden auf der Spur

Menschen mit Störungen an der Bauchspeicheldrüse sollten sich folgende Fragen beantworten:
› Stelle ich Pflichten vor die Freude am Leben?
› Welche materiellen Sorgen begleiten mich?
› Warum meine ich, immer Leistungen auf höchstem Niveau bringen zu müssen?
› Was verunsichert mich, wenn ich keine festen Regeln in meinem Leben habe?
› Wo wünsche ich mir mehr Anerkennung oder Liebe?
› Was hat mich resignieren lassen?

sprechend wird die »Liebe«, die nicht angenommen werden kann, in Form von Zucker über den Urin wieder ausgeschieden. Die Vernunft regiert das Leben. Blutzuckerkranke haben häufig die Neigung, die Vergangenheit zu glorifizieren und sich nicht der Gegenwart zu stellen. Sie wollen den gesellschaftlichen Normen weitgehend entsprechen. Dieser Wunsch nach Regeln lässt sich auch im Essensrhythmus und den Ernährungsregeln von Diabetikern wiederfinden. Halten sie sich nicht daran, riskieren sie Komplikationen.
Pflichten sind dem Menschen mit Zeichen der Bauchspeicheldrüse wichtiger als die Freude im Leben; Beruf und Materie stellen wichtige Säulen im Leben des Betroffenen dar. Ängste (oft zwanghaft), materielle Sorgen, die Befürchtung, etwas zu versäumen, etwas nicht zu wissen oder nicht die volle Leistung zu bringen, treiben den Betroffenen an.

Das hilft der Bauchspeicheldrüse

Bei der Bauchspeicheldrüsentherapie spielt besonders die Ernährung eine entscheidende Rolle. So sollte, wer zu Störungen an diesem Organ neigt, nicht mehr als drei Mahlzeiten am Tag zu sich nehmen und zwischen diesen mindestens eine Pause von fünf Stunden einhalten. Wenn der Magen knurrt, trinken Sie Wasser, keinesfalls aber Säfte und andere Süßgetränke, denn die stören massiv die Regulation des Blutzuckers.

Schüßler-Salze

Mit den folgenden Biomineralien können Sie Ihre Bauchspeicheldrüse auf sanfte Weise unterstützen.

Körperliche Ebene

› Wie alle Drüsen wird auch der Pankreas durch Nr. 7 Magnesium phosphoricum D6 harmonisiert.
› Nr. 10 Natrium sulfuricum D6 wirkt als Katalysator und beschleunigt alle Stoffwechselvorgänge.
› Nr. 21 Zincum chloratum kann bei leichten Formen einer chronischen Bauchspeicheldrüsenentzündung eingesetzt werden. Es ist Bestandteil jeder Zelle und wird zur Bildung von Verdauungsenzymen benötigt.
› Nr. 23 Natrium bicarbonicum unterstützt den Kohlenhydratstoffwechsel, an dem die Bauchspeicheldrüse maßgeblich beteiligt ist.
Dosierung: Um auf die körperliche Ebene einzuwirken, nehmen Sie dreimal am Tag je zwei bsi drei Pastillen ein.

Unterstützung für die Seele

› Bei übersteigerten Anforderungen sich selbst gegenüber hilft Nr. 10 Natrium sulfuricum D6 zu verstehen, dass nicht alles perfekt sein muss: Manche Fehler müssen wir machen, damit wir etwas lernen können. Es unterstützt die Bereitschaft, neue Erfahrungen zuzulassen.
› Nr. 22 Calcium carbonicum und Nr. 2 Calcium phosphoricum D6 fördern das Vertrauen ins Leben.
› Nr. 9 Natrium phosphoricum D6 unterstützt das Bestreben, das richtige Maß einzuhalten.
Dosierung: Um die Seele zu unterstützen, lassen Sie dreimal täglich je eine Pastille im Mund zergehen.

Pflanzenheilkunde

Auch mit bestimmten Pflanzenstoffen können Sie den Pankreas ins Gleichgewicht bringen. Die Dosierung der Naturheilmittel ist dabei abhängig von der jeweiligen Darreichungsform; beachten Sie stets die Packungsbeilage.

Körperliche Ebene

› Ananas und Papaya aktivieren die Enzyme der Bauchspeicheldrüse, die zur Verdauung benötigt werden.

› Darüber hinaus dürfen auch bei der Behandlung der Bauchspeicheldrüse Bitterstoffe nicht fehlen. Als besonders wirksam hat sich Haronga gezeigt, das Sie als Fertigpräparat in der Apotheke erhalten.
› Um den Zuckerstoffwechsel zu unterstützen, können Sie ein Zimt-Präparat aus der Apotheke einsetzen. Als Konzentrat in Kapseln unterstützt Zimt die Insulinproduktion. Und als Gewürz regt er die Verdauung an und wärmt.
› Legen Sie abends ein heißes Heublumensäckchen zwischen die Rippenbögen auf den Oberbauch, um durch Bauchspeicheldrüsenstörungen verursachte Blähungen zu lindern. Das Heublumensäckchen wird zuvor in einem Topf über heißem Wasserdampf erhitzt.
› Alle bei der Gallenblase genannten Anwendungen helfen auch dem Pankreas (siehe Seite 101 ff.).

Verwenden Sie in der Küche nur Ceylon-Zimt. Der preisgünstigere Cassia-Zimt schädigt die Leber.

Unterstützung für die Seele
› Berberitze kann den Prozess unterstützen, die von außen erwartete Liebe von innen zu schenken. Sie darf jedoch nur in kleinen Mengen eingenommen werden, denn der enthaltene Wirkstoff Berberin wirkt ab einer Menge von 500 mg pro Tag giftig.
› Die Anwendung von Löwenzahn ist ähnlich wie bei Gallenstörungen zur Unterstützung von Wandlungsprozessen zu empfehlen (siehe Seite 102). Die Pflanze steigert darüber hinaus auch das Selbstwertgefühl und vermittelt Lebenskraft; für die Unterstützung im seelischen Bereich empfiehlt sich Löwenzahntee.
› Wegwartetee hilft, andere Menschen innerlich loszulassen.

Affirmationen

Sagen Sie sich einen der folgenden Sätze drei Wochen lang bis zu 30-mal täglich auf:
› Ich lebe die Liebe.
› Mein Leben ist süß.
› Ich bin es, der Liebe und Freude in meinem Leben erzeugt.
› Ich entwickele mich zu meiner (vollen) Zufriedenheit, mein Leben entwickelt sich zu meiner (vollen) Zufriedenheit.
› Ich bin kritikfähig.
› Ich liebe und akzeptiere mich mit all meinen Anteilen.
› Jeder Augenblick ist von Freude erfüllt.

Beispielhafte Erkrankung: Pankreatitis

Körper: Eine Pankreatitis (Bauchspeicheldrüsenentzündung) verläuft entweder akut oder chronisch, wobei Letztere zu einer Unterfunktion der Bauchspeicheldrüse führen kann (Pankreasinsuffizienz); Verdauungsenzyme und verschiedene Hormone, wie Insulin, müssen dann von außen zugeführt werden.
Eine akute Bauchspeicheldrüsenentzündung kann als Begleiterkrankung mit Infektionen einhergehen, die durch Viren hervorgerufen wurden (beispielsweise Coxsackie B, Epstein-Barr-Virus, Masern oder Mumps). Aber auch Medikamente, eine Verletzung des Bauchraums (stumpfes Bauchtrauma) oder Gallenwegssteine können die Ursache für akute Schmerzen der Bauchspeicheldrüse sein.
Seele: Die Bauchspeicheldrüse ist ein Regulator für psychosomatische Wechselwirkungen. Je nachdem, wie sie mit anderen Stoffwechselvorgängen, Hormonen und Drüsen kommuniziert, kann sie an Prozessen beteiligt sein, die sich bei anderen Organen zeigen. Gleichzeitig ist die Bauchspeicheldrüse durch die Regulation des Insulinspiegels gewissermaßen die Kommandostelle des Flucht- und Angriffssystems. Arbeitet sie optimal, sind wir voller Kraft und fühlen uns handlungsfähig.
Verdrängte Gefühle dagegen bewirken häufig einen energetischen Stau im Oberbauch, der wiederum zu einer Veränderung der Befindlichkeit führt. Der Pankreas ist zum Beispiel durch Depressionen leicht irritierbar: Die Aktivität wird gelähmt, der Zuckerspiegel steigt an. Hinter Depressionen steckt oft (verdrängte) Wut. So wie der Mund vor Aufregung trocken wird, wenn eine Rede zu halten ist, wird die Besaftung der Bauchspeicheldrüse durch Ärger, Kummer, Unruhe oder Furcht gestört. Unter der Wut des Erwachsenen finden sich dabei auch Schuldgefühle und Ängste aus der Kindheit. In jungen Jahren sind die Betroffenen häufig hart bestraft (»gezähmt«) worden. Sie haben daher schon früh gelernt, ihre Wut zu leugnen, um weiteren Strafen zu entgehen.
Mögliche mentale Haltung: Ich kaue auf meiner Wut herum und kann sie nicht verdauen. Ich habe Wut im Bauch. Zeige ich Wut, drohen mir weitere Bestrafungen.
Affirmation: Ich liebe und akzeptiere mich mit all meinem Misstrauen und meinen Zweifeln. Ich lebe meine Wut offen und gebe mir selbst die Süße meines Lebens.

Der Dünndarm

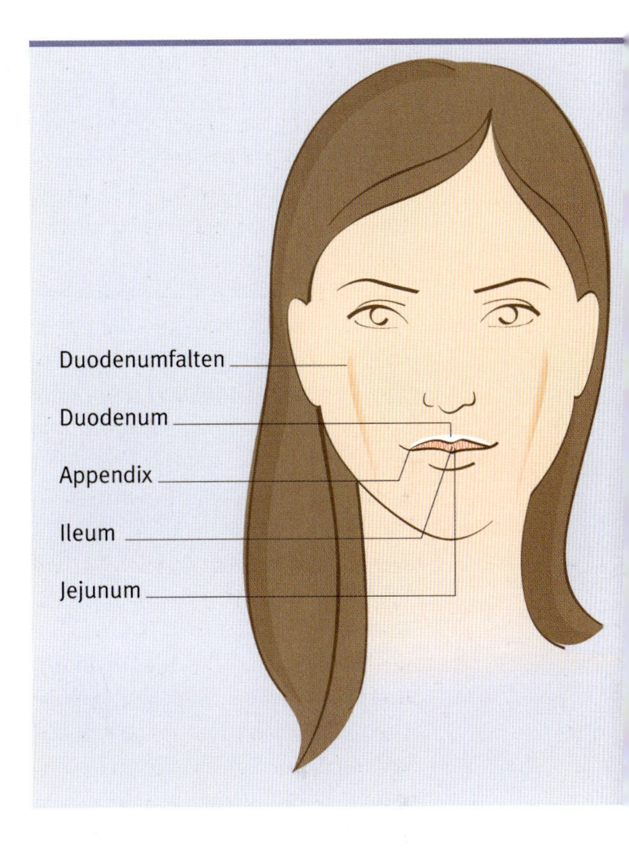

Der mehr als sechs Meter lange Dünndarm ist für den Stoffwechsel zuständig: Die Nährstoffe aus der Nahrung werden hier transformiert und ins Blut überführt. Enzyme verarbeiten den Speisebrei, nicht verwertbare Bestandteile werden dabei zur Ausscheidung weitertransportiert.
Der Dünndarm teilt sich in drei Abschnitte: Duodenum (Zwölffingerdarm), Jejunum (Leerdarm) und Ileum (Krummdarm).
Körperliche Anzeichen einer Störung: Wie die meisten Störungen des Verdauungsapparats zeigen sich Beschwerden des Dünndarms durch Völlegefühl, Blähbauch und Blähungen; auch Durchfälle werden meist durch den Dünndarm ausgelöst. Weil der Speisebrei nicht ausreichend verarbeitet werden kann, verbleiben bisweilen unverdaute Speisereste im Stuhl. Die unzureichende Aufspaltung der Nahrung kann zu Mangelerscheinungen führen, die sich vor allem in Müdigkeit und Schwäche äußern. Geschwüre des Zwölffingerdarms bleiben in der Regel lange symptomlos. Erst spät tritt im Rippendreieck rechts der Mittellinie unterhalb des Brustbeins ein punktförmiger Schmerz auf. Dieser verschlimmert sich etwa eine Stunde nach dem Essen.

Zeichen im Gesicht

› Im Gesicht spiegelt sich der irritierte Dünndarm durch steile Falten wider. Sie ziehen sich senkrecht über die Wangen und können im Einzelfall bis zum Jochbein reichen.

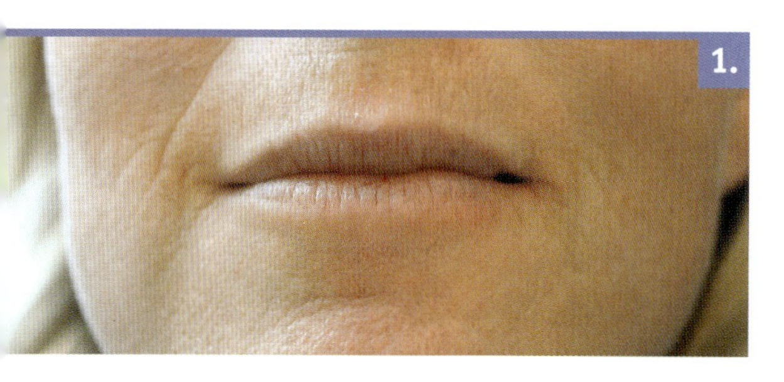

› Ein weiterer Hinweis im Gesicht ist das sogenannte Milchbärtchen über der Oberlippe. Es gibt den Zustand der Dünndarmschleimhaut wider und steht für eine ungenügende Nährstoffresorption. 1.

› Auch die Oberlippe selbst kann Auskunft über die Beschaffenheit des Dünndarms geben: Zeigen sich auffällige senkrechte Falten (ähnlich einem Plisseerock), steht dem Darm vermutlich nicht genug Wasser zur Verfügung. Farbliche Veränderungen offenbaren einen schlechten Durchblutungszustand.

Botschaft der Seele

Der Dünndarm hat organsprachlich einen direkten Bezug zum Intellekt und stellt gewissermaßen unser Bauchhirn dar. Störungen in diesem Bereich weisen unter Umständen darauf hin, dass der Betroffene die Dinge um ihn herum nicht einfach hinnimmt, sondern sie zu sehr analysiert und kritisiert; er geht dabei bis ins winzigste Detail und hält sich mit Kleinigkeiten auf. Zugleich symbolisieren die Beschwerden ein Ungleichgewicht in der persönlichen Werteskala: Gesellschaftliche Werte werden vor die persönlichen gestellt und vor ihnen gelebt.

Durchfälle, Geschwüre oder Blähungen machen häufig deutlich, dass es schwer fällt, Erfahrungen aufzunehmen, ohne sie vorher zu kontrollieren. Dünndarmerkrankte sollten sich daher vor allem in Gelassenheit üben. Überkritisches Denken und Haarspalterei schädigt die Funktion des Dünndarms nämlich genauso wie die unangenehme Eigenart, anderen seinen Willen aufzuzwingen. Durchfall ist eine Überreaktion des Dünndarms. Der Leidende lässt sich für die Analyse und die Auseinandersetzung mit den Gegebenheiten nicht genug Zeit. Durchfall fordert uns auf, uns ohne Angst und differenziert mit den Dingen auseinanderzusetzen – und erst dann zu verwerten beziehungsweise zu bewerten.

Störungen des Dünndarms können aber auch anzeigen, dass Sie Ereignisse und Menschen oft viel zu stark beurteilen. Sie neigen dann ähnlich zum Schwarz-Weiß-Sehen; allzu oft teilen sie Ihre Umwelt in Gut und Böse, Recht und Unrecht ein.

Dünndarmbeschwerden auf der Spur

Wenn Sie unter Störungen des Dünndarms leiden, sollten Sie folgende Fragen beantworten:

- Wo bin ich in meinen Urteilen überkritisch?
- Was hält mich davon ab, mich auf mein Gefühl zu verlassen?
- Wovor habe ich »Schiss«?
- Was will ich kontrollieren?

Das hilft dem Dünndarm

Bei allen Durchfallerkrankungen müssen Sie viel trinken, damit der Körper nicht austrocknet. Gehen die Beschwerden mit Fieber und einem erheblichen Krankheitsgefühl einher oder sind mehrere Personen in Ihrem Umfeld betroffen, muss ein Arzt klären, ob sich hinter den Symptomen eine Infektionskrankheit verbirgt. Bei allen anderen Beschwerden können die nachfolgenden Empfehlungen angewendet werden.

Schüßler-Salze

Zur Stabilisierung des Dünndarms haben sich die folgenden Salze bewährt:

Körperliche Ebene

- Der gesamte Verdauungstrakt ist mit Schleimhaut ausgekleidet, daher darf Nr. 4 Kalium chloratum D6 zum Schutz der Schleimhäute und zur Steigerung der Immunabwehr nicht fehlen.
- Zur Regulation des Wasserhaushaltes im Darm setzen Sie auf Nr. 8 Natrium chloratum. Es sorgt für einen Flüssigkeitsausgleich zwischen Gewebe und Zellen.
- Nr. 10 Natrium sulfuricum D6 dient der Entschlackung, wird aber auch bei Durchfällen verabreicht.
- Bei Bauchkrämpfen hilft die »Heiße Sieben« (siehe Seite 41). Sollten die Krämpfe sich nach mehrmaliger Einnahme nicht deutlich verbessern, verstärkt zusätzlich Nr. 19 Cuprum arsenicosum die Wirkung.

Dosierung: Um auf die körperliche Ebene einzuwirken, nehmen Sie dreimal am Tag je zwei bis drei Pastillen ein (Ausnahme: »Heiße Sieben«).

Unterstützung für die Seele

› Nr. 2 Calcium phosphoricum D6 gibt Ihnen die Kraft, Dinge hinzunehmen, die sich ohnehin nicht verändern lassen. Nr. 10 Natrium sulfuricum D6 reduziert den hohen Anspruch, den Menschen mit Dünndarmstörungen an sich selbst stellen. Beide Salze in Kombination können Ihnen helfen, Wichtiges von Unwichtigem zu unterscheiden.

› Der Dünndarmerkrankte neigt zu Verunsicherung, wenn er keine Kontrolle über andere Menschen oder sein Leben hat. Nr. 13 Kalium arsenicosum und Nr. 27 Kalium bichromatum schenken Vertrauen ins Leben.

Dosierung: Nehmen Sie dreimal täglich je eine Pastille ein.

Pflanzenheilkunde

Einige Heilpflanzen haben bei Dünndarmstörungen ebenfalls eine harmonisierende Wirkung. Die Dosierung der Naturheilmittel ist abhängig von der jeweiligen Darreichungsform; beachten Sie stets die Packungsbeilage.

Körperliche Ebene

› Wie bei allen Beschwerden im Verdauungssystem sind auch für den Dünndarm Bitterstoffe am wichtigsten. Sie können sich zum Beispiel selbst mit Korn (40 % Alkohol) eine Tinktur aus Schwedenkräutern ansetzen; die fertige Kräutermischung dazu gibt es in der Apotheke. Nach drei Wochen ist die Tinktur fertig. Nehmen Sie 15 bis 30 Minuten vor jeder Mahlzeit einen Teelöffel davon ein; nach spätestens sechs Wochen sollte Ihre Verdauung wieder richtig funktionieren (setzen Sie nach dieser Zeit die Tinktur auf jeden Fall ab). Schwedenkräuter sind besonders gut geeignet bei unregelmäßigen Ausscheidungen, die mit Blähungen, Appetitlosigkeit und Völlegefühlen einhergehen.

› Gegen Bauchkrämpfe helfen Kamille und Ringelblume.

› Bei Infektionen haben sich Knoblauch, Zimt und Ingwer bewährt; zunächst als ätherisches Öl, später, wenn sich der Darm wieder beruhigt hat, auch im Essen. Das ätherische Öl können Sie mit einem Basisöl vermengt auf den Bauch auftragen oder in eine Duftlampe geben.

› Gegen Durchfälle, soweit sie nicht durch Angst ausgelöst sind, helfen Eichenrinde, Blutwurz oder Rathaniawurzel. Sie enthalten Gerbstoffe, deren schleimhautzusammenziehende Wirkung den weiteren Mineralstoff- und Wasserverlust über die Darmschleimhaut verhindern.

Wenn Sie ein Körperöl anrühren möchten, rechnen Sie je 10 ml Basisöl (z. B. Sesam-, Mandel- oder Weizenkeimöl) 1–2 Tropfen ätherisches Aromaöl.

Unterstützung für die Seele

› Für die seelischen Aspekte einer Dünndarmstörung (Angst, Kontrolle, Bewerten), kann Melisse als Tee und Duftöl in der Aromalampe angewendet werden; sie wirkt beruhigend und entspannend.
› Jasmin (als Tee) sowie Koriandersamen und schwarzer Pfeffer (als Gewürze) stärken das Vertrauen.
› Bei nervösem Durchfall, der meist durch Angst entsteht, kann über mehrere Tage eine Tinktur aus Hopfen, Melisse und Pomeranze gegeben werden. Sie wirkt beruhigend auf das vegetative Nervensystem.

Affirmationen

Sagen Sie sich einen der folgenden Sätze drei Wochen lang bis zu 30-mal täglich auf:

› Ich bringe mich in Harmonie.
› Ich achte die Vielfältigkeit aller Dinge.
› Ich bin gelassen und tolerant.
› Ich überlasse mich dem Fluss des Lebens.
› Ich gestatte mir eine neue Ordnung meiner Werte.
› Ich lebe aktiv mein Wachstum.
› Ich vertraue meinem Bauchgefühl.
› Ich freue mich am Leben und genieße es.

Beispielhafte Erkrankung: Diarrhoe

Körper: Als Diarrhoe oder Durchfall wird das häufige Absetzen dünner bis wässriger Stühle bezeichnet. Die Nahrung wird dabei ausgeschieden, bevor der Körper sie resorbieren kann.
Seele: Das Symptom verdeutlicht, dass etwas dringend abgegeben werden sollte, weil es sich nicht mehr kontrollieren lässt. Im übertragenen Sinne verwirft der Betroffene Dinge, die ihm durchaus noch nutzen könnten. Häufig fühlt er sich schlecht vorbereitet oder organisiert. Durchfall spiegelt auch die Angst vor dem nächsten Schritt wider; oft fühlen wir uns an eine ähnliche Situation erinnert, die wir nicht bewältigen konnten. Angst vor Ablehnung oder Versagen kann sich ebenfalls in Durchfall äußern.
Mögliche mentale Haltung: Ich bin es nicht wert. Ich schaffe das nicht.
Affirmation: Aufnahme, Verdauung und Ausscheidung sind vollkommen in Ordnung. Ich bin in Frieden mit dem Leben.

Der Dickdarm

An den Dünndarm schließt sich hinter der Ileocökalklappe der Dickdarm an. Seine Aufgabe ist es, den Stuhlbrei weiter einzudicken und organische Materie, die nicht verwertet wurde, aus dem Körper zu leiten. Er sorgt dafür, dass der Organismus sich nicht vergiftet und an dem Unverwertbaren »erstickt«. Durch die Peristaltik des Darms wird der Stuhlbrei dabei durchmischt und vorangetrieben. Im aufsteigenden Dickdarm findet dann die letzte Station der Aufspaltung und Vergärung statt.

Körperliche Anzeichen einer Störung: Die Symptome des Dickdarms sind hauptsächlich Verstopfung oder Durchfall (siehe auch Seite 115). Blutungen aus dem Anus müssen immer vom Arzt abgeklärt werden. Kolikartige Schmerzen können aufgrund von Blähungen, aber auch durch Entzündungen ausgelöst werden. Der Schmerz, der durch Blähungen verursacht ist, verändert sich und wandert. Der Schmerz einer Entzündung bleibt an einer Stelle, es kann auch Fieber dabei auftreten.

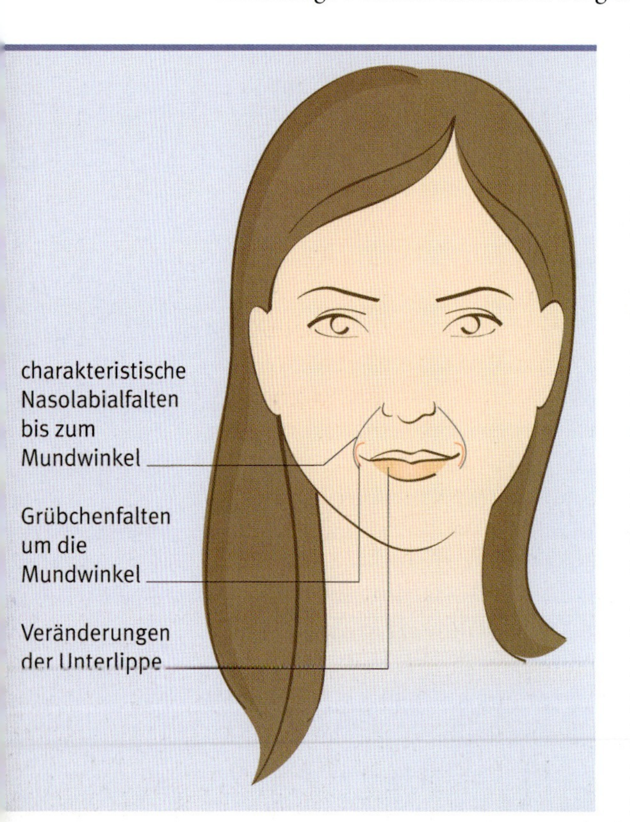

Zeichen im Gesicht

Die Ausdruckszone des Dickdarms im Gesicht befindet sich rund um den Mund und auf der Unterlippe. Zudem verlaufen von den Nasenflügeln zum Mund halbkreisförmige Nasolabialfalten; sie enden auf Höhe des Mundwinkels. **1.** Auch Grübchen um die Mundwinkel zählen zu den typischen Merkmalen des Dickdarms. **2.**

› Auf der Unterlippe selbst ist der Dickdarm abgebildet. Von rechts nach links gelesen beginnt er am rechten Mundwinkel mit der

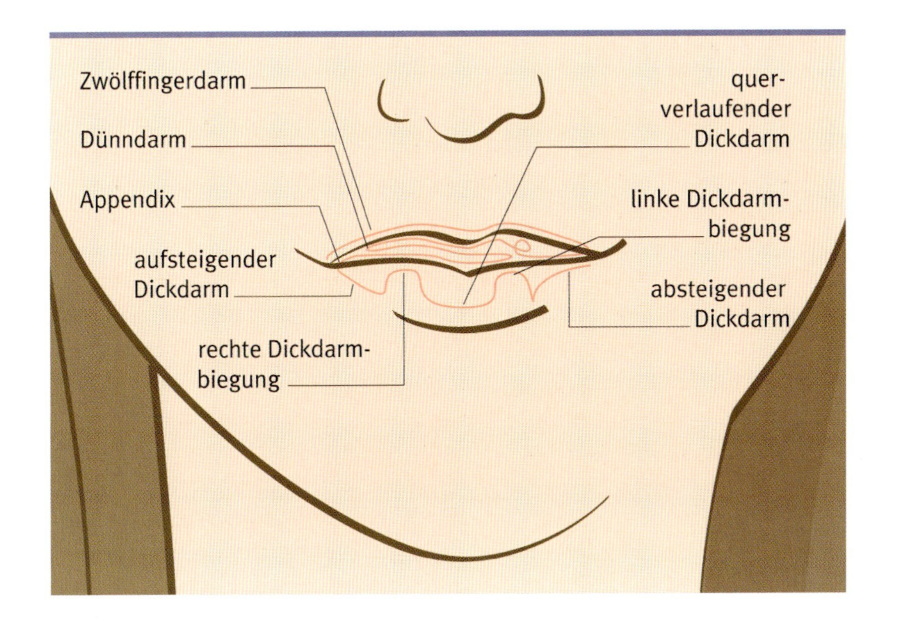

Übergangsstelle vom Dünndarm zum Dickdarm, der Ileocökalklappe. Unmittelbar daran anschließend liegt der Bereich des Blinddarms mit dem Wurmfortsatz (Appendix). Daran schließen sich der aufsteigende Dickdarm an sowie die rechte Kurve, die unter der Leber in den querverlaufenden Dickdarm übergeht. Dieser verläuft über das mittlere Lippendrittel in die linke Darmbiegung, die im Körper direkt unter dem Herz liegt, in den absteigenden Dickdarm, das S-förmig verlaufende Sigmoid und den Enddarm (Rectum). Der Darmausgang (Anus) ist am linken Mundwinkel abgebildet.

› Färbungen um den Mund herum deuten auf toxische Belastungen der Dickdarmschleimhaut hin.

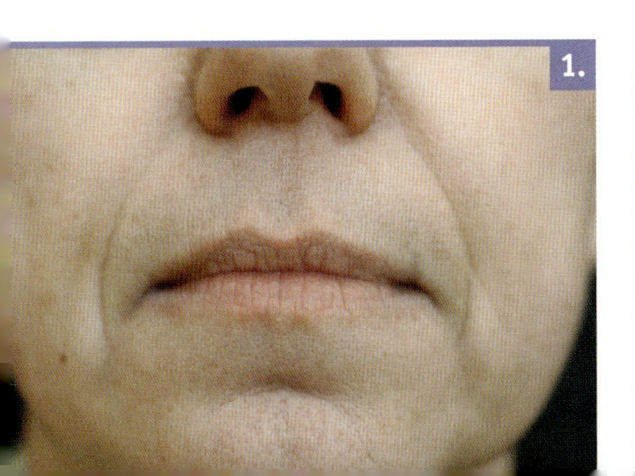

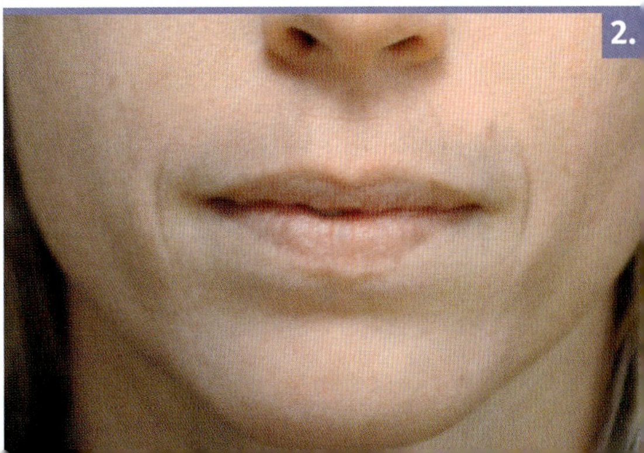

Botschaft der Seele

Organsprachlich ist der Dickdarm das Symbol für das Leben und seinen sich entfaltenden Prozess. Er steht ebenso wie der Dünndarm für Bauchgefühl, Mut, Intuition, innere Stärke und Instinkte. Seine Themen sind Ausscheidung und Loslassen mit Leichtigkeit. Der Dickdarm sorgt dafür, dass wir wieder durchatmen können.

Probleme am Dickdarm können darauf hindeuten, dass der Betroffene Angst vor anstehenden Prozessen und dem Leben als solches hat. Er kann Erfahrungen nur schwer ins Bewusstsein integrieren und/oder loslassen. Die Reste alter Gedankenmuster und nicht verarbeiteter Themen verstopfen den Ausscheidungsweg. Themen, die sich am Dickdarm widerspiegeln, sind zeitlich meist in der Kindheit zu suchen. Probleme der frühen Kindheit zeigen sich am Enddarm. Unbewusst scheuen viele Menschen, die an Dickdarmstörungen leiden, die Begegnung mit sich selbst, was sich zum Beispiel durch übertriebenen Aktivismus zeigt. Betroffene sollten sich deshalb einen Vertrauten suchen, mit dem sie über all die Dinge sprechen kann, die sie so gerne verdrängen würden – oder vielleicht sogar verdrängt haben. Auf diese Weise können die belastenden Gedanken sowohl physisch als auch psychisch endlich zu einer Lösung finden.

In der chinesischen Medizin werden die Energiebahnen (Meridiane) der Lunge und des Dickdarms in einem Regelkreis als Lunge-Dickdarm-Meridian benannt, was auf den engen Bezug der beiden Organe zueinander hinweist.

Die Angst, zu scheitern oder sich zu irren, kann ebenso wie übermäßige Zurückhaltung und das Unvermögen aufzugeben und loszulassen, neben anderem auch durch Verstopfung, Schmerzen und Blähungen zum Ausdruck kommen.

Beschwerden des Dickdarms auf der Spur

Menschen mit Störungen des Dickdarms sollten sich folgende Fragen beantworten:

- Welche Ereignisse meiner Kindheit habe ich verdrängt?
- Wo bin ich mir selbst gegenüber geizig?
- Was hindert mich am Loslassen?
- Welchen Vorteil hat es, an Altem festzuhalten?

Das hilft dem Dickdarm

Zeigen sich Störungen im Dickdarm durch Verstopfung, ist zunächst zu prüfen, ob Sie genug trinken. Ideal sind täglich 30 ml pro Kilogramm Körpergewicht. Vor allem Wasser ist für den Körper sehr wichtig, weil er dadurch Gifte und Schlacken aus den Zellen loslassen kann und sie zur Ausscheidung kommen. Da keine andere Flüssigkeit diese Anforderung erfüllt, ist es durch nichts zu ersetzen.
Darüber hinaus ist es wichtig, dass die Nahrung ausreichend Ballaststoffe enthält (Vollkorn, Gemüse, Obst) und Sie sich viel bewegen.

Schüßler-Salze

Diese Biomineralien helfen bei Problemen mit dem Dickdarm:

Körperliche Ebene

› Im Bereich des Dickdarms kommen Nr. 4 Kalium chloratum D6, Nr. 7 Magnesium phosphoricum D6 und Nr. 8 Natrium chloratum D6 zum Einsatz. Nr. 4 unterstützt die Schleimhäute bei der Entgiftung, Nr. 7 die Eigenbewegung des Darmes, die den Stuhlbrei voranschiebt. Nr. 8 reguliert die Wasserverteilung im Darm.
› Zusätzlich kann Nr. 3 Ferrum phosphoricum D12 dic Sauerstoffverteilung verbessern, wodurch die Darmmuskulatur den Stuhlbrei kraftvoller vorantreiben kann.
› Krämpfe, die nicht mit Fieber einhergehen, lassen sich mit Nr. 19 Cuprum arsenicosum in Kombination mit Nr. 7 Magnesium phosphoricum D6 als »Heiße Sieben« behandeln (siehe Seite 41). Sie können die Anwendung notfalls mehrmals wiederholen, bis die Schmerzen nachlassen.
› Bei Durchfällen gelten die unter dem Abschnitt Dünndarm angegebenen Maßnahmen (siehe Seite 113).
Dosierung: Um auf die körperliche Ebene einzuwirken, nehmen Sie dreimal am Tag je zwei bis drei Pastillen ein (Ausnahme: »Heiße Sieben«).

Unterstützung für die Seele

› Auf der seelischen Ebene geht es vor allem um das Thema Loslassen; hierbei wirkt Nr. 10 Natrium sulfuricum D6 unterstützend. Gleichzeitig aktiviert das Salz sowohl seelisch als auch körperlich die Ausscheidung von alten Dingen – ein Schritt, der meist eine Menge Mut erfordert.

› Nr. 12 Calcium sulfuricum D6 fördert die Bereitschaft, neue Wege zu gehen, um Probleme zu lösen. Es schenkt gleichzeitig den Mut und die Entschlusskraft, diesen Weg zielstrebig zu beschreiten und zu Ende zu gehen. Damit Ihnen nicht auf halber Strecke die Kraft ausgeht, können Sie unterstützend Nr. 5 Kalium phosphoricum D6 hinzunehmen. Es mobilisiert die Kräfte und stärkt die Nerven.
Dosierung: Um die Seele zu unterstützen, lassen Sie dreimal täglich je eine Pastille im Mund zergehen.

Pflanzenheilkunde

Im Bereich des Dickdarms können die nachfolgenden Heilpflanzen helfen. Ihre Dosierung ist abhängig von der jeweiligen Darreichungsform; beachten Sie deshalb stets die Packungsbeilage.

Körperliche Ebene

› Da Verstopfung immer in einem Zusammenhang mit einem unzureichenden Wasserangebot im Darm steht, sollten Sie bei dieser Störung Tee bevorzugen, beispielsweise aus Schafgarbe, Wermut, Tausendgüldenkraut, Engelwurz, Galgant oder Enzian.
› Darüber hinaus eignen sich wie bei allen Beschwerden im Verdauungssystem Bitterstoffpflanzen wie Löwenzahn, Artischocke, Ingwer, Radicchio, Chicorée, Grapefruit und Gelbwurz. Am einfachsten ist es, wenn Sie in der Apotheke einen verdauungsfördernden Tee mit einem dieser Inhaltsstoffe kaufen. Trinken Sie jeweils fünfzehn bis dreißig Minuten vor einer Mahlzeit eine Tasse davon.
› Neben Bitterstoffen sind Quellmittel wie Leinsamen und Flohsamen nötig, um das Stuhlgangvolumen zu erhöhen. Zudem machen die Schleimstoffe, die in diesen Samen enthalten sind, den Stuhlbrei geschmeidig.
› Die sanft abführende Wirkung von Sauerkraut oder getrockneten Früchten (beispielsweise Pflaumen) kann in hartnäckigeren Fällen die Verdauung anregen. Beachten Sie aber, dass die Trockenfrüchte vor dem Verzehr eingeweicht werden sollten, da sie sonst Feuchtigkeit im Darm binden.
› Blähungen lassen sich mit Fenchel oder Kümmel behandeln. Sie konnen in der Küche Anwendung finden, in den Speiseplan aufgenommen, als Tee getrunken oder in der Aromalampe verwendet werden.
› Durchfälle lassen sich mit den unter Dünndarm beschriebenen Maßnahmen behandeln (siehe Seite 114).

Unterstützung für die Seele

› Haben die Störungen des Dickdarms ihren Ursprung in Lebensangst oder der Furcht, loszulassen, können beruhigende Pflanzen helfen; Melisse, Jasmin oder Kamille als Tee sind hier zu empfehlen. Darüber hinaus helfen verschiedene ätherische Öle mit beruhigender und zentrierender Wirkung wie zum Beispiel Bergamotte, Lavendel oder Verbene – in der Aromalampe oder als Badezusatz.

› Ähnlich wie auf der körperlichen Ebene können Sie auch im seelischen Bereich Bitterstoffe verwenden; sie fördern den inneren Antrieb, bereits begonnene Projekte auch tatsächlich abzuschließen. Speziell Enzian dient der Verdauung bewegender Ereignisse oder Bilder. Wegen seines extrem bitteren Geschmacks sollten Sie ihn jedoch nur in sehr kleinen Mengen als Beigabe zu anderen aromatischen und beruhigenden Pflanzen einnehmen (siehe Seite 83).

Affirmationen

Sagen Sie sich einen der folgenden Sätze drei Wochen lang bis zu 30-mal täglich auf:

› Ich bin mir meiner Ängste bewusst und stelle mich ihnen.
› Ich sorge für mein weiteres Leben vor.
› Ich lasse (Überlebtes) los.
› Ich bin großzügig.
› Ich lasse Altes sterben, trenne mich davon und mache so Platz für neue Erfahrungen.
› Ich setze mich liebevoll durch und genieße mein Leben.
› Ich lasse Druck ab.
› Ich söhne mich mit meinen Schattenseiten aus.

Beispielhafte Erkrankungen: Obstipation und Reizdarm

Obstipation

Körper: Im Gegensatz zur normalen Stuhlfrequenz, bei der sich der Darm einmal am Tag entleert, erfolgt die Stuhlentleerung bei Obstipation (Verstopfung) maximal dreimal pro Woche – und das oft erschwert. Die körperlichen Ursachen für die Beschwerden liegen in den meisten Fällen in einem Mangel an Flüssigkeit, zu ballaststoffarmer Ernährung sowie unzureichender Bewegung.

Seele: Wer unter Verstopfung leidet, neigt jedoch häufig auch dazu, an der Vergangenheit festzuhalten. Es fällt ihm schwer, alte, überholte, mitunter sogar bereits »stinkende« Emotionen loszulassen. Dabei wäre genau das nötig, damit die Lebensenergie wieder ungehindert fließt. Auch geiziges Verhalten gegenüber der eigenen Person spielt bei der Verstopfung eine Rolle. Manche Patienten gönnen sich nicht einmal die Zeit, in Ruhe zur Toilette zu gehen oder ausreichend Wasser zu trinken, um sich von möglichem Ballast zu entledigen.
Mögliche mentale Haltung: Ich kann/will nichts hergeben. Ich bin zu häufig enttäuscht worden.
Affirmation: Überholte Dinge lasse ich mit Leichtigkeit los. Ich gönne mir ein freies und unbeschwertes Leben. Indem ich Altes loslasse, schaffe ich Platz für Neues und Vitales.

Reizdarm

Körper: Als funktionelle Störung der Darmpassage zeigt sich der Reizdarm in der Regel trotz starker Einschränkung des Wohlbefindens ohne klinischen Befund. Häufig geht er jedoch mit Völlegefühl, Blähungen und einer stark variierenden Stuhlqualität einher (wahlweise Schafskot, Durchfall, Verstopfung).
Seele: Der Reizdarm gibt in vielen Fällen einen deutlichen Hinweis auf die im Darm gespeicherte Wut. Kein Wunder, schließlich ist der Darm in Bezug auf psychosomatische Erscheinungen besonders anfällig. Menschen mit Reizdarmsymptomatik unterlagen als Kinder häufig einem außergewöhnlich starken Zwang. Sie hatten entsprechend kaum eine Möglichkeit, ihre persönlichen Fähigkeiten aus eigenem Antrieb heraus zu entdecken, was wiederum den Zugang zu einem gesunden Selbstwertgefühl deutlich erschwert. Aus Widerstand und als Schutz haben die Betroffenen in jungen Jahren möglichst alles auf die lange Bank geschoben; selbst diejenigen Dinge, die sie gerne gemacht hätten. Hinter einem solchen Verhalten steht fast immer die Angst, die geforderten Leistungen nicht erbringen zu können.
Mögliche mentale Haltung: Ich habe Wut im Bauch, aber ich habe auch Angst, sie zu zeigen.
Affirmation: Ich bestimme über mein Leben. Ich bin mir meiner Einzigartigkeit bewusst und lebe danach. Ich packe die Dinge ganz allein und aus eigenem Antrieb an.

Das Kreislaufsystem

Zum Kreislaufsystem zählen Herz, Venen und Arterien. Das Strömungssystem des Blutes, das vom Herzen und einem Netz aus Blutgefäßen gebildet wird, bezeichnet man als Blutkreislauf. Über die Adern wird der Körper bis in die letzte Zelle mit lebenswichtigen Nährstoffen versorgt. Auf emotionaler Ebene werden dem Organsystem Liebe und Lebensfreude zugeordnet.

Das Blut transportiert Sauerstoff, der mit der Atemluft aufgenommen wird, in jede Zelle des Körpers. Auf dem Weg zurück ist das Blut mit Kohlendioxid angereichert, um diesen an der Lunge über die Ausatmung aus dem Körper zu bringen. Neben dem Sauerstoff werden auch aus der Verdauung gewonnene Nährstoffe wie Zucker, Eiweiße oder Fette in die einzelnen Gewebe transportiert, wo sie je nach Bedarf verbraucht, weiterverarbeitet oder gespeichert werden. Gleichzeitig gelangen Stoffwechsel- oder Abfallprodukte (wie zum Beispiel Harnstoff oder Harnsäure) über das Blut zu den Nieren und zum Dickdarm; von dort kann der Körper sie ausscheiden. Nicht zuletzt verteilt das Blut innerhalb des Körpers die Zellen der Körperabwehr, Teile des Gerinnungssystems, aber auch Botenstoffe wie zum Beispiel Hormone.
Körperliche Anzeichen einer Störung: Kreislaufbeschwerden machen sich in der Regel durch Schwindel, Kopfschmerzen, Müdigkeit, Sehstörungen und Leistungsminderung bemerkbar. Bei körperlicher Belastung kann es zudem zu Kurzatmigkeit kommen.
Liegt eine Anämie (Reduzierung der weißen Blutkörperchen) vor, wird dem Betroffenen schwarz vor den Augen, wenn er aufsteht; im schlimmsten Fall wird er sogar ohnmächtig. In Zungenbrennen und eingerissenen Mundwinkeln (Rhagaden) zeigt sich eine Anämie an den Schleimhäuten.
Niedriger Blutdruck (Hypotonie), der bisweilen mit einer Anämie einhergeht, zeigt sich ebenfalls durch Schwindel, Müdigkeit, Schwäche und Schwarzwerden vor den Augen beim Aufstehen.
Bluthochdruck (Hypertonie) bleibt dagegen meist lange unbemerkt. Bei regelmäßig klopfendem Kopfschmerz, Schwindel, spontanem Nasenbluten oder Abgeschlagenheit sollten Sie daher vom Heilkundigen oder Apothe-

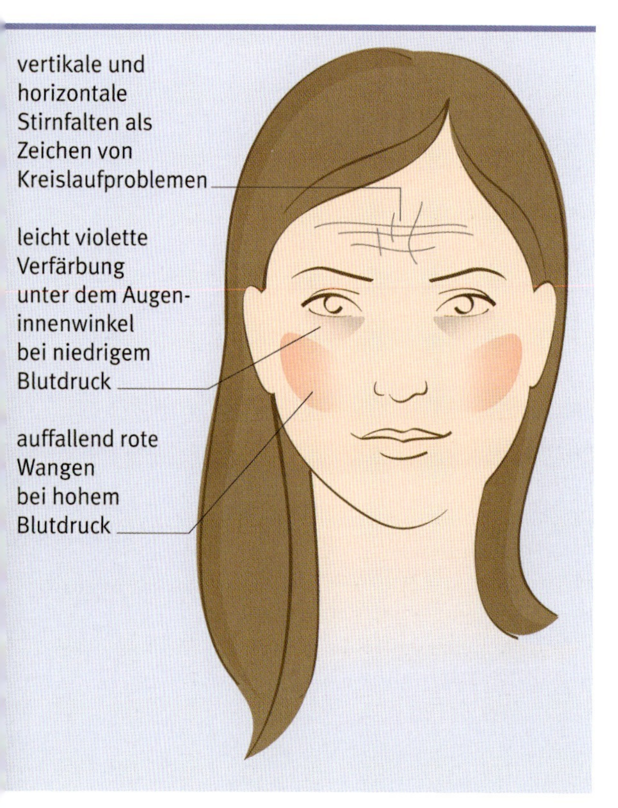

ker eine Blutdruckkontrolle durchführen lassen. Bei stark erhöhtem Blutdruck können Luftnot, Übelkeit und Sehstörungen auftreten. Bleibt die Hypertonie unentdeckt, macht sie sich häufig erst durch Spätschäden an Herz, Augennetzhaut oder Nieren bemerkbar.

Zeichen im Gesicht

Die Ausdruckszonen für das Kreislaufsystem sind Stirn, Wangen, Augenlider, Ohren und Lippen.

› Ist der Kreislauf gestört, ist die Haut zudem blass oder es sind violette Verfärbungen zu sehen.

› Auffällige Falten auf der Stirn können ebenfalls ein wichtiger Hinweis auf mögliche Störungen im Kreislaufsystem sein.

› Bei starkem Bluthochdruck tritt in vielen Fällen die Schläfenader deutlich hervor. In den meisten Fällen hat der Betroffene zudem eine auffallend rote Gesichtsfarbe.

› Gerötete Augenränder dagegen deuten auf einen Stau der Venen hin.

Botschaft der Seele

Kreislaufprobleme zeigen häufig an, dass es Schwierigkeiten macht, das Leben frei fließen zu lassen; Liebe und Lebensfreude können nicht zum Ausdruck gebracht werden. Insbesondere positive Gefühle verunsichern die Betroffenen oder machen ihnen sogar Angst. Ohnmachtsanfälle oder Kreislaufschwächen können zeigen, dass man sich gerade in einer emotional schwierigen Phase befindet und sich gerne daraus zurückziehen möchte. Es ist momentan einfach nicht genug Energie vorhanden, um mit der jeweiligen Situation umzugehen.

Kreislaufbeschwerden auf der Spur

Menschen mit Störungen des Kreislaufs sollten sich die nachfolgenden Fragen stellen:

- Wo verliere ich meinen Standpunkt, meinen Halt?
- Wo fühle ich mich ohnmächtig zu handeln?
- Was setzt mich (wo setze ich mich) unter Druck?
- Wo lebe ich nicht meine volle Dynamik?
- Wo unterdrücke ich meine Wut?
- Wo verlange ich Höchstleistungen von mir?
- Welche Handlungen halten mich davon ab, das Entscheidende zu tun?
- Wo verliere ich meine Flexibilität?

Bei Bluthochdruck setzen sich die Betroffenen emotional (zum Beispiel durch Wut) oder durch Leistungszwang häufig unter Druck; der Entspannung geben sie hingegen viel zu wenig Raum. Nicht selten haben diese Menschen in der Kindheit erfahren, dass ihre Eltern sie nur wahrgenommen haben, wenn sie Höchstleistungen brachten.

Das hilft dem Kreislauf

Wenn Sie unter Kreislaufstörungen leiden, sollten Sie Ihren Kreislauf gleich nach dem Aufstehen mit ein bisschen Bewegung in Schwung bringen. Atmen Sie bei den Übungen tief ein und aus, um reichlich Sauerstoff in den Körper zu pumpen. Wenn Sie im Freien oder bei geöffnetem Fenster üben, fördert dies den sauerstoffanreichernden Effekt zusätzlich. Auch folgende Maßnahmen helfen:

- Kneippsche Anwendungen (wie heiß-kalte Wechselduschen und Wassertreten am Morgen),
- sanfter Ausdauersport wie zum Beispiel (Nordic) Walking, Radfahren, Skilanglauf, Schwimmen,
- reichlich Wasser trinken, dem Sie vorher gegebenenfalls etwas Himalayasalz zufügen.

Da Alkohol zur Kreislaufbelebung regelmäßig angewendet zur Abhängigkeit führt, sollten Sie diese Maßnahme nicht erwägen.

Schüßler-Salze

Die nachfolgenden Salze wirken sich harmonisierend auf den Kreislauf aus:

Körperliche Ebene

› Ist der Blutdruck zu niedrig, kann Nr. 5 Kalium phosphoricum D6 als Akutmittel helfen. Es stärkt den Kreislauf und wirkt belebend.
› Bei hohem Blutdruck hilft Nr. 7 Magnesium phosphoricum.
› Bei allgemeiner Blutarmut (Anämie) haben sich ständige Gaben von Nr. 3 Ferrum phosphoricum D12 und Nr. 17 Manganum sulfuricum bewährt. Auf zehn Tabletten Nr. 3 Ferrum phosphoricum D12 nehmen Sie zwei Tabletten Nr. 17 Manganum sulfuricum ein. Dieses Salz reguliert die Aufnahme von Eisen in den roten Blutkörperchen und in der Leber.
Dosierung: Soweit oben nicht anders angegeben, nehmen Sie dreimal am Tag je zwei bis drei Pastillen ein.

Unterstützung für die Seele

› Zur Steigerung der Lebensfreude bietet sich Nr. 10 Natrium sulfuricum D6 an, da es hilft, eine gelassenere Einstellung zu sich und seinen Fehlern zu bekommen.
› Haben Sie den Eindruck, dass Sie keinerlei Lebensfreude entwickeln können, weil Sie sich selbst ein Recht darauf absprechen, ist Nr. 9 Natrium phosphoricum D6 das richtige Salz für Sie.
› Wer den Boden unter den Füßen nicht verlieren will, greift zu Nr. 5 Kalium phosphoricum D6.
› Wer sich seinen Rollen im Leben nicht gewachsen fühlt, kann Nr. 7 Magnesium phosphoricum D6 einsetzen, um zu sortieren, welche der übernommenen Rollen wirklich zu ihm gehören.
Dosierung: Nehmen Sie dreimal täglich je eine Pastille ein.

Pflanzenheilkunde

Auch Mittel aus der Naturapotheke helfen bei Kreislaufstörungen. Die Dosierung ist dabei abhängig von der jeweiligen Darreichungsform. Beachten Sie deshalb stets die Packungsbeilage.

Körperliche Ebene

› Bei schwachem Kreislauf oder niedrigem Blutdruck kann ätherisches Rosmarinöl im Badewasser oder in der Aromalampe helfen; es kräftigt und stärkt den Kreislauf. Löwenzahn, Ginseng und Tees beziehungsweise Gewürze mit Bitterstoffen (siehe Seite 82) regen den Kreislauf ebenfalls an.

- Bei hohem Blutdruck, der durch Arteriosklerose (Gefäßverkalkung) ausgelöst ist, hat sich Knoblauch bewährt. Hochdosierte Kapseln erhalten Sie im Reformhaus oder in der Apotheke. Schlangenwurz als Tinktur oder Tee ist bei Hypertonie ebenfalls zu empfehlen. Zusätzlich wirken ätherisches Lavendel- und Ylang-Ylang-Öl als Badezusatz oder in der Aromalampe blutdrucksenkend.
- Weißdorn trägt grundsätzlich zur allgemeinen Stärkung bei Kreislaufstörungen bei.

Unterstützung für die Seele

Die seelische Komponente der Kreislaufstörungen bezieht sich auf die Schwierigkeit, sich dem Fluss des Lebens hinzugeben.

- Hirtentäscheltinktur hilft allen, die dazu neigen, ihr Kraftpotenzial zu überziehen, und bewahrt vor einem zu starken Verlust an Lebensenergie.
- Johanniskraut schenkt Ruhe und die nötige Gelassenheit, Dinge hinzunehmen, die sich ohnehin nicht ändern lassen. Sie können dieses Kraut gut mit Melisse (zur Besänftigung) oder Pfefferminze (zur Erfrischung und Entspannung) kombinieren.
- Baldrian hilft, nicht den Boden unter den Füßen zu verlieren.
- Hopfen als Tee oder Tinktur bringt die Lust aufs Leben, auf Fröhlichkeit und Leichtigkeit zurück. Er hilft, die Gedanken ohne Ziel einfach einmal schweifen zu lassen und emotional Abstand von persönlichen Schwierigkeiten zu gewinnen.

Affirmationen

Sagen Sie sich einen der folgenden Sätze drei Wochen lang bis zu 30-mal täglich auf:

- Ich stehe zu meinen Gefühlen.
- Ich bin in meiner Mitte.
- Ich bin sicher.
- Ich bin in Balance mit meinen Kräften.
- Ich lasse der wirklichen Freude im Leben freien Lauf.
- Ich liebe das Leben.
- Ich stelle mich dem pulsierenden Leben.
- Ich bringe in jeden Teil meines Lebens Freude und Liebe.

Das Herz

Das Herz ist ein ebenso intelligentes wie autonomes Organ. Es reagiert unmittelbar auf jede Ihrer Regungen, aber auch auf jedes Ereignis um Sie herum. Blutdruck und Herzfrequenz passen sich stets blitzschnell an unterschiedlichste Situationen an.

Das Herz sitzt beim Menschen in der Regel leicht nach links versetzt hinter dem Brustbein und wiegt im Durchschnitt zwischen 300 und 350 Gramm. Bei dauerhafter Überlastung reagiert es mit der (zunächst risikoarmen) Vergrößerung schon bestehender Herzmuskelzellen. Ab einem Gewicht von rund 500 Gramm jedoch – dem sogenannten kritischen Herzgewicht – besteht die Gefahr, dass das vergrößerte Herz nur noch unzureichend mit Sauerstoff versorgt wird. Denn die versorgenden Herzkranzgefäße wachsen nicht im gleichen Maße mit.

Körperliche Anzeichen einer Störung: Am Herz zeigen sich Störungen als Erstes durch eine Veränderung des Herzschlags; ihn können Sie durch das Tasten des Pulses leicht selbst überprüfen. Bewusst wahrgenommen wird Herzklopfen jedoch in der Regel nur dann, wenn der eigene Herzschlag auf unangenehme Weise zu spüren ist: Beim Herzstolpern etwa ist das Herz aus seinen Rhythmus geraten. Es können dann Extraschläge auftreten (Extrasystolen) oder Schlagunregelmäßigkeiten (Arrhythmie); letztere können sogar zu Ohnmachtsanfällen führen.

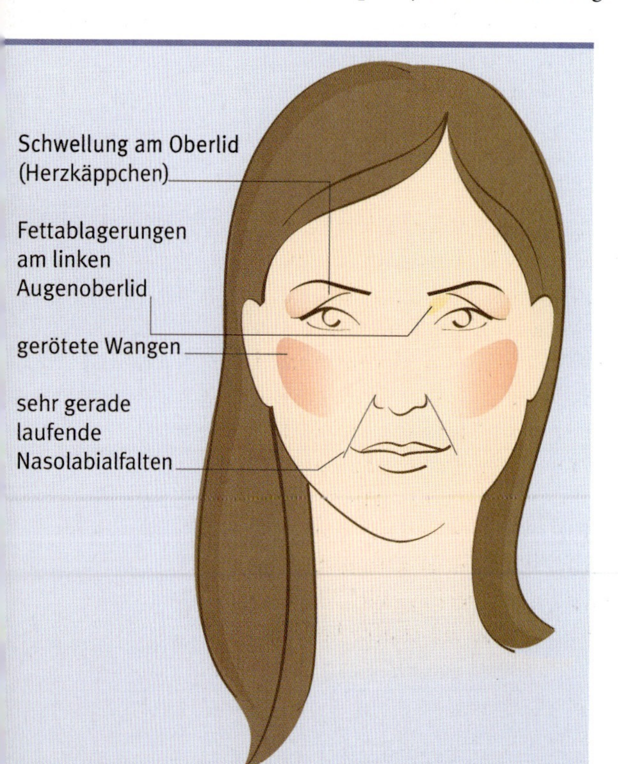

Verlangsamt sich der Blutstrom zu stark, können die roten Blutkörperchen verklumpen und sich nicht mehr mit Sauerstoff beladen. Die Folge: Gesicht und Lippen färben sich violett, was als Zyanose bezeichnet wird. Pathologische Störungen am Herz sind in der Regel von starker Schwäche und Kurzatmigkeit begleitet.

Zeichen im Gesicht

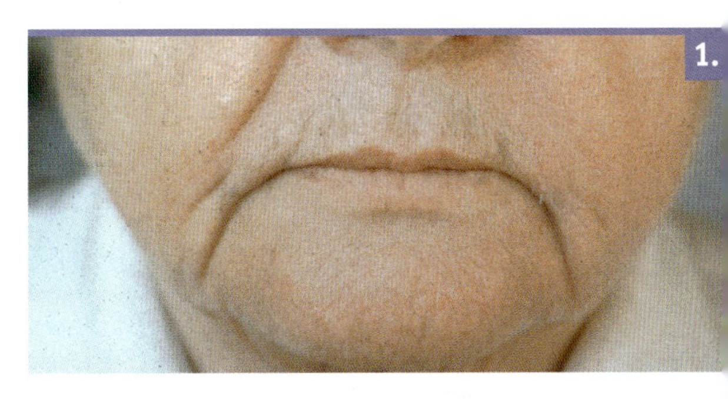

Im Gesicht findet man mehrere Zeichen, die auf eine nachlassende Herzkraft hindeuten.

› Ist das Herz durch tiefen Kummer geschwächt, kann sich das an gerade von den Nasenflügeln zum Mund verlaufenden Nasolabialfalten (auch einseitig) zeigen. 1.

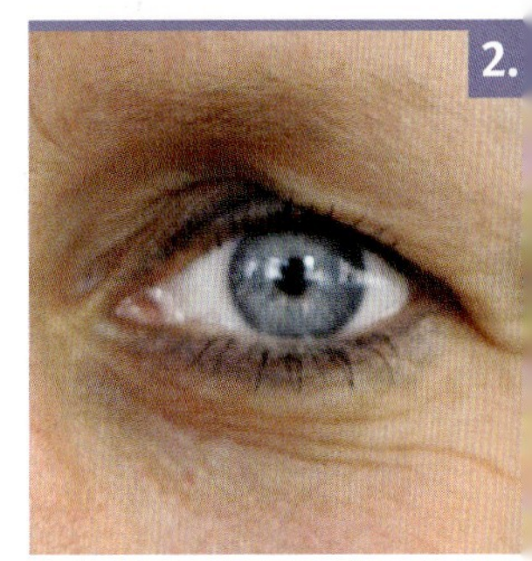

› Sind die Herzklappen in Mitleidenschaft gezogen, können auf den Wangen deutliche Rötungen zu sehen sein. Zudem sind an den Augenoberlidern im Außenbereich häufig Ödeme vorhanden. Auf der Innenseite des linken Oberlids kann sich ein Xanthelasma (Fettablagerung) bilden.

› Wirkt das Auge durch den diagonalen Verlauf der dünnen Haut des Oberlides müde und traurig – man spricht hier vom »Herzkäppchen« –, ist die Förderleistung des Herzens geschwächt. Bei älteren Menschen drückt die Haut teilweise das Auge stark zu; die Falte muss operiert werden, weil die Betroffenen sonst das Lid nicht mehr heben können 2.

Botschaft der Seele

Seit jeher wird das Herz mit Liebe und Gefühlen in Verbindung gebracht; Gefühle bewegen uns, so wie das Herz das Blut in uns bewegt. Herzkranke sind oft Menschen, die nicht auf ihre Gefühle hören wollen. Herzbeschwerden entstehen aber auch durch die Unfähigkeit, Liebe zu leben. Denn die Sehnsucht, zu lieben und geliebt zu werden, lässt sich nicht allein mit Leidenschaft stillen. Dies kann bedeuten, dass Hass, Gewalt oder Aggressionen viel Raum gegeben wird, auch wenn sie auf Umwegen, beispielsweise über Sport, zum Ausdruck kommen. Für ein gesundes Herz ist es wichtig, seinem Tun Freude abzugewinnen und für genug Entspannung zu sorgen. Wenn das Herz jagt oder stolpert, kann das ein Zeichen dafür sein, dass der innere Rhythmus gestört ist. Herzinfarkt, Herzjagen, Herzstolpern sowie Angina Pectoris (Herzenge) können ausdrücken, welche Anstrengung wir aufbringen müssen, um unsere Gefühle zu beherrschen.

Herzbeschwerden auf der Spur

Wenn Sie unter Störungen des Herzens leiden, sollten Sie die folgenden Fragen beantworten:

› Wo gehe ich über meine Grenzen?
› Wann habe ich mir zuletzt etwas Gutes getan?
› Kann ich mich vor den Spiegel stellen und mit voller Überzeugung sagen: Ich liebe mich?
› Gebe ich meinem Gegenüber, was ich mir von ihm/ihr wünsche?
› Finde ich tiefe Befriedigung bei dem, was ich tue?
› Fühle ich mich in meinem Leben geliebt?
› Kann ich mit Leichtigkeit spontan reagieren?

Das hilft dem Herz

Ein kontinuierliches Ausdauertraining ist die beste Medizin für das Herz. Wandern, (Nordic) Walking, leichtes Jogging und Radfahren sind Sportarten, die die Ausdauer fördern und die Kraft des Herzens erhalten. Achten Sie beim Training jedoch darauf, dass der Pulsschlag einen Wert von etwa 130 Schlägen pro Minute nicht übersteigt.
Sanfte Heilmittel können die Funktion des Herzens zusätzlich unterstützen.

Schüßler-Salze

Diese Biomineralien können helfen:

Körperliche Ebene

› Das Herz ist am häufigsten durch Ablagerungen in den Gefäßen belastet. Hier kommt Nr. 1 Calcium fluoratum D12 zum Einsatz; es macht Hartes weich und gibt den Gefäßen mehr Elastizität.
› Um den Rhythmus zu regulieren, wird in der Regel Nr. 2 Calcium phosphoricum D6 eingesetzt.
› Sind die Beschwerden nervös bedingt, sollte auch Nr. 5 Kalium phosphoricum D6 in der Mischung nicht fehlen.
› Nr. 22 Calcium carbonicum hat sich bei Beschwerden am Herz ebenfalls gut bewährt.

Dosierung: Nehmen Sie dreimal am Tag je zwei bis drei Pastillen ein.

Unterstützung für die Seele

› Nr. 2 Calcium phosphoricum D6 unterstützt bei mangelnder Selbstliebe einen liebevolleren Umgang mit sich.

› Um übertrieben hohe Ansprüche an sich selbst zu erkennen und loszulassen, ist auch Nr. 10 Natrium sulfuricum D6 geeignet.

Dosierung: Um die Seele zu unterstützen, lassen Sie dreimal täglich je eine Pastille im Mund zergehen.

Pflanzenheilkunde

Auch Heilpflanzen harmonisieren das Herz. Die Dosierung der Naturheilmittel ist dabei abhängig von der jeweiligen Darreichungsform; beachten Sie stets die Packungsbeilage.

Rufen Sie bei Schmerzen hinter dem Brustbein und starker Angst, in den linken Arm oder das Kinn ausstrahlendem Schmerz oder bei Bewusstseinstrübung sofort den Notarzt; es könnte sich um einen Herzinfarkt handeln.

Körperliche Ebene

› Eines der wichtigsten Herzstärkungsmittel in der Phytotherapie ist Weißdorn. Er vereinigt alle Eigenschaften in sich, die ein Herzmittel haben sollte: Weißdorn stärkt den Herzmuskel, reguliert Puls und Blutdruck, entwässert und beeinflusst das Reizleitungssystem, das für die Übertragung der Impulse zur Kontraktion des Herzens zuständig ist.

› Ein weiteres Mittel bei Herzerkrankungen ist Maiglöckchen. Verwenden Sie jedoch ausschließlich Fertigpräparate aus der Apotheke, da die Pflanze selbst giftig ist. Nur in sehr geringen Mengen hat sie eine heilende Wirkung.

› Zur besseren Durchblutung des Herzmuskels ist Ginkgo die Substanz der Wahl – zum Beispiel als Tee.

› Bei Herzschmerzen unbekannter Herkunft helfen Passionsblume, Verbena oder Melisse. Sie beruhigen die Nerven und sorgen so für einen ruhigen Herzschlag.

Unterstützung für die Seele

› Die Rose gilt seit jeher als Sinnbild der Liebe: Rosenblättertee stimmt mit seinem süßen Aroma die Sinne sanft und öffnet das Herz.

› Passionsblume gibt Herzensruhe und hilft, zu sich selbst zu finden.

› Lavendel wirkt klärend und reinigend und bereitet (inneren) Raum für neue positive Erfahrungen. Er hat die Kraft, den Menschen aufzurichten und das Bewusstsein auf die zu klärenden Bereiche zu lenken.

› Als ätherisches Aromaöl lässt sich Iris einsetzen – in der Aromalampe oder als Badezusatz. Der veilchenartige Duft dringt tief in die Seele ein und fördert Liebe und Zufriedenheit.

Affirmationen

Sagen Sie sich einen der folgenden Sätze drei Wochen lang bis zu 30-mal täglich auf:

› Ich nehme mich meiner Herzensangelegenheiten an.
› Ich lasse meine Liebe fließen.
› Ich öffne mich der Liebe.
› Ich akzeptiere meine Umwelt bedingungslos.
› Ich bin spontan.
› Ich nehme mich in meiner Schutzbedürftigkeit wahr.
› Ich gebe meinen Gefühlen Raum zur Entfaltung.

Beispielhafte Erkrankungen: Hoher und niedriger Blutdruck

Hoher Blutdruck

Körper: Der ideale Blutdruck liegt bei 120/80 mmHg. Im Alter von 25 bis 74 Jahren haben jedoch weniger als 40 Prozent der Männer und nur 60 Prozent der Frauen Blutdruckwerte im Normbereich (< 130/85 mmHg). Als Bluthochdruck (Hypertonie) wird erst eine krankhafte Steigerung des Drucks in den Arterien bezeichnet. Der Druck steigt dabei auf einen systolischen Wert von über 140 mmHg und einen diastolischen Wert über 90 mmHg. Bluthochdruck ist ein wichtiger Risikofaktor für Gefäßerkrankungen, Nierenschwäche und Herzschwäche. Die eindeutige Ursache für einen erhöhten Blutdruck bleibt sehr häufig im Dunkeln; in der Mehrzahl aller Fälle lässt sich keine organische Ursache feststellen. Mediziner sprechen in diesem Fall von einer primären oder essenziellen Hypertonie. Bluthochdruck kann jeden treffen, es gibt allerdings einige Risikofaktoren, die die Entstehung begünstigen. Zu diesen gehören familiäre Neigung zu erhöhtem Blutdruck ebenso wie Übergewicht, Bewegungsmangel, Stress, hoher Salzkonsum und Rauchen.
Überdurchschnittlich oft tritt die primäre Hypertonie in Zusammenhang mit anderen Erkrankungen wie Übergewicht, Typ-2-Diabetes, hohen Blutfettwerten und Gicht auf. Mediziner sprechen dann vom metabolischen Syndrom (siehe auch Seite 180).

Die sogenannte sekundäre Hypertonie ist Folge anderer Störungen; dazu zählen am häufigsten Erkrankungen der Nieren (Verengungen an den Nierenarterien oder chronische Nierenleiden) oder Veränderungen im Hormonhaushalt.
Seele: Ist der Blutdruck zu hoch, deutet das oftmals darauf hin, dass der Betroffene in seinen Erwartungen und Rollen gefangen ist. Er nimmt sich selbst übertrieben wichtig und glaubt, alles persönlich erledigen zu müssen. Der Wunsch nach Kontrolle und Perfektion verstärkt die Disposition zur Hypertonie. Viele Menschen mit Hypertonie stellen an sich selbst sehr hohe Anforderungen, um Gefühle der Wertlosigkeit auszugleichen. Die Frustration darüber, die oft viel zu hoch gesteckten Ziele nicht erreicht zu haben, verschlimmert das Symptom.
Mögliche mentale Haltung: Nur wenn ich etwas leiste, bin ich etwas wert. Ich stehe unter Druck und habe ständig Angst zu versagen. Ich schaffe es nicht, der zu sein, der ich gerne sein möchte.
Affirmation: Freudig lasse ich die Vergangenheit hinter mir. Fehler sind positive Lernerfahrungen. Ich bin im Frieden.

Niedriger Blutdruck

Körper: Bei zu niedrigem Blutdruck (Hypotonie) reicht der Druck des Blutstroms nicht aus, alle wichtigen Organe zu versorgen. Häufig ist dies eine Folge von Flüssigkeitsmangel. Betroffene klagen über Schwindel, Kopfschmerz, Müdigkeit, Ohnmachtsanfälle.
Seele: Auf psychischer Ebene fehlt Ihnen der Halt im Leben. Sie fühlen sich gefangen und zu schwach, die Situation zu ändern; das Leben lässt sich nur schwer meistern.
Mögliche mentale Haltung: Ich fühle mich untauglich, das Leben zu meistern. Alles wird mir zu viel.
Affirmation: Mein Leben ist eine Freude. Ich lebe im freudvollen Jetzt.

Die Blutgefäße

Blutgefäße leiten das Blut durch den Körper und regulieren zugleich die Körpertemperatur. Man unterscheidet bei den Gefäßen zwei Arten: Arterien und Venen. Die Arterien führen das Blut vom Herzen weg; dabei reicht der Pumpdruck eines gesunden Organs aus, um einen Rückfluss zu verhindern.

Schmerzt ein Bein stark und ist es zugleich auffallend blass, rufen Sie sofort den Notarzt. Es handelt sich höchstwahrscheinlich um einen akuten Gefäßverschluss.

In den Venen fließt das Blut wieder zum Herzen zurück. Die Venen des Körperkreislaufs transportieren dabei sauerstoffarmes Blut, diejenigen des Lungenkreislaufs sauerstoffreiches Blut, das heller ist als das sauerstoffarme. Der Blutdruck in den Venen ist deutlich niedriger als der in den Arterien; Venen gehören zum Niederdrucksystem des Blutkreislaufs.

Im Unterschied zu Arterien sind viele der größeren Venen mit Venenklappen ausgestattet, damit das Blut nicht in die Beine zurückfließt. Bei einem Gefäßstau, zum Beispiel durch langes Stehen, werden diese Klappen geschädigt. Sie schließen nicht richtig und das Blut sackt in die Beine. Werden die Venenwände schwächer, zeichnet sich dies auf der Oberfläche der Beine ab.

Gefäßerkrankungen, die in vielen Fällen durch Arteriosklerose (Gefäßverkalkung) verursacht sind, verlaufen meist lange Zeit unentdeckt. Über Jahre und Jahrzehnte bilden sich so Ablagerungen (Plaques), die die Gefäße gefährlich verengen, verhärten und schließlich verstopfen. Die Folgen sind Schlaganfall oder Herzinfarkt.

Körperliche Anzeichen einer Störung: Die sichtbarsten Veränderungen der Gefäße sind Krampfadern und Besenreiser, die sich vor allem an den Beinen zeigen. Besenreiser sind sehr kleine blaurote Gefäße, die sich meist von einem Punkt ausgehend wie ein Netz ausbreiten.

Die blaugrünen oder violetten Krampfadern sind zum Teil erhaben und deutlich sichtbar (oberflächliche Beinvenen); die tiefen Krampfadern allerdings sind meist nur beim Abtasten zu spüren. Der Patient klagt in beiden Fällen über schwere Beine, besonders dann, wenn er über einen längeren Zeitraum stehen musste.

Werden die Arterien nicht richtig durchblutet, verfärben sich die unterversorgten Bereiche blass-bläulich. Der Patient hat große Schmerzen.

Zeichen im Gesicht

Die Beschaffenheit der Arterien lässt sich mittels der Gesichtsdiagnose zwar nicht bestimmen. Den Zustand der Beinvenen können Sie dafür sehr wohl ablesen, und zwar am Unterlid, genauer gesagt am hochempfindlichen und gut durchbluteten Wimpernrand.

Das Bein selbst ist ebenfalls direkt am Augenrand abgebildet: Der Oberschenkel liegt am Augeninnenwinkel, der Fuß am Außenwinkel.

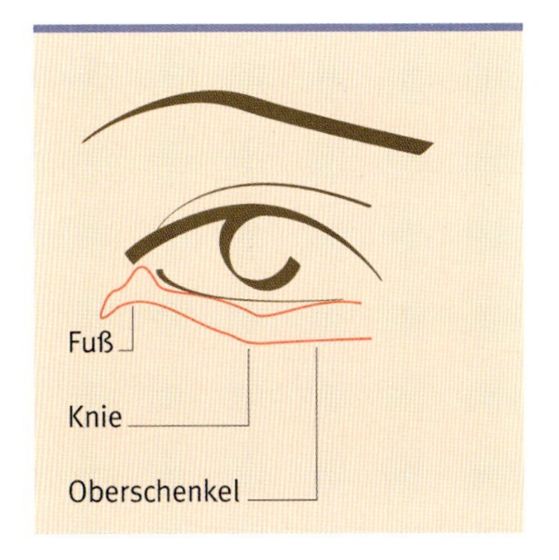

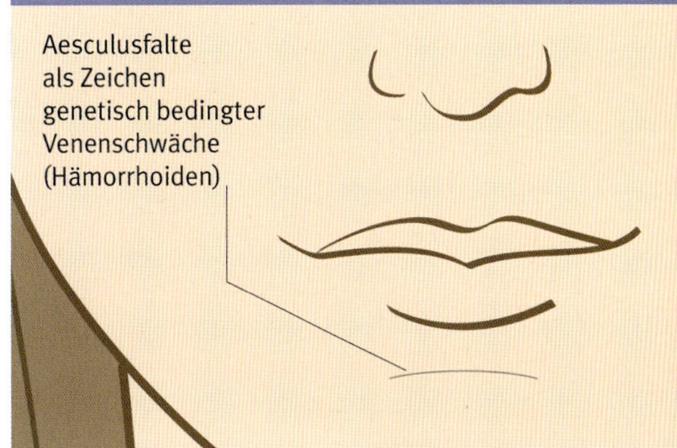

› Eine Rötung am Augenrand kann auf Anstrengung und gesteigerte Aktivität hinweisen. Eine dunkle Verfärbung wird als Zeichen für Krampfadern bewertet. Dehnt sich die Verfärbung auf das ganze Unterlid aus, geht der Stau bis hinauf in das kleine Becken. 1.

› Eine genetische Schwäche der Beckenvenen lässt sich an der sogenannten Aesculusfalte zwischen Unterlippe und Kinnspitze erkennen. Ist diese Querfalte gerötet, kann ein entzündlicher Prozess vorliegen. 2.

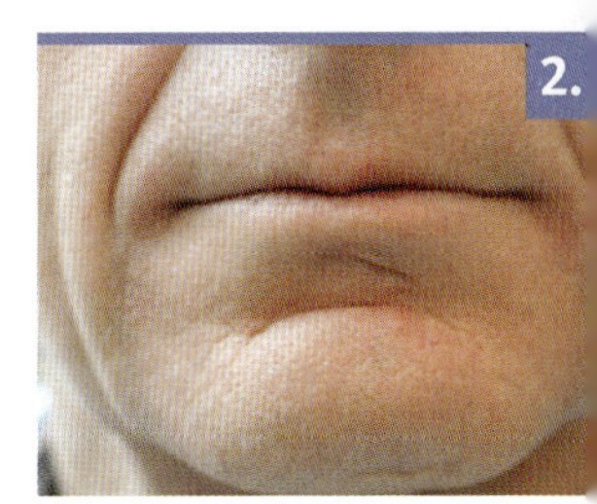

Botschaft der Seele

Ähnlich wie Herzprobleme geben Venenprobleme einen Hinweis darauf, dass sich für Lebensfreude und Liebe nur schwer ein Platz im Leben einräumen lässt; das führt zu Schwermut und Gefühlen von Machtlosigkeit. Die Betroffenen empfinden oft eine starke Sehnsucht nach Glück.
Krampfadern und Venenprobleme können anzeigen, dass Sie sich dazu gezwungen fühlen, Dinge zu akzeptieren, die Sie daran hindern, wirklich glücklich zu sein. Insbesondere Krampfadern sind ein Hinweis darauf, dass sich zu viele Hindernisse in den Weg stellen oder dass die Kraft nicht zielgerichtet eingesetzt wird und deshalb versackt. Den Wänden der Gefäße fehlt es an Festigkeit. Übertragen auf die Psyche bedeutet das, dass es im Leben an Festigkeit fehlt, bestimmte Ideen in die Tat umzusetzen.

Gefäßbeschwerden auf der Spur

Beantworten Sie für sich folgende Fragen, wenn Sie unter Störungen des Gefäßsystems leiden:

- Wo lasse ich dem Fluss des Lebens keinen freien Lauf?
- Ist meine Kraft auf mein nächstes Ziel ausgerichtet?
- Bin ich in meiner (Ein-)Stellung erstarrt?
- Wie kann ich meine Lebenssituation entkrampfen?

Das hilft den Gefäßen

Wer zu Krampfadern neigt, sollte darauf achten, dass das Blut aus den Beinen ungehindert in Richtung Herz fließen kann. Besonders stramm sitzende Socken und Kniestrümpfe schneiden ins Gewebe ein und unterbinden den Blutfluss. Um das Blut flüssig zu halten, müssen Sie zudem ausreichend Wasser trinken und sich regelmäßig bewegen. Erhält der Organismus nicht genug Wasser, dickt das Blut ein und staut sich in den Beinen. Zusätzlich sollten Sie möglichst oft Ihre Füße hochlegen, um die Richtung des Blutstroms zu unterstützen.

Schüßler-Salze

Bei leichten Störungen an den Gefäßen bieten die richtigen Schüßler-Salze wertvolle Hilfe.

Körperliche Ebene

- Wichtige Salze für die Elastizität der Gefäße sind Nr. 1 Calcium fluoratum D12 und Nr. 11 Silicea D12; beide beugen Ablagerungen und Verhärtungen vor.
- Zur Steigerung des Blutflusses trägt Nr. 4 Kalium chloratum D6 bei.
- Nr. 3 Ferrum phosphoricum D12 verbessert die Sauerstoffversorgung. Bei Krampfadern können Sie neben Pastillen auch eine Salbe verwenden.
- Nr. 9 Natrium phosphoricum und Nr. 23 Natrium bicarbonicum mit seiner pH-puffernden Wirkung werden zur Entsäuerung eingesetzt.

Dosierung: Um auf die körperliche Ebene einzuwirken, nehmen Sie dreimal am Tag je zwei bis drei Pastillen ein.

Unterstützung für die Seele

› Gegen Schwermut und Stagnation hat sich Nr. 5 Kalium phosphoricum D6 bewährt. Es klärt die Gedanken und fördert den Blick auf das Positive im Leben.
› Nr. 9 Natrium phosphoricum D6 verleiht den Mut, seine Wünsche in die Tat umzusetzen.
› Nr. 12 Calcium sulfuricum D6 gibt Durchsetzungskraft.
› Für mehr Selbstliebe sorgt die Gabe von Nr. 1 Calcium fluoratum D12 und Nr. 2 Calcium phosphoricum D6. Beide Salze helfen Ihnen, sich neuen Anforderungen bereitwillig zu stellen, und schenken Vertrauen in das eigene Gefühl.
Dosierung: Um die Seele zu unterstützen, lassen Sie dreimal täglich je eine Pastille im Mund zergehen.

Pflanzenheilkunde

Aus der Phytotherapie haben sich nachfolgende Kräuter bewährt, um die Gefäße zu stärken. Die Dosierung ist dabei abhängig von der jeweiligen Darreichungsform; beachten Sie stets die Packungsbeilage.

Körperliche Ebene

› Neben Rosskastanie – speziell für die Spannung der Gefäße – können Sie im monatlichen Wechsel mit Schafgarbe und Mariendistelpräparaten arbeiten. So werden Schlacken ausgeleitet und das Blut kann besser von den Beinen zum Herzen fließen.
› Essen Sie öfter Buchweizen, zum Beispiel im Müsli oder als Brot. Das Korn hat eine gefäßstärkende Wirkung.
› Entstehen durch gestaute Venen kleine Entzündungen, können Ringelblumensalbe und Arnikaumschläge Linderung verschaffen. Für den Umschlag verrühren Sie 1 EL Arnikatinktur (aus der Apotheke) mit ¼ Liter kaltem Wasser. Tauchen Sie ein Küchenhandtuch hinein, wringen Sie es aus und legen Sie es auf die entzündete Hautpartie. Den Umschlag anfangs alle 15 bis 30 Minuten, dann in längeren Abständen wechseln.
› Um der Bildung von Krampfadern entgegenzuwirken, ist es ratsam, auch die Leber gleich mit zu therapieren (siehe Seite 96 ff.). Durch die Leberreinigung kann die Entgiftungsleistung erhöht werden. Dadurch wird das Blut von Schlacken befreit, was sich auch positiv auf die Fließeigenschaft auswirkt.

Unterstützung für die Seele

› Hauptaspekt der seelischen Botschaft bei Gefäßproblemen ist der allgemeine Mangel an Lebensfreude. Als Tee, Tablette oder Tinktur kann Johanniskraut dagegen helfen: Es bringt wieder Licht und Sonne ins Leben.
› Als ätherische Aromaöle sind vor allem Bergamotte, Sandelholz und Zitrone zu nennen. Mehr Optimismus für den weiteren Lebensverlauf schenkt eine Mischung aus Bergamotte und Ylang-Ylang. Sie können die Duftöle in eine Aromalampe, ins Badewasser oder als Zusatz ins Massageöl geben (siehe dazu auch Seite 114).
› Zimt und Kreuzkümmel im Essen stärken das Selbstbewusstsein. Verwenden Sie jedoch nur den hochwertigen Ceylon-Zimt.

Affirmationen

Sagen Sie sich einen der folgenden Sätze drei Wochen lang bis zu 30-mal täglich auf:
› Ich gehe sorgsam mit meiner Lebensenergie um.
› Ich setze Prioritäten und achte sie.
› Ich lebe meine Träume.
› Ich schaffe mir Lebenssituationen, die meine Entfaltung ermöglichen.
› Ich bin frei.

Beispielhafte Erkrankung: Arteriosklerose

Körper: Arteriosklerose ist eine Veränderung der Blutgefäße, die über viele Jahre hinweg entsteht und zunächst unerkannt verläuft. Die Gefäßwände lagern Blutfette ein (Plaques); sie verlieren an Elastizität und verengen sich zunehmend. Die Folge: Das Blut kann nicht mehr ungehindert fließen. Die Ursachen sind vielgestaltig und nur teilweise bekannt.
Seele: Auf seelischer Ebene kann die mangelhafte Durchblutung dazu führen, dass Sie nur noch eingeschränkt Liebe geben und empfangen können. Die Starre der Gefäße zeigt die Starre der Gefühlswelt. Betroffene neigen dazu, nur die »dunkle« Seite des Lebens wahrzunehmen.
Mögliche mentale Haltung: Ich zeige mich als harter Mensch, innerlich jedoch habe ich Angst und wünsche mir Nähe. Ich sage Nein zu Gefühlen, weil ich Angst davor habe. Ich fühle mich abgelehnt.
Affirmation: Ich will mit den Augen der Weichheit sehen. Ich bin offen für Freude und Liebe. Ich spüre mich.

Die Atemwege

Mit jedem Atemzug wird über die Atemwege lebenswichtiger Sauerstoff in die Lunge geleitet; mit der anschließenden Ausatmung wird die verbrauchte Luft wieder aus dem Körper hinausbefördert. Die Atemwege verbinden uns aber auch im übertragenen Sinne mit der Außenwelt: Dementsprechend können Störungen darauf hindeuten, dass es im Leben gerade nicht so läuft wie gewünscht.

Das komplexe System der Atemwege beginnt bereits an den Nasenlöchern. Durch Rachen, Kehlkopf und Bronchien wird die Atemluft dann weiter bis in die Lungen transportiert; dort findet der Sauerstoffaustausch statt. In den kleinsten Einheiten (Alveolen) wird der in der Luft befindliche Sauerstoff ans Blut abgegeben und so jede einzelne Körperzelle versorgt. Man unterscheidet die äußere Atmung von der inneren: Zur äußeren Atmung gehören Nase, Rachen, Lunge, Bronchien – und die Haut. Der Lunge fällt die Aufgabe zu, Sauerstoff aufzunehmen und die Atemluft zu erwärmen, ehe sie in den Körper dringt. Gleichzeitig werden Staub und Krankheitserreger weitmöglich herausgefiltert. Im Gegensatz dazu wird mit innerer Atmung die Zellatmung bezeichnet.

Zeichen im Gesicht

Sichtbare Gefäße oder Veränderungen (Pickel, Herpesbläschen) an den Nasenlöchern oder den Nasenflügeln können Zeichen für Schwierigkeiten im Bereich des Atemsystems seins. Die genaue Position gibt eine Aussage darauf, in welchem Bereich die Störung vorliegt.

Botschaft der Seele

Bei allen Störungen am Atemsystem können Sie davon ausgehen, dass Schwierigkeiten in der Kommunikation vorliegen – und zwar sowohl mit der Außenwelt als auch im inneren Dialog zwischen Gefühl und Verstand. Auch Kummer, Trauer, Groll und Verbitterung beeinflussen die Funktion des Atemsystems.

Atemwegsbeschwerden auf der Spur

Bei Störungen am Atemsystem sollten Sie sich folgende Fragen stellen:
› Worüber bin ich verbittert oder traurig?
› Wo wünsche ich mir einen anderen Platz in meinem Leben?
› Wo stehen meine materiellen Wünsche nicht im Einklang mit meinem spirituellen Weg?
› Wo verleihe ich meinen Emotionen keine Kraft ?

Das hilft den Atemwegen

Der moderne Mensch hat leider oft verlernt, tief in den Bauch zu atmen. Um diese natürliche Atmung zu üben, stellen Sie sich einfach vor, ein langer Schlauch verliefe durch die Luftröhre bis tief in den Bauchraum; die Luft kann gar nirgends anders entweichen als im Bauch. Dadurch strecken Sie den Bauch beim Einatmen automatisch aus und der Atemzug ist tiefer. Unter Umständen das innere Bild mehrfach anwenden.

Schüßler-Salze

Die speziellen Salze für die einzelnen Bereiche der Atmung (Lunge und Bronchien) entnehmen Sie den Seiten 143 und 148.

Pflanzenheilkunde

Die in den einzelnen Abschnitten beschriebenen Pflanzen zur Behandlung der Atemwege können durch Zwiebelbrustwickel ergänzt werden – ein Hausmittel, das oft besser und nachhaltiger wirkt als Antibiotika: Sie würfeln zwei faustgroße Zwiebeln sehr fein, füllen sie in ein Tuch und hängen dieses in heißen Wasserdampf (nicht mit dem Wasser in Berührung bringen). Nach sieben Minuten den Zwiebelbeutel leicht ausbreiten, mit einem weiteren dünnen Tuch umwickeln und auf die Brust legen. 15 Minuten einwirken lassen (bei Hautreizungen die Zeit verkürzen).
Inhalationen mit Salzwasserdampf haben sich ebenfalls bewährt: Lösen Sie einen Esslöffel Salz in einem halben Liter kochendem Wasser. Halten Sie den Kopf so dicht darüber, dass Sie die Temperatur gut aushalten können. Atmen Sie durch die Nase tief ein und durch den Mund wieder aus.

Die Lunge

Die Lunge besteht aus zwei Flügeln, die links in zwei, rechts in drei Lungenlappen unterteilt sind; die 300 Millionen winzigen Lungenbläschen, haben eine Gesamtoberfläche von mehreren 100 Quadratmetern. Weil Luftverschmutzung und Rauch die Schleimhaut der Lunge schädigen, sollte das Organ in der Lage sein, sich ständig gegen Keime zu verteidigen. Nasen- und Bronchialschleimhaut unterstützen sie dabei.
Die Lunge selbst besitzt keine Muskulatur; die Luft wird nur mithilfe der Rippen- und Zwerchfellmuskulatur eingesogen. Weil sich der Brustkorb und das Zwerchfell dehnen, wird das Volumen größer und es entsteht ein Unterdruck, der durch die einströmende Luft ausgeglichen wird.
Da sich die Muskeln von Rippen und Zwerchfell willentlich steuern lassen, können Sie bewusst Einfuss auf die Atmung nehmen, zum Beispiel durch Entspannungstechniken wie Autogenes Training oder Yoga.
Körperliche Anzeichen einer Störung: Dysbalancen der Lungenfunktion zeigen sich meist in Kurzatmigkeit – zunächst bei Belastung, später auch in Ruhe. Lippen, Wangen und Ohren verfärben sich bei Sauerstoffmangel violett. Um Luft zu bekommen, richten sich die Betroffenen deutlich auf oder stützen sich auf.

Zeichen im Gesicht

Die Kennzeichen der Lunge sind im Bereich der Wangenknochen sowie die Nasenflügel und das Areal um die Nasenlöcher; auf Ersteren sind die Bronchien abgebildet, auf Letzteren die Lungenflügel.

› Sind Wangen, Lippen oder Ohrkrempe violett (livid) verfärbt, kann dies auf eine unzureichende Sauerstoffversorgung hindeuten.

› Eine bräunliche Verfärbung der Nasenflügel zeigt eine Veranlagung zu Atemwegserkrankungen.

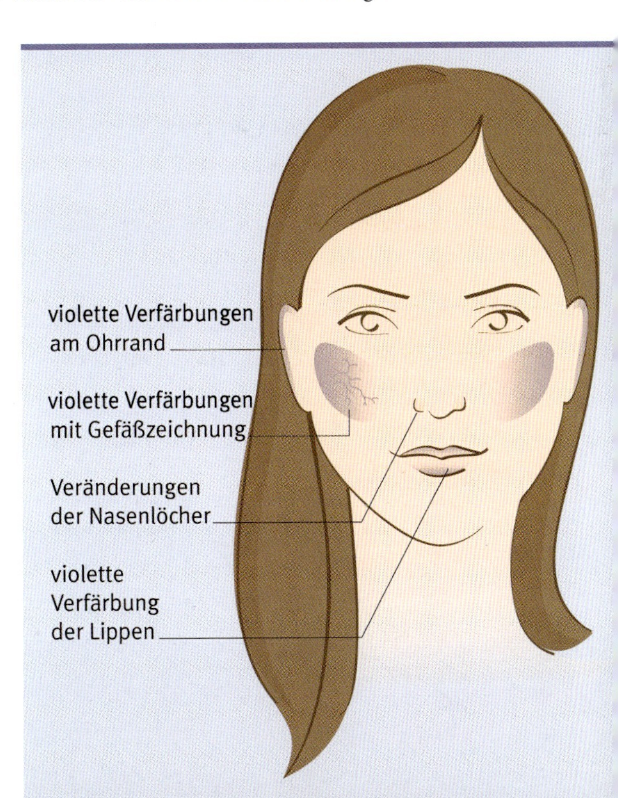

Botschaft der Seele

Die Lunge stellt unser Kontaktorgan zur Außenwelt dar. Beschwerden an den Atemwegen können ein Hinweis darauf sein, dass wir uns eingeengt fühlen und die Lebenssituation uns die Luft zum Atmen raubt. Da Lunge und Bronchien aber auch für die Fähigkeit stehen, das Leben zu genießen, können Störungen des Atemsystems ein Zeichen dafür sein, dass Groll, Unversöhnlichkeit, Verbitterung, Traurigkeit oder die Weigerung, zu vergeben und zu vergessen, vorherrschen. Im schlimmsten Fall besteht der Wunsch nach Rache.

Ist die Lunge anfällig für Störungen, kann dies ein Hinweis darauf sein, dass es nicht gelingt, mit den Anforderungen umzugehen, die die Außenwelt an uns stellt. So können Bronchitis und Schnupfen zur Winterzeit anzeigen, dass der Betroffene mit der kalten Außentemperatur nicht umgehen kann. Er fühlt sich durch die Kälte überfordert, zuweilen auch angegriffen. Oft geht mit den Beschwerden das Gefühl einher, es fehle der Freiraum, um bestimmte Situationen zu überwinden. Die Botschaft, die der Körper hier eindringlich sendet, lautet: Lebe das Leben in vollen Zügen. Entsinne dich wieder deiner Wünsche. Gib ab, was nicht zu dir gehört, und wehre dich gegen zu starke Einschränkungen.

Beschwerden der Lunge auf der Spur

Wenn Sie unter Störungen der Lunge leiden, sollten Sie die folgenden Fragen beantworten:

› Wo fühle ich mich in meiner Persönlichkeit eingeschränkt?
› Wo wünsche ich mir mehr Freiraum?
› Welche Lebenseinstellungen hindern mich daran, das Leben in vollen Zügen zu genießen?
› Welche Wünsche habe ich in meinem Leben bisher noch nicht umsetzen können?
› Mit welchen Einflüssen kann ich nur schwer umgehen?
› Womit kann ich keinen Frieden schließen?
› Wem gegenüber gibt es noch etwas auszusprechen, das mich traurig macht?

Das hilft der Lunge

Für die Lunge ist eine tiefe Atmung besonders wichtig – und die können Sie trainieren. Sie brauchen dazu nur einen aufgeblasenen Luftballon. Hängen Sie diesen an eine Stelle Ihrer Wohnung oder im Büro auf, an der Sie häufig vorbeikommen. Pusten Sie den Ballon mindestens dreimal am Tag (zu verschiedenen Zeiten) je 20-mal hintereinander kräftig zur Seite. Das stärkt die Atemmuskulatur und belüftet die Lunge.

Schüßler-Salze

Die folgenden Salze wirken harmonisierend auf die Lunge:

Körperliche Ebene

› Nr. 4 Kalium chloratum D6 schützt die Schleimhäute.
› Regulierend auf die Konsistenz des Schleims wirkt Nr. 8 Natrium chloratum D6.
› Nr. 11 Silicea D12 festigt das Gewebe, Nr.1 Calcium fluoratum D12 hält es elastisch.

Dosierung: Um auf die körperliche Ebene einzuwirken, nehmen Sie dreimal am Tag je zwei bis drei Pastillen ein.

Bei plötzlich auftretenden Atemstörungen oder Atemstörungen, die mit Schmerzen in der Brust oder Fieber einhergehen, sollten Sie unbedingt einen Arzt aufsuchen.

Unterstützung für die Seele

Neben den bei den Bronchien beschriebenen Schüßler-Salzen zur Unterstützung der Kommunikation und des »Sich-seinen-Raum-Nehmens« (siehe Seite 148), sind bei Lungenstörungen folgende Aspekte wichtig:

› Da es hier auch um das Thema Trauer und Versöhnung geht, darf Nr. 6 Kalium sulfuricum D6 nicht fehlen. Es hilft, Frieden zu schließen mit (meist längst) vergangenen Situationen, die sich nicht mehr ändern lassen.
› Bezieht sich die Trauer auf verpasste Gelegenheiten, kann Nr. 12 Calcium sulfuricum D6 helfen. Es unterstützt Sie darin, neue Ideen zu entwickeln und ein begonnenes Projekt doch noch durchzuführen.

Dosierung: Nehmen Sie dreimal täglich je eine Pastille ein.

Pflanzenheilkunde

Die im Folgenden genannten Heilpflanzen unterstützen die Lunge bei ihrer Arbeit. Die Dosierung ist abhängig von der jeweiligen Darreichungsform. Beachten Sie daher stets die Packungsbeilage.

Körperliche Ebene

Für die Lunge gelten die gleichen Empfehlungen wie für die Bronchien (siehe Seite 148). Zusätzlich zu den dort genannten Maßnahmen und zum Zwiebelbrustwickel von Seite 140 helfen folgende Pflanzen:

- Das ätherische Öl von Kamille, Eukalyptus oder Thymian wirkt desinfizierend (Aromalampe oder Badezusatz).
- Bei Allergien, die sich über die Atemwege zeigen, sollten Sie zunächst den allergieauslösenden Stoff meiden. Durch eine gezielte Entgiftung von Niere, Leber und durch die Stärkung des Immunsystems können Allergien in manchen Fällen deutlich gemindert werden.

Unterstützung für die Seele

- Mariendistel stärkt die Fähigkeit, sich abzugrenzen.
- Gänseblümchen hilft, emotionale Übergriffe in der Kindheit (etwa durch Gewalt oder Traumata) zu überwinden. Es hilft den Betroffenen, sich aus der Opferrolle zu befreien und ihre Gedanken wieder zu sich zu nehmen. Dadurch wird neue (Lebens-)Kraft freigesetzt. Zur Heilung der emotionalen Wunden eignet sich Ringelblumentinktur.
- Kamille hüllt die seelischen Konflikte sanft ein – ganz so wie eine Mutter ihr Kind bei Kummer tröstet. Daher sollte es in der Behandlung des seelischen Aspekts der Lungenstörung nicht fehlen.

Affirmationen

Sagen Sie sich einen der folgenden Sätze drei Wochen lang bis zu 30-mal täglich auf:

- Ich nehme mir mein Recht, frei zu leben.
- Ich trete in Kontakt mit meiner Umwelt.
- Ich löse mich aus meiner Erstarrung und lebe neue Impulse.
- Ich nehme Leben in mich auf.
- Ich gestatte mir, die Fülle des Lebens ungehindert aufzunehmen.
- Ich bin mutig und betrete Neuland.

Beispielhafte Erkrankung: Lungenentzündung

Körper: Bei einer Lungenentzündung (Pneumonie) infizieren unterschiedliche Erreger das Lungengewebe. Die Ansteckung erfolgt typischerweise durch das Einatmen von Mikroorganismen (Bakterien, Viren,

seltener Pilze und Parasiten; Strahlentherapie und Medikamente können ebenfalls eine Lungenentzündung auslösen). Die Hälfte aller Lungenentzündungen ist dabei auf eine bestimmte Bakterienart zurückzuführen: Streptococcus pneumoniae, auch Pneumokokken genannt. Das betroffene Areal wird vermehrt durchblutet und schwillt an.
Im Ruhezustand wird die Lunge von rund 1,5 Litern Luft durchströmt; in Stresssituationen kann sich die Menge auf bis zu 13 Liter steigern. Die zusätzlich zugeführte Luft wird jedoch nur dann verarbeitet, wenn auch die Atemzüge tiefer werden (Bauchatmung). Viele Menschen, die ihre Problematik über die Lunge leben, atmen nicht tief genug; ein Großteil der Luft strömt ungenutzt wieder nach außen.
Seele: Die Lunge steht für die Bereitschaft, sein Leben anzunehmen, und für die Angst vor dem Sterben. Eine Entzündung in diesem Organ kann zeigen, dass man sich in seinem Lebensraum eingeengt fühlt. Sie wird meist durch ein Geschehnis ausgelöst, das nur wenige Tage zurückliegt. Wer Schmerzen oder Schwierigkeiten beim Atmen hat, leidet eventuell unter dem Eindruck, am Leben zu ersticken oder davon erdrückt zu werden.
Mögliche mentale Haltung: Mir bleibt die Luft zum Atmen weg. Ich werde nicht anerkannt. Ich habe den Eindruck, kein Glück zu verdienen.
Affirmation: In Liebe lebe ich die Fülle des Lebens. Ich vergebe und lasse alte Wunden heilen.

Eine Lungenentzündung gehört immer in ärztliche Behandlung. Schüßler-Salze und Pflanzenheilkunde lassen sich bei dieser Krankheit nur unterstützend einsetzen.

Die Bronchien

Das Bronchialsystem dient dazu, die Atemluft zu filtern und zu erwärmen, aber auch dazu, sie in die Lungenbläschen zu transportieren, wo der Gasaustausch von Sauerstoff und Kohlendioxid stattfindet.
Jeden Tag wird in den Bronchien ein Liter Sekret gebildet, das die Schleimhaut befeuchten und Verunreinigungen beseitigen soll. Das Sekret wird direkt dem Verdauungstrakt zugeführt – ein Vorgang, von dem wir normalerweise nichts bemerken. Erst wenn mehr Sekret produziert wird, zum Beispiel bei einer Erkältung, versucht der Körper diesen Überschuss durch Husten oder Ausspucken wieder loszuwerden.
Körperliche Anzeichen einer Störung: Für den Laien ist es schwer, zwischen Symptomen der Lunge und der Bronchien zu unterscheiden. Das wohl

Bei plötzlich auftretenden Schmerzen im Brustkorb, die mit Bewusstseinstrübungen oder starken Angstgefühlen einhergehen, ist sofort ein Arzt zu benachrichtigen. Er muss abklären, ob es sich um eine Lungenembolie oder einen Infarkt handelt.

deutlichste Zeichen für eine bronchiale Störung ist der Husten. Je nach Art der Störung hat er unterschiedliche Klangarten: Rasselgeräusche weisen auf Schleimablagerungen hin. Trockener, bellender Husten kann allergisch bedingt sein. Krampfartiger Husten ist bei Keuchhusten und Asthma zu hören; die Luft wird dann meist auch pfeifend eingesogen. Aber auch Pfeifen oder Rasseln beim Atmen, schleimige Absonderungen, das Gefühl, nicht tief atmen zu können, und Schmerzen im Brustkorb zeigen, dass die Bronchien Hilfe brauchen.

Zeichen im Gesicht

› Die Bronchien und ihre kleinsten Einheiten, die Bronchiolen, zeigen sich im hinteren Bereich der Nasenflügel. Sind dort Gefäße zu sehen, kann ein Sekretstau in den Bronchien vorliegen.

› Gerötete Nasenflügel können auf bereits bestehende entzündliche Vorgänge in den Bronchien hindeuten.

› Sind die Nasenflügel eingezogen, hat der Betroffene unter Umständen Schwierigkeiten, die Luft tief in den Körper einzuatmen. **1.**

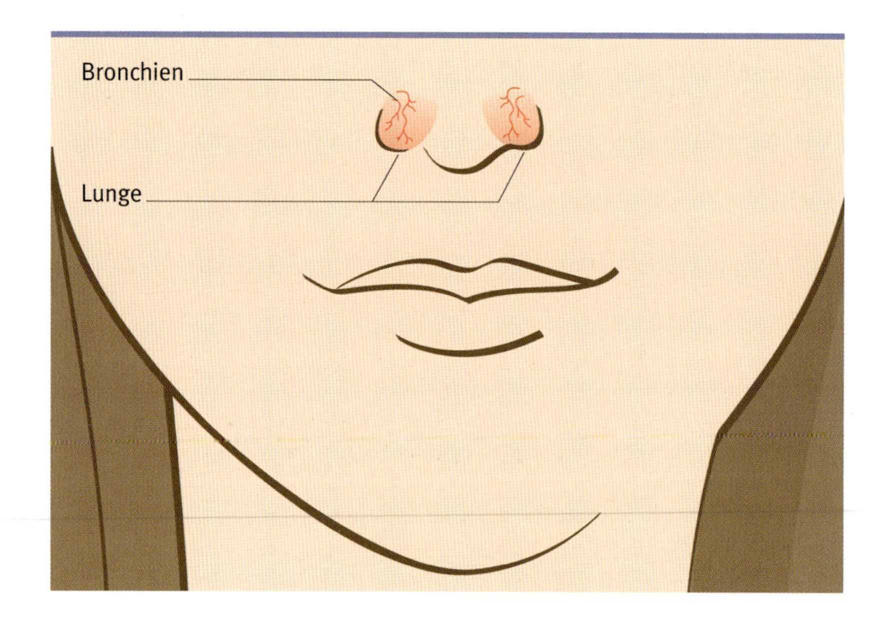

Botschaft der Seele

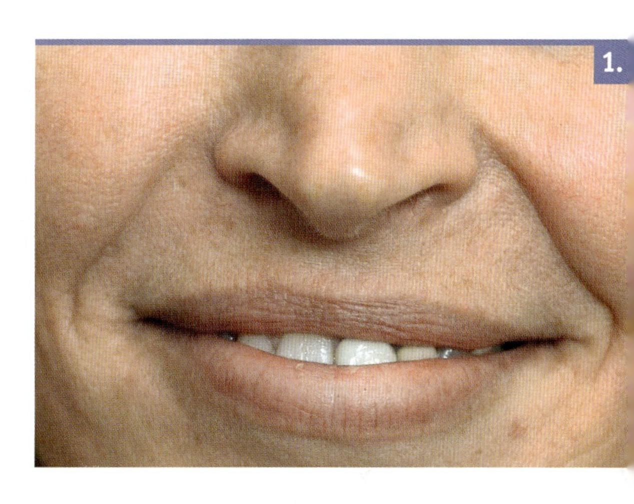

Über die Bronchien strömt Luft in die Lunge ein; sie symbolisieren somit die Annahme des Lebens. Beschwerden an den Bronchien sind häufig ein Zeichen dafür, dass man mit dem Leben nicht zurechtkommt. Die Bronchien stellen den eigenen Lebensraum dar – besonders in der Partnerschaft und in der Familie, aber auch in der Arbeitswelt. Haben Sie den Eindruck, dass sich jemand in diesen Bereich einmischt oder der Lebensraum gar verloren geht, kann es durch die zunehmende Unsicherheit zu Beschwerden an den Bronchien kommen. Störungen in diesem Bereich zeigen, dass das Vertrauen verloren wurde, den Lebensraum gut abgegrenzt zu haben.

Das hilft den Bronchien

Wenn Sie Schwierigkeiten mit den Bronchien haben, empfehlen sich mehrmals täglich Atemübungen, um bewusst tief zu atmen (siehe auch Seite 143). Achten Sie dabei auch auf die tiefe Ausatmung; sie ist gerade bei asthmatischen Erscheinungen häufig gestört.

Beschwerden der Bronchien auf der Spur

Wenn Sie an Störungen der Bronchien leiden, sollten Sie sich folgende Fragen stellen:

- Auf welche Person beziehungsweise auf welche Situation könnte sich meine Angst beziehen, dass jemand/etwas in meinen Lebensraum eindringt?
- Wo kann ich meinen Raum besser schützen?
- Was engt mich ein?

Schüßler-Salze

Diese Biomineralien helfen:

Körperliche Ebene

› Da die Bronchien mit Schleimhaut ausgekleidet sind, ist Nr. 4 Kalium chloratum D6, bei akuten Geschehen auch Nr. 3 Ferrum phosphoricum D12 erforderlich.
› Wird zäher Schleim produziert, nehmen Sie zur Regulation Nr. 8 Natrium chloratum D6 ein.
› Nr. 11 Silicea D12 stärkt das Gewebe, Nr. 1 Calcium fluoratum D12 macht es elastischer.
Dosierung: Nehmen Sie dreimal am Tag je zwei bis drei Pastillen ein.

Unterstützung für die Seele

Bei Störungen an den Bronchien fordert die Seele, sich seinen Raum zu nehmen und sich klarer abzugrenzen.
› Nr. 4 Kalium chloratum D6 und Nr. 9 Natrium phosphoricum D6 fördert den Mut, sich selbst Raum zu verschaffen.
› Nr. 11 Silicea D12 unterstützt die Kommunikation mit der Umwelt.
Dosierung: Nehmen Sie dreimal täglich je eine Pastille ein.

Pflanzenheilkunde

Auch mit Mitteln der Phytotherapie lassen sich die Bronchien regulieren. Die Dosierung der Naturheilmittel ist dabei abhängig von der jeweiligen Darreichungsform; beachten Sie stets die Packungsbeilage.

Körperliche Ebene

› Ist die Störung durch eine Infektion verursacht (Fieber, schlechtes Allgemeinbefinden) helfen antibiotisch wirkende Pflanzen wie Kapuzinerkresse, Knoblauch und Thymian; sie sind Bestandteil vieler Hustensäfte und entsprechender Tinkturen.
› Bei gereizter und entzündeter Schleimhaut lindern schleimbildende Pflanzen wie Isländisch Moos, Spitzwegerich, Wilde Malve, Eibisch oder Königskerze quälenden Hustenreiz; sie verflüssigen zähes Sekret in den Bronchien und erleichtern das Abhusten.
› Efeu, Schlüsselblumen- oder Veilchenwurzel fördern den Auswurf beim Abhusten. Sie sind in vielen fertigen Tees oder Hustentinkturen enthalten.

› Besonders bei krampfartigem Husten kann das ätherische Öl von Thymian, Pfefferminze, Menthol, Kampfer, Anis und Melisse in der Aromalampe, als Brustwickel oder im Badewasser Linderung verschaffen.

Unterstützung für die Seele

› Um seinen (Lebens-)Raum klar abzugrenzen, bedarf es eines inneren Schutzes; diesen kann ein schwacher Tee aus Eibischblättern und -blüten geben. Ihm wird nachgesagt, dass er heilende Wirkung auf wunde Seelen hat.

› Zu mehr Abgrenzungsfähigkeit und Expansionskraft führt Bärlauch. Als Tinktur oder Gewürz unterstützt er die Fähigkeit, den Blick auf das Wesentliche zu lenken.

› Mariendistel hilft dabei, Nein zu sagen, sich gegen emotionale Ausbeutung zu schützen und angemessen zu reagieren.

Vorsicht, wenn Sie im Frühjahr selbst Bärlauch sammeln möchten. Die Blätter sind leicht mit denen des giftigen Maiglöckchens zu verwechseln. Sie erkennen Bärlauch am knoblauchartigen Geruch der Blätter.

Affirmationen

Sagen Sie sich einen der folgenden Sätze drei Wochen lang bis zu 30-mal täglich auf:

› Ich vertrete meine Meinung.
› Ich stehe zu meinen Ansprüchen und lebe sie.
› Ich entscheide mich für meine Freiheit.
› Ich bin ausgesöhnt mit meiner Umwelt.
› Ich löse mich aus meiner Starre und lebe neue Impulse.

Beispielhafte Erkrankung: Bronchitis

Körper: Unter einer akuten Bronchitis versteht man eine akute Entzündung in den Verzweigungen der Luftröhre; sie geht meist mit einer Erkältungskrankheit oder Grippe einher. Die Erkrankung ist zwar fast immer harmlos, geht aber häufig mit quälendem Husten einher.
Seele: Bronchitiskranke fühlen sich oft unverstanden und zu Unrecht angegriffen. Die Kommunikation ist »entzündet«, aktuelle Unstimmigkeiten werden nicht ausgesprochen und geklärt. Auch Trauer und Wut können Auslöser für eine Bronchitis sein (»Ich werde dir etwas husten«).
Mögliche mentale Haltung: Ich kann nicht frei atmen. Ich kann das Leben nicht genießen.
Affirmation: Alles ist gut. Ich habe Frieden und Harmonie in mir.

Die Harnwege

Der Mensch besteht zu 70 Prozent aus Wasser, das ständig gereinigt werden muss. Dies ist unter anderem die Aufgabe der Harnwege. Sie sind verantwortlich für die Ausscheidung von in Flüssigkeit gelösten Giften.

Zu den Harnwegen zählen die Nieren, die Harnleiter, die Blase und die Harnröhre. Pro Tag durchlaufen 1500 Liter Blut die Nieren. Nachdem es gefiltert wurde und die Ausscheidungsprodukte eingedickt wurden, werden immer noch rund 1,5 Liter Harn ausgeschieden.
Durch die Zusammensetzung des Harns steuern die Nieren den Elektrolyt- und den Säure-Basen-Haushalt des Körpers. Indem sie den Wasserhaushalt regulieren, dienen sie auch der langfristigen Blutdruckeinstellung.
Viele Funktionen der Niere werden durch Hormone gesteuert. Sie produziert sogar selbst solche Botenstoffe, beispielsweise Erythropoetin – ein Hormon, das vom Organismus für die Bildung der roten Blutkörperchen benötigt wird.
Die Harnleiter leiten den Harn zur Harnblase, die als Sammelorgan dient. Über die Harnröhre wird der Urin schließlich ausgeschieden.
Körperliche Anzeichen einer Störung: Die Symptome bei Harnwegsbeschwerden sind im Allgemeinen eher unspezifisch. Müdigkeit, Konzentrationsschwäche, Kopfschmerzen, trüber Urin, Schwellungen unter den Augen und in ausgeprägten Fällen auch Durchfälle sind für gewöhnlich die Merkmale. Schmerzen im mittleren Rücken, ein Brennen im Unterbauch und beim Wasserlassen, Krämpfe im Unterbauch und Harnverhalt (trotz Drang zur Toilette öffnet sich der Schließmuskel nicht) können weitere Anzeichen sein.

Zeichen im Gesicht

Die Ausdruckszonen der Harnwege liegen unter dem Auge und am Ohr.
› Schwellungen ohne und mit Verfärbungen – die Haut zeigt sich dann blassrosa-weißlich transparent – deuten auf Störungen hin.
› Senkrechte Falten vor den Ohren sowie um den Mund herum können auf eine Nierenstörung hindeuten (siehe Seite 155).

Botschaft der Seele

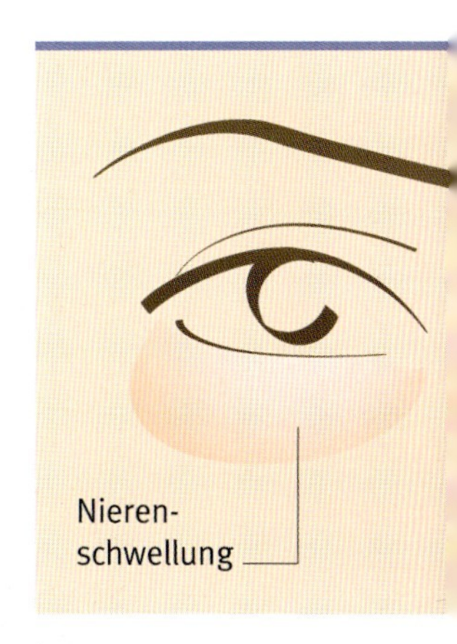

Wasser dient dem Körper nicht nur als Spülflüssigkeit, sondern auch als Träger der gespeicherten Erinnerungen eines Menschen – sogar solcher, die durch die Zellspeicherung über Generationen weitergegeben werden.
Beschwerden der Harnwege können auf Spannungen bezüglich der Fundamente hinweisen, auf die jeder Einzelne sein Leben aufbaut. Sie zeigen dann die Angst vor Veränderungen, vor dem Partner (oder der Partnerschaft im Allgemeinen), den Eltern, der Elternschaft, schweren Krankheiten oder Tod.

Das hilft den Harnwegen

Wer zu Störungen an den Harnwegen neigt, sollte unbedingt auf eine basenreiche Ernährung achten. Zucker, zuckerhaltige Produkte, Weißmehlerzeugnisse und die Kombination verschiedener Eiweiße in einer Mahlzeit (etwa Fleisch mit Sahnesauce, Fisch oder Fleisch mit Käse, Schinken und Käse, Tofu und Hülsenfrüchte) sind stark säurebildend. Zudem ist eine ausreichende Wasserzufuhr nötig, damit die Harnwege gut funktionieren: am Tag 30 Milliliter Flüssigkeit pro Kilogramm Körpergewicht.

Schüßler-Salze

Zur Unterstützung der Harnwege haben sich folgende Salze bewährt:

Körperliche Ebene

› Da die Harnwege mit Schleimhaut ausgekleidet sind, ist eines der Hauptmittel die Nr. 4 Kalium chloratum.
› Bei nicht entzündlichen Störungen der Harnorgane sind Nr. 8 Natrium chloratum D6 und Nr. 10 Natrium sulfuricum D6 hilfreich. Sie regulieren die Schlackenausscheidung und den Wasserhaushalt.
› Nr. 9 Natrium phosphoricum D6 gleicht den Säure-Basen-Haushalt aus.
› Bei allen entzündlichen Prozessen darf Nr. 3 Ferrum phosphoricum D12 nicht fehlen. Nehmen Sie im akuten Zustand alle fünf Minuten eine Pastille ein.

Dosierung: Soweit nicht anders angegeben, nehmen Sie dreimal am Tag je zwei bis drei Pastillen ein.

Unterstützung für die Seele

Die Botschaft, die die Seele durch Störungen an den Harnorganen sendet, ist ein Hinweis auf unbewusste Ängste.

› Nr. 1 Calcium fluoratum D12 hilft gegen unbegründete Ängste, die sich auf alle Lebensbereiche beziehen können.

› Nr. 2 Calcium phosphoricum D6 wird bei mangelndem Vertrauen in das eigene Gefühl eingesetzt.

› Nr. 5 Kalium phosphoricum D6 ist ein Salz gegen Ängste, die auch körperliche Unruhe mit sich bringen.

› Nr. 7 Magnesium phosphoricum D6 hat sich bei akuten Ängsten und Sorgen bewährt, um wieder zur eigenen Mitte zu finden.

› Über die darüber hinausgehende spezielle Behandlung für Niere und Blase lesen Sie auf Seite 157 und 161.

Dosierung: Nehmen Sie dreimal täglich je eine Pastille ein.

Pflanzenheilkunde

Diese Heilpflanzen können bei Störungen der Harnwege helfen; die Dosierung ist dabei abhängig von der jeweiligen Darreichungsform. Beachten Sie daher stets die Packungsbeilage.

Körperliche Ebene

› Das für die Harnwege wohl wichtigste Kraut ist die Goldrute. Sie durchspült und aktiviert die Harnwege. Entsprechende Solidago-Präparate werden fast immer als Tinktur oder Kapsel angeboten.

Natronbäder helfen beim Entsäuern

Nicht nur basische Nahrungsmittel wie Salat, Gemüse oder Pilze entsäuern den Körper. Auch die Reduktion von Stress kann maßgeblich dazu beitragen. Regelmäßige (Fuß-)Bäder in Natron geben der Haut die Möglichkeit, sich von den porenverstopfenden Säuren zu befreien. Die Messung des pH-Werts im Urin kann Aufschluss darüber geben, wie viel Säuren ausgeschieden werden. Sie ergibt jedoch keinen zuverlässigen Wert zum Säurestand in den Zellen. Daher sollte diese Messung nicht überbewertet werden.

› Auch Brennnesselblätter, schwarze Johannisbeere, Löwenzahn und Petersilie haben eine wasserausleitende Wirkung.

Unterstützung für die Seele

› Goldrute bietet sich auch für den seelischen Aspekt an. Sie stärkt die Verbindung zu Eltern, Geschwistern, Kindern und Partner. Gerade nach Enttäuschungen in der Partnerschaft spendet sie Trost und Zuversicht.

› Brennnessel hat bei überschießenden Reaktionen und Aggressionen einen beruhigenden Einfluss. Sie bietet Unterstützung, wenn Hindernisse überwunden und überholte Lebensmuster beseitigt werden müssen. Sie gibt den nötigen Schwung, um die Führung im eigenen Leben zu übernehmen, und trägt so zur Erneuerung bei.

Affirmationen

Sagen Sie sich einen der folgenden Sätze drei Wochen lang bis zu 30-mal täglich auf:

› Ich lasse alte Muster los.
› Ich liebe und akzeptiere mich.
› Ich fühle mich geborgen.
› Ich lasse Überflüssiges in meinem Leben los und begrüße alles Neue.
› Ich nehme Veränderungen in meinem Leben dankbar an.

Die Nieren

Die Nieren liegen paarig angeordnet rechts und links der Wirbelsäule unter dem Zwerchfell. In jeder Niere befindet sich ein komplexes Kanalgeflecht, das die Filterfunktion übernimmt (Glomeruli).
Die Aufgaben dieses verhältnismäßig kleinen Organs sind gewaltig: Die Nieren sind verantwortlich für die Ausscheidung von Stoffwechselprodukten und Fremdsubstanzen (beispielsweise Medikamente) und halten den osmotischen Druck im Körper aufrecht. Darüber hinaus werden hier die Hormone Renin (zuständig für die Blutdruckregulation und Elektrolythaushalt) und Erythropoetin (zuständig für die Bildung des roten Blutfarbstoffs Hämoglobin) gebildet; Vitamin D, das zur Härtung der Knochen und zur Gerinnung gebraucht wird, wird in den Nieren in seine aktive Form umgewandelt. Da die Nieren Urin ausscheiden, tragen sie nicht zuletzt zur Balance des Säure-Basen- und Elektrolythaushalts im Blut bei.

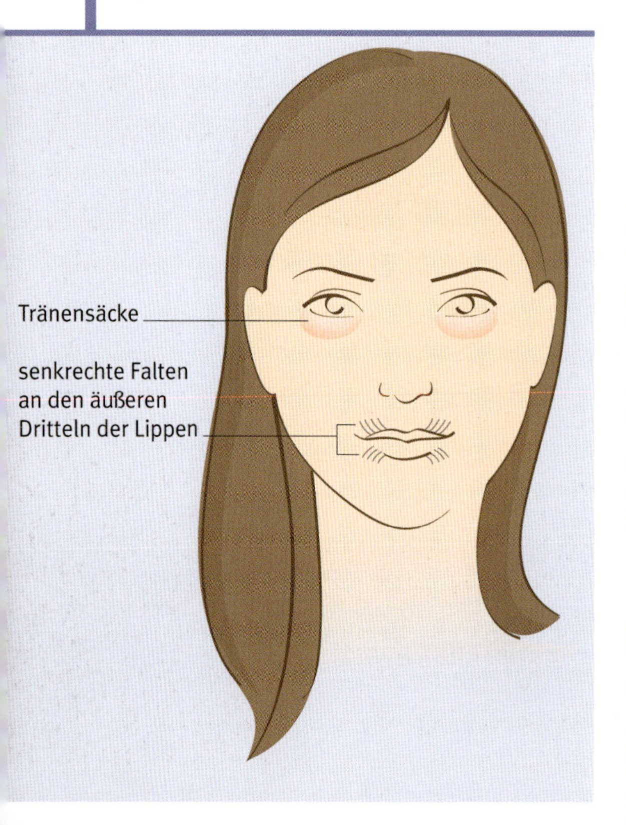

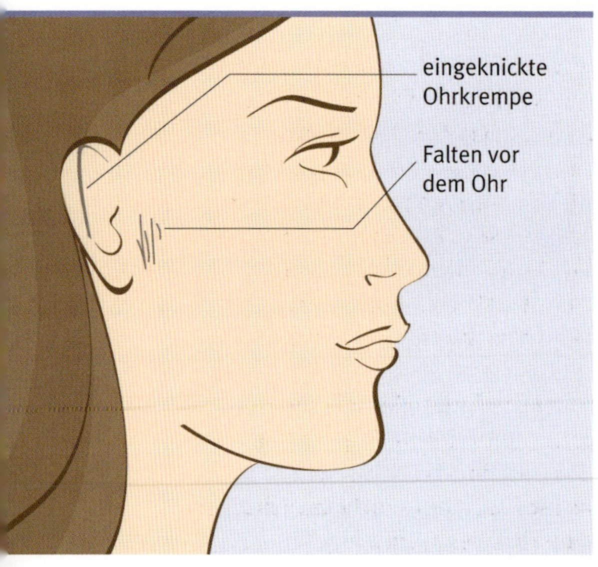

Körperliche Anzeichen einer Störung: Neben den allgemeinen Symptomen einer Harnwegsstörung (siehe Seite 150) deuten folgende Anzeichen auf eine Dysbalance in den Nieren hin: häufiges Wasserlassen, leichter Druck in der unteren Rippenregion am Rücken, Klopf- und Stoßempfindlichkeit am Rücken, Brennen beim Wasserlassen. Unter Umständen ist der Urin blutig; in diesem Fall sollten Sie unbedingt zum Arzt gehen.

Zeichen im Gesicht

Bis die Schulmedizin messbare pathologische Werte nachweisen kann, sind bereits 70 Prozent des Nierengewebes zugrunde gegangen. Im Gesicht dagegen zeigen sich bereits geringe Störungen.

› Sowohl bei einem Nierenstau durch eine Abflussstörung als auch bei einer Unterversorgung mit Wasser sind unter den Augen Schwellungen zu sehen, die umgangssprachlich oft als Tränensäcke bezeichnet werden. **1.** Konsistenz und Farbe der Schwellung geben Aufschluss über die Art der Störung. Die Farbe kann zwischen blass-grau bis bläulich variieren, die Unterlidschwellung ist manchmal fast wässrig transparent.

› Warzenartige Veränderungen (Fibrome) direkt um die Augen

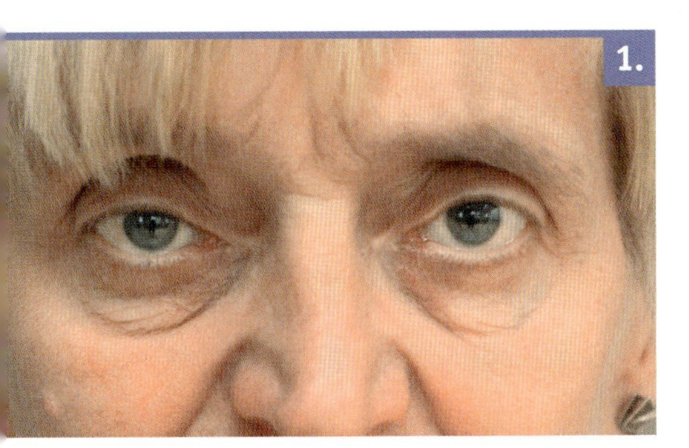

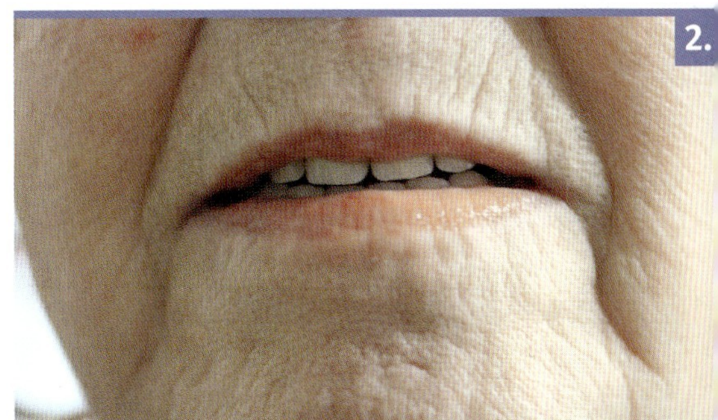

zeigen ebenfalls eine an, dass die Nieren in ihrer Ausscheidungsfunktion gestört sind.

› Weitere Hinweise darauf, dass die Nieren nicht optimal arbeiten können, sind erste Zeichen der Austrocknung. In den äußeren Dritteln um den Mund sind dann deutliche senkrechte Falten zu sehen – ein Zeichen dafür, dass über Jahre hinweg zu wenig Wasser getrunken wurde. 2.

› Senkrechte Falten vor den Ohren zeigen ebenfalls an, dass der Körper nicht genug Wasser bekommt. 3.

› Ist die Ohrkrempe (Helix) deutlich eingeknickt, liegt eine angeborene Veränderung des Nierengewebes vor.

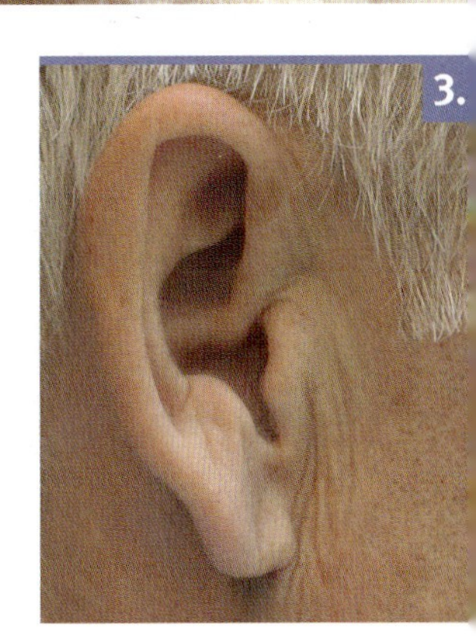

Botschaft der Seele

Die Nieren stehen für die Harmonie zwischen beiden Lebenspolen, aber auch für die Reinigung und Klärung negativer Emotionen. Wenn sie reagieren, deutet das mit großer Wahrscheinlichkeit auf ein unausgesprochenes Problem im Bereich Partnerschaft, Eltern oder Elternschaft hin – zuweilen auch auf eine allgemeine Angst. Wie bei allen paarig angelegten Organen steht dabei auch hier die linke Körperseite für emotionale Störung mit einer weiblichen, die rechte Seite für einen Konflikt mit einer männlichen Person. Auch der Säure-Basen-Ausgleich repräsentiert das männliche und das weibliche Prinzip: Säuren entsprechen dem männlichen, Basen dem weiblichen Anteil.
Entsprechend sind Beschwerden der Nieren häufig ein Hinweis darauf, dass es mehr zu klärende Emotionen gibt, als derzeit bewältigt werden können; man ist unfähig, mit bestimmten Emotionen umzugehen. Anhaltender Druck und die Neigung, sich selbst ständig zurückzunehmen, wirken sich ebenfalls schwächend auf die Nieren aus.

Nierenbeschwerden auf der Spur

Bei Nierenproblemen sollten Sie folgende Fragen beantworten:
- Welche Beziehungsprobleme habe ich nicht bewältigt?
- Wo erkenne ich in dem Verhalten meines Partners beziehungsweise meines Gegenübers meine eigenen ungelösten Themen?
- Wo halte ich Probleme fest und verhindere ihre Lösung?
- Wem gegenüber nehme ich mich dauerhaft zurück?
- Was hält mich davon ab, mich den anderen in meiner ganzen Vielfalt zu zeigen?

Das hilft den Nieren

Wenn Sie zu Nierenbeschwerden neigen, sollten Sie unbedingt darauf achten, dass Ihre Füße immer schön warm sind. Bedecken Sie außerdem die Nieren und Lendengegend mit wärmender Kleidung. Bei einer akuten Erkrankung ist unbedingt ein Arzt oder Heilpraktiker hinzuzuziehen. Halten Sie außerdem Bettruhe ein.

Schüßler-Salze

Diese Salze können unterstützend helfen:

Körperliche Ebene

- Kombinieren Sie die Salze Nr. 8 Natrium chloratum D6, Nr. 9 Natrium phosphoricum D6 und Nr. 10 Natrium sulfuricum: Nr. 8 reguliert den Wasserhaushalt in den Zellen und leitet Schlacken aus. Nr. 9 balanciert den Säure-Basen-Haushalt aus und Nr. 10 erleichtert die Zuführung der schlackenbeladenen Flüssigkeiten zur Niere.
- Gegen Verhärtungen, Steinbildungen und Verengung der Nierenarterien empfiehlt sich Nr. 1 Calcium fluoratum D12.
- Geht die Nierenstörungen mit starken Schmerzen einher, kann zusätzlich Nr. 19 Cuprum arsenicosum gegeben werden.

Entzündungen der Nieren sollten immer nur begleitend zur ärztlichen Therapie mit Naturheilmitteln behandelt werden.

Dosierung: Um auf die körperliche Ebene einzuwirken, nehmen Sie dreimal täglich je zwei bis drei Pastillen ein.

Unterstützung für die Seele

› Bei Erwartungsängsten ist grundsätzlich Nr. 5 Kalium phosphoricum D6 anzuwenden.
› Wer Angst hat, seine Rolle im Leben nicht richtig auszufüllen, greift zu Nr. 7 Magnesium phosphoricum D6.
› Bei einem mangelnden Vertrauen ins Leben kann Nr. 2 Calcium phosphoricum D6 helfen.
› Bezieht sich die Angst auf eine Partnerschaft oder auf die Sexualität, darf Nr. 3 Ferrum phosphoricum D12 nicht fehlen. Es sorgt dafür, dass Sie sich Ihrer eigenen Wünsche und Fantasien bewusster werden und sie auch dem anderen mitteilen.
Dosierung: Um die Seele zu unterstützen, lassen Sie dreimal täglich je eine Pastille im Mund zergehen.

Pflanzenheilkunde

In der Phytotherapie haben sich ebenfalls einige Pflanzen bewährt. Die Dosierung ist dabei abhängig von der jeweiligen Darreichungsform; beachten Sie stets die Packungsbeilage.

Körperliche Ebene

› Zusätzlich zu entwässernden Pflanzen (siehe Seite 152 f.) können Sie die Nieren mit Ackerschachtelhalm, Wacholdersprossen, Liebstöckel, Hauhechel und Quecke unterstützen. Das ätherische Öl der Kiefer wirkt ebenfalls harntreibend und antiseptisch (Aromalampe oder Badezusatz).
› Wenn die Tendenz zu Nierensteinen oder -gries besteht, sollten Sie wenig Eiweiß, Salz, Kaffee und Alkohol zu sich nehmen und dafür vermehrt auf basenhaltige Lebensmittel zurückgreifen; dazu gehören Kartoffeln und die meisten Gemüsesorten.
› Bei krampfartigen Schmerzen wirkt Gänsefingerkraut lindernd.

Unterstützung für die Seele

Die im Abschnitt der Harnwege beschriebenen Aspekte gelten auch für die Niere (siehe Seite 153). Es gibt darüber hinaus jedoch noch einige andere Pflanzen, die bei der Bearbeitung des seelischen Themas hilfreich sind.
› Den Nieren wird neben dem Aspekt der Beziehung auch die Verbindung von Polaritäten und die Emotion Angst zugeordnet. Daher sind alle Pflanzen, die zur Beruhigung eingesetzt werden, auch hier zu verwenden;

das beruhigende Element stellt den Ausgleich zwischen den Polaritäten dar. Zu den beruhigenden Pflanzen gehören: Melisse, Passionsblume, Baldrian und Hopfen.

- Zur speziellen Verbindung des inneren Männlichen und Weiblichen bietet sich Ginkgo an. Er unterstützt die Seele dabei, das Gleichgewicht zwischen den Polaritäten wiederherzustellen.
- Ackerschachtelhalmtinktur klärt die Gedanken, stellt den Sinn für Ordnung und Struktur wieder her.

Affirmationen

Sagen Sie sich einen der folgenden Sätze drei Wochen lang bis zu 30-mal täglich auf:

- Ich lasse alte Muster los und begrüße alles Neue.
- Ich bin erwachsen und handle verantwortungsbewusst.
- Mit Leichtigkeit löse ich erstarrte Strukturen der Vergangenheit auf.
- In meinem Leben geschieht immer das Richtige.
- Ich gebe meinen Widerstand auf.
- Ich stelle mich den Aufgaben, die mir meine Partnerschaft bietet.
- Ich lebe Lust mit Genuss.

Beispielhafte Erkrankung: Nierensteine

Körper: Nierenstörungen können zur Ablagerung von Kristallen und Steinbildung in den Nieren oder den oberen Harnleitern führen. Beginnen diese zu rutschen, kommt es mitunter zu heftigsten Schmerzattacken (Koliken). Die Betroffenen verspüren dann meist einen starken Bewegungsdrang. Geben sie diesem nach, können die Kristalle durch die Bewegung zur Ausscheidung gebracht werden.
Seele: Nierensteine stehen im übertragenen Sinne für Brocken von Wut und für das Gefühl, in dieser Emotion festzustecken; sie loszulassen verursacht Trennungsschmerz. Andere häufig vorhandene emotionale Themen bei Nierensteinen können verhärtete Ängste, Trennungsschmerz und schmerzhaftes Loslassen sein.
Mögliche mentale Haltung: Ich bin wütend, gebe es jedoch nicht zu. Ich zeige mich verständig.
Affirmation: Meine Gefühle sind im Fluss, ich vertraue. Mit Leichtigkeit löse ich die Probleme der Vergangenheit auf.

Die Harnblase

Die Harnblase liegt unterhalb des Bauchraums hinter der Schambeinfuge im kleinen Becken. Das muskulöse Hohlorgan ist ein Sammelgefäß für den Urin, der in den Nieren produziert wird. Ihr Fassungsvermögen beträgt zwischen 400 und 500 Milliliter; ab 150 Millilitern nehmen Sie in der Regel einen Harndrang wahr.

Körperliche Anzeichen einer Störung: Schwierigkeiten mit der Blase können ohne körperliche Symptome verlaufen; sie können aber auch mit massivem Brennen der Harnröhre, Fieber und Unterbauchkrämpfen einhergehen. Zu den eher unbemerkten Störungen zählt die beginnende Inkontinenz: Beim Husten, Niesen oder Lachen gehen, bei halbvoller oder voller Blase, einige Tropfen Urin ab. Allerdings handelt es sich bei Inkontinenz im engeren Sinne nicht um eine Blasenstörung, sondern eine Störung der Muskulatur. Brennen beim Wasserlassen mit gleichzeitig nur geringer Harnmenge und krampfartige Schmerzen im Unterbauch sind ein Hinweis auf eine Blasenreizung oder -entzündung. Unter Umständen lässt sich auch Blut im Urin nachweisen. In diesem Fall sollten Sie umgehend einen Termin beim Heilkundigen ausmachen.

Zeichen im Gesicht

› Im Gesicht zeigt sich die Blasenstörung als kleine Schwellung direkt unter dem Unterlid. **1.**

Mitunter werden trotz des Anzeichens keine körperlichen Symptome wahrgenommen; die Themen der Seele spielen aber durchaus eine Rolle.

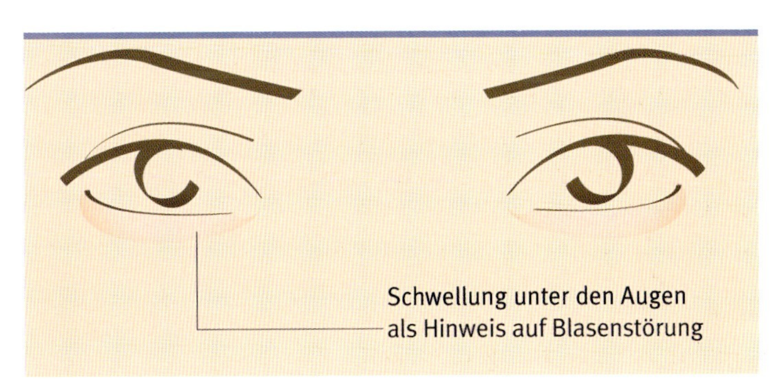

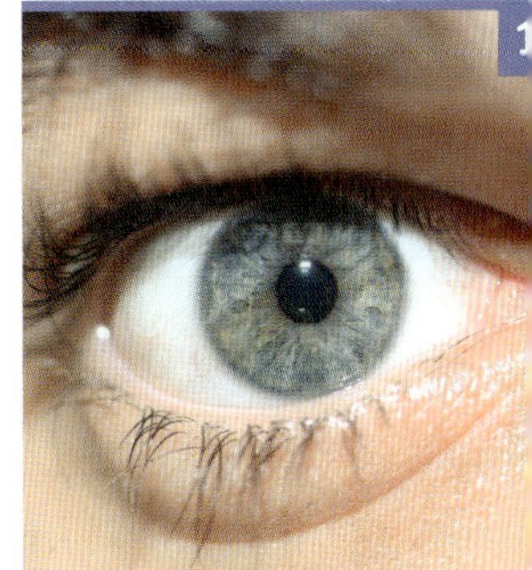

Blasenbeschwerden auf der Spur

Wenn Sie Schwierigkeiten mit der Blase haben, sollten Sie für sich die folgenden Fragen beantworten:
- Worüber weine ich innerlich?
- Womit setze ich mich unter Druck?
- Welchen Ballast möchte ich loswerden?
- Welche Entscheidung schiebe ich vor mir her?
- Wo habe ich falsche Vorstellungen zu bestimmten Bereichen meines Lebens?

Botschaft der Seele

Organsprachlich steht die Blase für die Schwierigkeit, falsche Vorstellungen und Hoffnungen loszulassen, die sich auf emotionale, sexuelle oder spirituelle Themen beziehen. So gesehen ließe sich der Harn auch als emotionales Abwasser bezeichnen.
Wer Schwierigkeiten beim Wasserlassen verspürt, kann sich im Allgemeinen nicht von seinen alten (schmerzhaften) Erinnerungen, Denkmustern oder Gewohnheiten trennen.
Eine Entzündung in diesem Bereich kann zeigen, dass Sie sich gegen diese innere Einstellung auflehnen: »Ich möchte loslassen, aber ich kann nicht, denn das Loslassen schmerzt mich.«
Die Blase regaiert bisweilen auch dann, wenn wirtschaftliche Ängste durchlebt werden oder Schuldgefühle quälen.

Das hilft der Harnblase

Brennt die Harnröhre beim Wasserlassen oder besteht gar eine Blasenentzündung, müssen Sie deutlich mehr Wasser trinken, um die Nieren richtig durchzuspülen; drei bis vier Liter sollten es in diesem Fall am Tag sein – und zwar unabhängig vom Körpergewicht.

Schüßler-Salze

Darüber hinaus können folgende Biomineralien ausgleichend wirken:

Körperliche Ebene

› Die Blase ist innen mit Schleimhaut ausgekleidet. Als Schleimhaut-Schutzmittel ist daher Nr. 4 Kalium chloratum D6 bei allen Blasenbeschwerden zu empfehlen.
› Liegt eine Entzündung vor und bestehen Schmerzen beim Wasserlassen, nehmen Sie alle fünf Minuten eine Tablette Nr. 3 Ferrum phosphoricum D12, bis das Brennen nachlässt. Danach können Sie die Zeitspanne zwischen zwei Tabletten ausdehnen.
› Kehren Entzündungen an der Blase immer wieder, hat sich Nr. 16 Lithium chloratum bewährt.
› Für alle chronischen Prozesse im Nierenbereich wird Nr. 12 Calcium sulfuricum D6 verwendet.
› Nr. 9 Natrium phosphoricum D6 und Nr. 23 Natrium bicarbonicum gleichen den Säure-Basen-Haushalt aus.
Dosierung: Soweit nicht anders angegeben, lassen Sie dreimal am Tag je zwei bis drei Pastillen im Mund zergehen.

Unterstützung für die Seele

Blasenbeschwerden zeugen davon, dass es schwerfällt, sich von Emotionen zu trennen, die mit bestimmten Ereignissen gekoppelt sind. Deshalb kommen vor allem solche Mineralien zum Einsatz, die das Loslassen fördern.
› Nr. 6 Kalium sulfuricum D6, Nr. 8 Natrium chloratum D6 und Nr. 10 Natrium sulfuricum D6 helfen, innerlich Frieden zu schließen – mit dem Geschehenen, dem damit verbundenen Schmerz und mit sich selbst.
› Auch Nr. 12 Calcium sulfuricum D6 kann diesen inneren Prozess sehr hilfreich unterstützen.
Dosierung: Nehmen Sie dreimal täglich je eine Pastille ein.

Pflanzenheilkunde

Einige Heilpflanzen können ebenfalls dazu beitragen, Blasenstörungen auszugleichen. Die Dosierung der Naturheilmittel ist dabei abhängig von der jeweiligen Darreichungsform; beachten Sie stets die Packungsbeilage.

Körperliche Ebene

› Alle Pflanzen, die Harnwegen und Nieren helfen, lasen sich auch bei Blasenstörungen einsetzen (siehe Seite 152 f. und 157). Zusätzlich lindert Cranberry die Symptome deutlich.

› Eine der häufigsten Störungen der Harnwege ist die Reizblase. Zur Linderung haben sich beruhigende Pflanzen wie Baldrian, Hopfen oder Passionsblume bewährt – am besten in Kombination mit Gänsefingerkraut oder Kürbissamen (zur Entkrampfung) sowie entzündungshemmenden Mitteln wie Kamille oder Goldrute.
› Basische Sitzbäder mit Ackerschachtelhalm und Natron wirken entgiftend und regen die Durchblutung an; sie ergänzen die Behandlung daher sehr gut. Für ein Natronbad geben Sie drei Esslöffel Natron in ein Vollbad (Wassertemperatur: 38 °C). Für ein Schachtelhalmbad weichen Sie zunächst zwei Handvoll Schachtelhalmkraut in zwei Liter kaltem Wasser ein und kochen das Ganze dann 15 bis 30 Minuten. Den Sud durch ein Sieb ins warme Badewasser (38 °C) gießen. Die Badedauer sollte 15 bis 20 Minuten nicht überschreiten.

Unterstützung für die Seele

› Eine äußerst wichtige Pflanze für alle Themen, bei denen die Blase reagiert, ist die Birke; sie vereint die Gegensätze von Leben und Tod in sich. Während die Blätter Jugend und Frische verkörpern, symbolisiert die weiße abgestorbene Rinde, die sich vom Baum schält, den Tod. Birkentinktur bietet sich immer dann an, wenn alle Hoffnung verloren gegangen ist und das Leben nur noch als grau und matt empfunden wird.
› Wer den Eindruck hat, dass gar nichts weitergeht, kann zusätzlich Haferkrauttinktur verwenden. Sie bringt den Energiefluss im Körper wieder ins Gleichgewicht und unterstützt darin, inneren und äußeren Druck seelisch zu bewältigen.

Affirmationen

Sagen Sie sich einen der folgenden Sätze drei Wochen lang bis zu 30-mal täglich auf:
› Ich entscheide mich mit Leichtigkeit.
› Ich bin geduldig.
› Ich fühle mich sicher. Für mich ist gesorgt.
› Ich lasse Altes mit Leichtigkeit gehen.
› Ich heiße Neues in meinem Leben willkommen.
› Ich trenne mich mit Leichtigkeit von meinem seelischen Ballast und gebe mich dem Fluss des Lebens hin.
› Geben und Nehmen sind im Gleichgewicht.

Beispielhafte Erkrankung: Reizblase

Körper: Die Reizblase äußert sich durch einen ständigen Harndrang, wobei jedoch stets nur geringe Mengen an Urin abgegeben werden können. Die häufigste Ursache für die Beschwerden ist eine Unterkühlung. Bei Frauen verursachen zudem oft psychovegetative und hormonale Einflüsse die Reizung. Sicherheitshalber sollten Sie bei Beschwerden vom Arzt oder Naturheilpraktiker abklären lassen, ob nicht eine symptomschwache Blasenentzündung vorliegt; diese lässt sich von einer Reizblase nämlich kaum unterscheiden.
Seele: Der physische Druck, den Sie bei einer gefüllten Blase verspüren, kann auch ein Ausdruck psychischer Belastungen sein. Wer unter einer Reisblase leidet, vermag den emotionalen Druck häufig nicht mental zu entlassen. Daher versucht die Psyche ihn über die Blase abzugeben. Wer ständig auf die Toilette muss, sucht aber vielleicht auch nach einer Möglichkeit, sich aus einer Situation zu begeben – und deren Verlauf durch die Unterbrechung zu manipulieren.
Mögliche mentale Haltung: Neue Situationen verunsichern mich. Ich möchte die Kontrolle über eine Situation behalten.
Affirmation: Ich bin in Sicherheit. Ich gebe meine Machtspiele auf. Ich heiße das Neue mit Freude willkommen Ich öffne mich für neue Erfahrungen.

Die Blase kann trainiert werden

› Trinken Sie jeden Tag rund 30 ml Wasser pro kg Körpergewicht.
› Vermeiden Sie, nur vorsorglich auf die Toilette zu gehen, obwohl Sie eigentlich gar nicht müssen.
› Wenn Sie das dringende Bedürfnis haben, Harn zu lassen, kann es helfen, sich hinzusetzen und nicht ans Zur-Toilette-Gehen zu denken.
› Achten Sie auf Ihre Verdauuung; Verstopfung kann die Empfindlichkeit der Blase erhöhen.
› Reduzieren Sie Getränke, die die Blase reizen können, wie Kaffee, Cola und Alkohol.
› Machen Sie regelmäßig Beckenbodenübungen, dies gibt Ihnen Selbstvertrauen, den Harn einzuhalten.

Die Fortpflanzungsorgane

Die wichtigsten inneren Geschlechtsorgane der Frau sind die Eierstöcke, die Eileiter und die Gebärmutter. Beim Mann sind es die Hoden, die Nebenhoden, die Samenleiter und die Vorsteherdrüse (Prostata). Sie alle dienen nicht nur der Fortpflanzung; hier werden auch wichtige Hormone gebildet.

Neben den äußerlichen Merkmalen unterscheiden sich die Geschlechtsorgane von Frau und Mann auch innerlich erheblich voneinander: Die Eierstöcke produzieren die weiblichen Geschlechtshormone Östrogen und Progesteron, die Hoden dagegen produzieren das männliche Sexualhormon Testosteron.

Körperliche Anzeichen einer Störung: Bei Frauen kann sich eine Störung der Fortpflanzungsorgane sowohl in gesteigertem als auch in nachlassendem sexuellen Verlangen äußern. Weitere Anzeichen sind Scheidentrockenheit und eine gestörte Fruchtbarkeit. Sind die Keimdrüsen betroffen, können sich die Störungen bei Frauen in periodenabhängigen Unterleibsschmerzen, außerordentlichen Blutungen, einer Gebärmuttersenkung, Vaginalfluss oder Wechseljahrebeschwerden zeigen.

Bei Männern treten Schmerzen in Hoden, Penis und Eichel ebenso auf wie Erektionsstörungen. Auch Veränderungen des Urinstroms beim Wasserlassen oder immer wiederkehrende Schmerzen im Unterbauch können auf eine Störung der Fortpflanzungsorgane hindeuten.

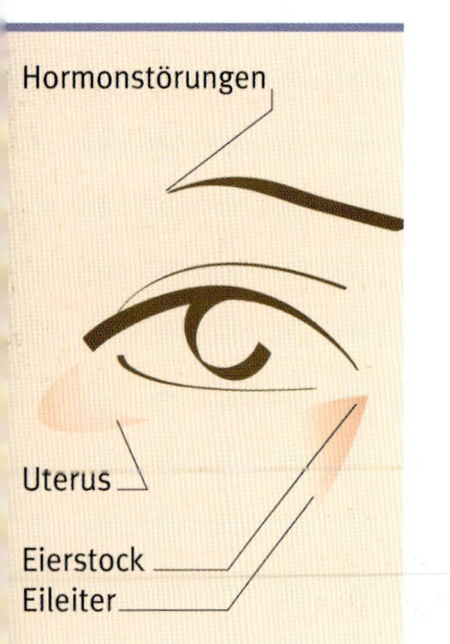

Zeichen im Gesicht

› Bei Mann und Frau zeigen sich Störungen der Hoden und Samenleiter beziehungsweise der Eierstöcke und Eileiter durch Rötungen oder auffallende Blässe im inneren Augenwinkel. **1.**

› Uterus beziehungsweise Prostata sind im Gesicht unterhalb des äußeren Augenwinkels abgebildet. In diesem Bereich sind bei Unstimmigkeiten in vielen Fällen Schwellungen, Blässe oder eine Rötung zu sehen. **2.**

› Sind die Augenbrauen auffallend kurz (ohne dabei kosmetisch behandelt worden zu sein), ist dies in vielen Fällen ein Hinweis auf Hormonstörungen. 3.

› Auch Pickel im Kinnbereich können ein Zeichen dafür sein, dass Störungen im Hormonhaushalt vorliegen. 4.

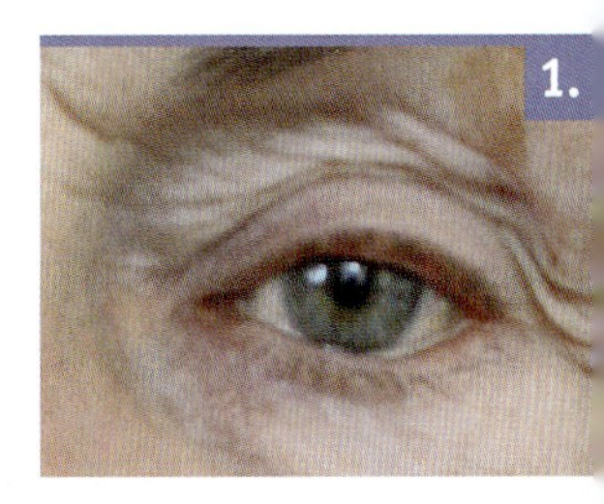

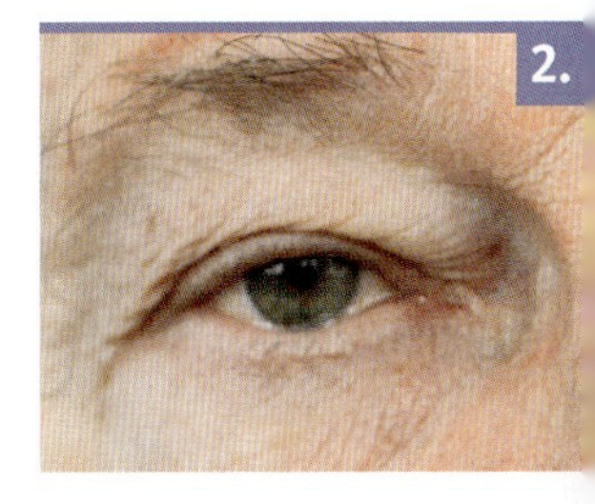

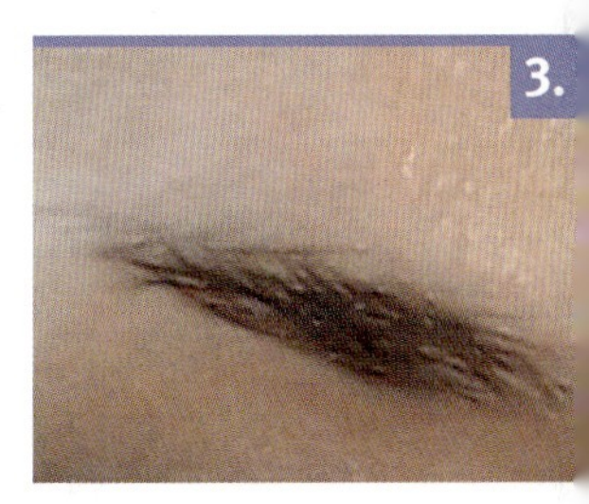

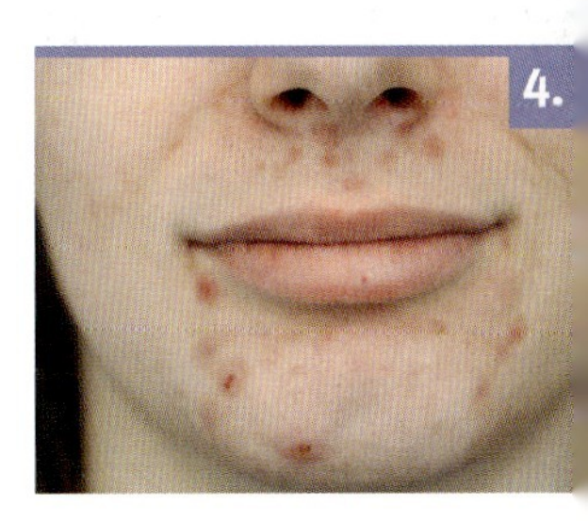

Botschaft der Seele

Störungen an den Geschlechtsorganen weisen bei Weitem nicht nur auf den Bereich der Sexualität hin; jedem Geschlecht werden auch archaisch bestimmte Eigenschaften zugeschrieben:

› Der männliche Aspekt (Animus) wird seit den Anfängen der klassischen Psychologie im beginnenden 19. Jahrhundert mit dem Kämpferischen, sich Durchsetzenden, Verteidigenden, Bewussten und Oberflächlichen in Verbindung gebracht.

› Der weibliche Aspekt (Anima) dagegen wird mit Attributen wie weich, sanft, passiv, künstlerisch, ästhetisch, unbewusst und tiefgründig beschrieben.

Jeder Mensch trägt sowohl Teile von Animus als auch von Anima in sich. Eines der Ziele unseres Lebens sollte sein, sich so weiterzuentwickeln, dass wir uns mit demjenigen Teil davon aussöhnen, den wir stärker ablehnen – und so eine Gleichheit beider Anteile erreichen. Störungen im Fortpflanzungsapparat können ein deutliches Zeichen dafür sein, dass es zu Spannungen zwischen den Gegensätzen Animus und Anima kommt. In den meisten Fällen entstehen diese Spannungen zwischen zwei Partnern, zum Beispiel durch ständige Abwesenheit, Frustration, falsche Vorstellungen über das andere Geschlecht – aber auch durch den plötzlichen Tod des einen. Indem wir im anderen immer das erkennen, wofür wir bei uns selbst blind sind, spiegeln sich in ihm unsere ungelösten Anteile wider.

Zufriedenheit und ein in allen Bereichen ausgeglichenes Leben haben eine starke Wirkung auf den Hormonhaushalt. Daher sollten Sie immer darum bemüht sein, nicht nur den materiellen Aspekt des Lebens zu berücksichtigen, sondern auch dem ideellen und lustvollen Anteil Ihres Wesens ausreichend Aufmerksamkeit zukommen zu lassen. Auch das sorgt für die zum Gesundsein nötige innere Balance.

Fortpflanzungsorgan-Beschwerden auf der Spur

Frauen mit Störungen der Fortpflanzungsorgane sollten sich fragen:

- Habe ich meine Rolle als Frau für mich klar definiert?
- Bin ich bereit, Neues zu erschaffen?
- Kann ich den anderen vollkommen annehmen/aufnehmen, so wie ich ihn sehe?
- Lasse ich mir genug Zeit, »reif« zu sein?
- Kann ich den richtigen Zeitpunkt abwarten?
- Welche Einstellungen zum Thema Frau habe ich von meinen Eltern übernommen, ohne sie zu hinterfragen ?
- Was hält mich davon ab, mich mit Lust hinzugeben?
- Was lässt mich verkrampfen?
- Was halte ich fest?
- Welches Bild habe ich von Männern im Allgemeinen bzw. welches Bild habe ich von meinem Partner?
- Welche Wünsche habe ich zu meiner Sexualität?
- Kann ich meinen Partner gut riechen?

Männer mit Störungen der Fortpflanzungsorgane sollten sich folgende Fragen stellen:

- Welche Einstellungen zur Rolle des »Mannseins« habe ich von meinen Eltern übernommen, ohne sie zu hinterfragen?
- Wo kann ich in meinem Leben nicht mehr so, wie ich will?
- Welche Wünsche habe ich in Bezug auf meine Sexualität?
- Welche Einstellungen zum Thema Frau habe ich von meinen Eltern übernommen?
- Welches Bild habe ich von Frauen im Allgemeinen bzw. welches Bild habe ich von meiner Partnerin?
- Finde ich den natürlichen Duft meiner Partnerin anziehend?

Beschwerden im Fortpflanzungsbereich deuten mitunter aber auch auf verhinderte Kreativität hin. Nicht umsonst wird der Schöpfergeist in Naturvölkern immer wieder durch Figuren mit überdimensional großen Geschlechtsteilen dargestellt. Es geht dabei nicht nur um den Aspekt der Geburt eines Kindes, sondern auch um das Schaffen von Materie (zum Beispiel geplante Projekte, Ideen, Entwicklungen).

Das hilft den Fortpflanzungsorganen

Bei beiden Geschlechtern können zu enge Hosen eine Ursache für Fruchtbarkeitsstörungen sein: Der Hoden wird in der Samenproduktion gestört, der Unterleib der Frau nicht ausreichend durchblutet.
Frauen, die zu Pilzinfektionen neigen, sollten keine Slipeinlagen tragen und täglich das Intimhandtuch sowie die Unterwäsche wechseln, um eine Rückinfektion zu vermeiden.

Schüßler-Salze

Diese Salze haben sich bei Störungen der Geschlechtsorgane bewährt:

Körperliche Ebene

› Bei allen Entzündungen – egal ob im Unterleib oder außerhalb an Penis, Eichel oder Scheide – hat sich Nr. 3 Ferrum phosphoricum D12 bewährt. Für eine lokale Spülung lösen Sie 25 Pastillen in einem Liter lauwarmem Wasser auf. Bei akuten Entzündungen nehmen Sie zusätzlich alle fünf Minuten eine Pastille ein.

› Da es sich auch bei den Unterleibsorganen um Schleimhäute handelt, darf Nr. 4 Kalium chloratum D6 nicht fehlen. Es kann ebenfalls unter die Spülflüssigkeit gerührt werden.

› Bei vermindertem Lustempfinden kann Nr. 3 Ferrum phosphoricum D12 und Nr. 11 Silicea D12 in Verbindung mit Nr.14 Kalium bromatum die Lust wieder steigern.

› Bei Fruchtbarkeitsstörungen helfen Nr. 2 Calcium phosphoricum D6, Nr. 12 Calcium sulfuricum D6 und Nr. 21 Zincum chloratum D6. Beide Partner sollten eine Mischung dieser drei Salze über einen Zeitraum von sechs Wochen einnehmen. Frauen sollten zusätzlich Nr. 25 Aurum chloratum natronatum einnehmen.

› Bei Menstruationskrämpfen kann die »Heiße Sieben« helfen: Lösen Sie zwölf Pastillen Nr. 7 Magnesium phosphoricum D6 in kochendem Wasser auf und trinken Sie die Mischung sehr heiß. Bleibt die gewünschte schmerzlindernde Wirkung aus, können Sie zusätzlich Nr. 19 Cuprum arsenicosum einsetzen. Auf zwölf Pastillen Nr. 7 geben Sie drei Pastillen Cuprum arsenicosum.

› Sehr starke Periodenblutungen werden mit einer Mischung aus Nr. 3 Ferrum phosphoricum D12, Nr. 5 Kalium phosphoricum D6 und Nr. 8

Natrium chloratum D6 behandelt. Nehmen Sie die Pastillen mindestens vier Wochen lang ein.

› Bei hormonellen Schwankungen hilft Nr. 7 Magnesium phosphoricum D6, das einen regulierenden Einfluss auf die Drüsen hat.

› Frauen hilft Nr. 25 Aurum chloratum natronatum bei nahezu allen Beschwerden, die mit dem Frausein in Verbindung stehen. Für Männer gibt es diesbezüglich kein Äquivalent unter den Schüßler-Salzen.

Dosierung: Soweit nicht anders angegeben, nehmen Sie dreimal am Tag je zwei bis drei Pastillen ein.

Unterstützung für die Seele

Für die Behandlung der seelischen Konflikte ist es zunächst wichtig, sich über die Beziehung zum eigenen Körper und Geschlecht im Klaren zu sein.

› Hat der Konflikt mit dem Rollenverhalten zu tun, kann Nr. 7 Magnesium phosphoricum D6 helfen, ein Salz, das Sie dabei unterstützt, deutlicher zu erkennen, welche Rollen zu Ihnen gehören.

› Konflikte, die sich auf Vorstellungen und Fantasien des Sexuallebens beziehen, können mit geringen Mengen an Nr. 3 Ferrum phosphoricum D12 in Verbindung mit Nr. 11 Silicea D12 bearbeitet werden. Es steigert die Fähigkeit, seine Wünsche bewusst wahrzunehmen und sie dem Partner gegenüber angemessen zu äußern.

› Bei Klimakteriumsbeschwerden ist der emotionale Konflikt in der Auseinandersetzung mit dem Alter zu suchen. Zusätzlich zur Nr. 7 fördert auch Nr. 12 Calcium sulfuricum D6 kreative Ideen für die Zeit nach dem 50. Geburtstag.

Dosierung: Um die Seele zu unterstützen, lassen Sie dreimal täglich je eine Pastille im Mund zergehen.

Pflanzenheilkunde

Die Phytotherapie bietet beiden Geschlechtern eine Vielzahl von Kräutern, die bei Störungen der Geschlechtsorgane helfen. Die Dosierung ist dabei abhängig von der jeweiligen Darreichungsform; beachten Sie aus diesem Grund stets genau die Packungsbeilage.

Körperliche Ebene bei Frauen

› Bei starker, unregelmäßiger oder schmerzhafter Periode hat sich seit jeher Schafgarben- und Frauenmanteltee bewährt.

› In der Aromatherapie werden Muskatellersalbei und Zypresse als Massage- oder Aromaöl eingesetzt; ihre östrogenen Eigenschaften lindern schmerzhafte Perioden.
› Damianapulver kann Beschwerden wie sexueller Unlust entgegenwirken. Die Pflanze wirkt darüber hinaus kräftigend und anregend, wenn Schwäche und Antriebslosigkeit die Wege zur Lust blockieren.
› Mönchspfeffer wird vor allem wegen seiner hormonellen Eigenschaften geschätzt und lässt sich bei unerfülltem Kinderwunsch und klimakterischen Beschwerden einsetzen. Er wirkt regulierend und anregend auf die weiblichen Hormone (vor allem auf die Progesteronbildung) und hemmt zugleich die körpereigenen männlichen Geschlechtshormone.
› Sprossen der Himbeere und Heckenrose im wöchentlichen Wechsel als Kaltansatz eingenommen wirken, wie neueste Forschungen bestätigen, positiv auf den weiblichen Hormonhaushalt. Die Pflanzenteile werden dazu erst drei bis fünf Stunden in kaltem Wasser eingeweicht. Anschließend gießen Sie die Flüssigkeit ab und trinken sie. Wegen der Gefahr der Keimbildung sollten Sie die Flüssigkeit immer frisch ansetzen.

Körperliche Ebene bei Männern

› Gegen Prostatabeschwerden setzten bereits die Indianer Nordamerikas auf die stärkende Wirkung der Sägepalme. Sie empfiehlt sich auch heute noch zur Behandlung einer vergrößerten Prostata. Extrakte aus Kürbiskernen und Brennnesselwurzel helfen bei Prostatabeschwerden ebenfalls.
› Zur besseren Durchblutung der Beckengefäße, die das Blut bei einer Erektion in den Schwellkörper des Penis leiten, wird traditionell Ginseng verabreicht. Er wirkt jedoch nur bei einer kontinuierlichen Einnahme über mehrere Wochen; es reicht nicht, kurz vor dem Geschlechtsverkehr schnell eine Tablette zu schlucken.
› Ein Kaltansatz aus Eichenknospen regt zusätzlich die Produktion des männlichen Sexualhormons Testosteron an, was die Bereitschaft zum Geschlechtsverkehr steigert. Wie Sie den Ansatz zubereiten, lesen Sie oben.

Unterstützung für die Seele bei Frauen

Liegt die Ursache im Thema Weiblichkeit, hilft auch im seelischen Bereich die abwechselnde Einnahme der Kaltauszüge von Himbeersprossen und Heckenrose (im Wechsel je eine Woche Himbeere, eine Woche Heckenrose). Beide fördern die Fähigkeit, anzunehmen und sich hinzugeben.

Unterstützung für die Seele bei Männern

Für die Behandlung der seelischen Komponente beim Mann und zur Stärkung seines Selbstwertgefühls hat sich Tausendgüldenkraut bewährt. Diese Pflanze wird immer dann eingesetzt, wenn Konflikte zwischen Realität und Idealen auftreten. Bei Männern, deren Fortpflanzungssystem gestört wird, gibt es einen Konflikt zwischen Selbstwahrnehmung und dem Bild, das ihre Umwelt reflektiert.

Affirmationen

Sagen Sie sich einen der folgenden Sätze drei Wochen lang bis zu 30-mal täglich auf:

- Ich genieße mein Frausein beziehunsgweise mein Mannsein.
- Ich akzeptiere mich und freue mich meiner Weiblichkeit beziehungsweise Männlichkeit.
- Ich bin in meinem Körper zu Hause und fühle mich darin vollkommen wohl.
- Ich nehme mir meine Zeit und warte den richtigen Zeitpunkt ab. Ich bin mit mir geduldig.
- Ich lasse meinen Fantasien freien Lauf.
- Ich bin offen für neue Erfahrungen.
- Ich bin offen und bereit für meinen nächsten Lebensabschnitt.
- Ich lebe meinen schöpferischen Ausdruck.
- Ich stelle mich mit Freude neuen Aufgaben und wachse daran.

Beispielhafte Erkrankungen: Menstruationsstörungen und Prostatabeschwerden

Menstruationsstörungen

Körper: Kurz bevor die Monatsblutung eintritt, fällt der Hormonspiegel im Blut. Dies kann gemeinsam mit dem Zusammenziehen der Gebärmutter während der Menstruation Unpässlichkeiten verursachen. Die meisten Frauen kennen ihren Körper zwar so gut, dass die Beschwerden sie nicht beunruhigen; sie können die Lebensqualität allerdings erheblich beeinträchtigen (Kopf-, Rücken- und Unterleibsschmerzen während der Regel). Vor allem Mädchen und junge Frauen leiden unter starken Schmerzen (Dysmenorrhoe). Hormonelle Präparate bessern die Symptome oft. Spirale und Hormonspirale können die Beschwerden dagegen verstärken.

Seele: Will eine Frau sich selbst verstehen, sollte sie ihre Mutter verstehen. Denn die innere Einstellung zum Thema des eigenen Körpers, zu Liebe und Sexualität überträgt sich zuweilen über Generationen. Wut und Schuld spielen dabei eine wichtige Rolle. Ein anderer Aspekt der Menstruationsbeschwerden kann der (unbewusste) Kinderwunsch sein, der durch den Eintritt der Blutung zunächst ja unerfüllt bleibt; die Blutung zeigt deutlich, dass die Frau nicht schwanger ist.
Mögliche mentale Haltung: Ich fühle mich in meiner Rolle als Frau nicht zu Hause. Ich bin in meiner Weiblichkeit verletzt. Frau sein heißt Schmerzen zu ertragen.
Affirmation: Ich akzeptiere meine ganze Kraft als Frau. Alle Vorgänge in meinem Körper sind natürlich. Ich liebe und akzeptiere mich.

Prostatabeschwerden

Körper: Prostataprobleme entstehen durch eine gutartige Vergrößerung der Vorsteherdrüse (Prostata) und werden auch benigne Prostatahyperplasie genannt. Im Gegensatz zum Prostatakrebs (Prostatakarzinom), der vorwiegend in der äußeren Zone der Vorsteherdrüse vorkommt, entwickelt sich die gutartige Vergrößerung hauptsächlich in der inneren Zone, also in unmittelbarer Nähe der Harnröhre. Es kommt zu einer ringförmigen Einengung der Harnröhre und damit zu unterschiedlich ausgeprägten Problemen beim Wasserlassen.
Seele: Männer mit Prostataproblemen haben Schwierigkeiten, ihre Rolle als Mann zu definieren. Sie sind gefühlvoll, wollen keine Machos sein, aber auch keine weichen Männer. Auffallend ist in diesem Zusammenhang, dass viele Patienten mit Prostatabeschwerden von starken Frauen erzogen wurden und kein männliches Vorbild hatten.
Wenn sich die Prostatastörung erst im Alter zeigt, spielt das Selbstbild ebenfalls eine wichtige Rolle: Je näher der Ruhestand rückt, desto mehr schwindet die eigene Selbstverständlichkeit und »Daseinberechtigung«. Männer, die sich rechtzeitig mit ihrer Rolle im Alter auseinandersetzen, haben seltener Schwierigkeiten mit der Prostata.
Mögliche mentale Haltung: Ich kann meinen Mann nicht stehen. Ich weiß nicht, was von mir als Mann erwartet wird. Ich habe Angst vor dem Altern. Ich stehe sexuell unter Druck.
Affirmation: Ich lebe meine volle Kraft als Mann. Ich liebe und akzeptiere mich. Ich fühle mich jung.

Die Schilddrüse

Die Schilddrüse ist eines der empfindlichsten und der am meisten unterschätzten Organe im menschlichen Körper. Dabei stellt das kleine schmetterlingsförmige Gebilde eine äußerst wichtige Schaltstelle im Hormonhaushalt dar.

Die Schilddrüse sitzt unterhalb des Kehlkopfs vor der Luftröhre und besteht aus zwei H-förmig miteinander verbundenen Gewebelappen. Sie wird von Nervenfasern des vegetativen Nervensystems versorgt und ist trotz ihrer geringen Größe – die durchschnittliche Schilddrüse eines Erwachsenen wiegt gerade einmal zwischen 18 und 60 Gramm – ein hochsensibles Organ.
Die Schilddrüsenhormone Trijodthyronin (T3) und Thyroxin (T4) beherrschen beinahe den gesamten Stoffwechsel und beeinflussen die Funktionstüchtigkeit vieler anderer Organe. Schwanken die T3- und T4-Werte zwischen einer Über- und einer Unterfunktion, wird die Laboruntersuchung einen Normalwert zum Ergebnis haben. Aufgrund ihrer Komplexität und ihres Einflusses auf die meisten hormonproduzierenden Drüsen treten jedoch bereits bei kleinsten Schwankungen Befindlichkeitsstörungen auf.
Körperliche Anzeichen einer Störung: Die Schilddrüse steht immer in Alarmbereitschaft und reagiert auf jede Stresssituation. Durch die gesteigerte Ausschüttung von Schilddrüsenhormonen, die den Stoffwechsel und die Körperfunktionen aktivieren, wird – direkt oder über andere Regelkreisläufe – die Atmung beschleunigt. Puls und Blutdruck steigen an. Der Patient klagt über Unruhegefühle in der Brust, Räusperzwang und ein kloßiges Gefühl im Hals.

› Wärmeintoleranz, Hitzewallungen, Durchfälle, Nervosität, Gewichtsabnahme und starke innere Unruhe können Hinweise auf eine Überfunktion der Schilddrüse sein.

› Bei einer Unterfunktion können Kälteintoleranz, auffallende Trägheit, Gewichtszunahme und Verstopfung auftreten. Dabei wertet das Labor die Schilddrüsenwerte häufig noch als »normal«, obwohl sich bereits deutliche Symptome bemerkbar machen.

Zeichen im Gesicht

› Ein Bereich im Gesicht, in dem sich die Schilddrüse darstellt, liegt direkt unter den Nasenlöchern. Zeigen sich hier Schwellungen oder Rötungen, ist eine Dysfunktion der Schilddrüse möglich.
› Bei einer Schildrüsenunterfunktion erscheint das gesamte Gesicht teigig, die Augen wirken klein und an der Nasenwurzel zeigt sich eine Querfalte. 1.
› Muskelschmerzen, kribbelnde Gliedmaßen und abnehmende Reflexe können weitere körperliche Merkmale einer Schilddrüsenunterfunktion sein.
› Bei einer dauerhaften Überfunktion wirken die Augen der Betroffenen sehr groß und glasig; der Lidschlag erfolgt selten.
› Eine Schwellung der Schilddrüse, die mit oder ohne Beeinflussung der Funktion einhergehen kann, ist ab einem bestimmten Grad direkt am Hals über dem Brustbein zu sehen.

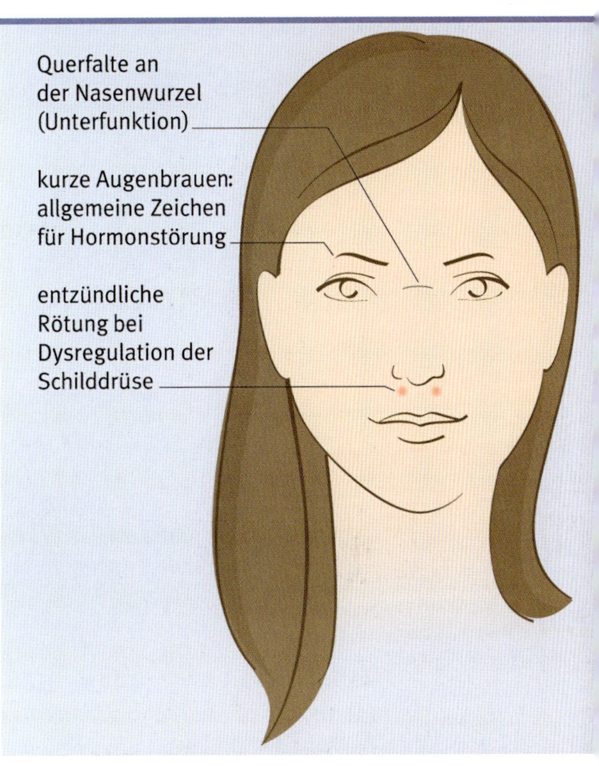

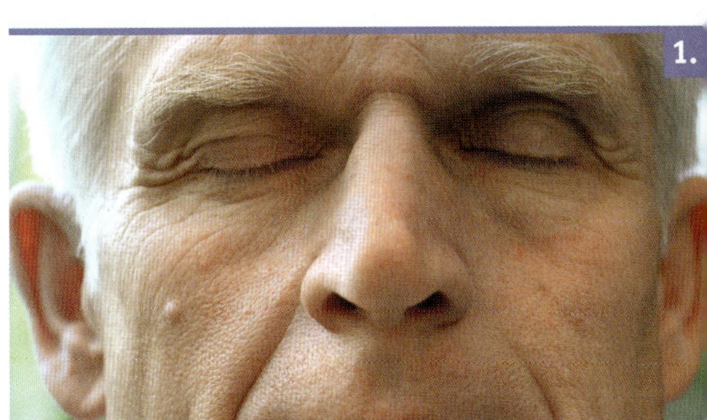
1.

Botschaft der Seele

Neigt ein Mensch zur Schilddrüsenüberfunktion, kann es durchaus sein, dass er sein Leben als Kampf empfindet; sein Körper ist ständig in Hab-acht-Stellung. Die Botschaft, die durch diese Funktionsstörung gesendet wird, lautet: Bemühe dich um eine positivere Lebenseinstellung, die mehr Gelassenheit und Entspannung bringt. Dazu gehört auch der konstruktive Umgang mit den eigenen, nicht gelebten Aggressionen. Diese

Schilddrüsenbeschwerden auf der Spur

Bei Störungen der Schilddrüse sollten Sie für sich die nachfolgenden Fragen beantworten:
› Welche Lebenswerte bestimmen mein Leben?
› Lebe ich mein eigenes Wertesystem?
› Wie sieht meine Kommunikation mit mir selbst aus?
› Wie lebe ich meinen kreativen Ausdruck?
› Welchen inneren Einfluss gestehe ich den Aussagen meiner Eltern heute noch zu?
› Wo überfordere ich mich ständig?
› Welche Impulse unterdrücke ich?
› Wo bin ich (aus Gewohnheit) angepasst?

beziehen sich häufig auf die eigenen Erziehungsberechtigten, die in der Kindheit bestimmt haben, was vom Familiengeschehen nach außen dringen durfte – und was nicht. Aus Angst vor Strafen und Liebesentzug wurde gegen die eigene Überzeugung gehorcht. Menschen, die in dieser Phase ihres Lebens eine starke Reglementierung erfahren haben, leiden auffallend häufig unter Problemen an der Schilddrüse. Sie unterliegen in vielen Fällen noch immer dem Einfluss aus der Kindheit, da sie als Erwachsene versäumt haben, die erlernten »Werte« für sich neu zu überprüfen.
Patienten mit einer Unterfunktion fühlen sich häufig unverstanden, sind träge und ohne Hoffnung. Bisweilen sind sie unfähig, sich Situationen zu stellen, die sich immer wieder wiederholen; Sie wissen nicht, wie sie damit umgehen sollen. Die Unterfunktion könnte auch ein Hinweis sein, dass das kreative Potenzial, das in ihnen steckt, nicht gelebt wird. Singen, Tanzen, Malen, Schreiben, kreatives Gestalten oder einfach die Kommunikation mit anderen können dem positiv entgegenwirken.

Das hilft der Schilddrüse

Die Schilddrüse hat einen sehr großen Einfluss auf unser Befinden. Bereits kleinste Schwankungen können wahrgenommen werden. Die

Naturheilkunde bietet jedoch viele Mittel, um diese Dysregulation sanft auszugleichen. Neben der Versorgung mit Biomineralien ist hier auch auf Spurenelemente und Vitamine zu achten. Besonders Vitamin A, Zink, Selen und Eisen werden für die optimale Funktion benötigt.

Schüßler-Salze

Die folgenden Biomineralien haben eine harmonisierende Wirkung auf die Schilddrüse:

Körperliche Ebene

› Als das Mittel für die Regulation der Schilddrüse ist Nr.15 Kalium jodatum zu nennen. Es gleicht die Funktionen aus und ist sowohl bei der Überfunktion als auch bei einer Unterfunktion anzuwenden. Sie können das Salz auch mit Nr. 7 Magnesium phosphoricum D6 kombinieren. Bei einem kloßigen Gefühl im Hals tragen Sie Nr. 7 als Salbe zur Balance der Drüse direkt auf den Hals auf.

› Bei Knoten- oder Kropfbildung (Struma) sollte Nr. 1 Calcium fluoratum D12 bei der Einnahme nicht fehlen. Es erweicht die verfestigten Strukturen im Hals und kann zur lokalen Anwendung auch als Salbe direkt auf den Hals aufgetragen werden.

› Sollten auch andere Drüsen verhärtet sein, bietet sich neben Nr. 1 Nr. 22 Calcium carbonicum an.

› Ebenfalls hat sich bei einer Überfunktion der Schilddrüse eine Kombination von Nr. 14 Kalium bromatum (gegen nervöse Organstörungen), Nr. 8 Natrium chloratum D6 und Nr. 24 Arsenicum jodatum bewährt. Da Schüßler-Salze generell die Eigenschaft haben, den Organismus wieder in die Balance zu bringen, kann diese Mischung auch bei einer Unterfunktion eingesetzt werden.

Dosierung: Um auf die körperliche Ebene einzuwirken, nehmen Sie dreimal am Tag je zwei bis drei Pastillen ein.

Unterstützung für die Seele

› Der Bereich der Kommunikation wird durch die Biomineralien Nr. 11 Silicea D12 und Nr. 9 Natrium phosphoricum D6 berührt. Nr. 11 unterstützt die innere Klarheit darüber, was man möchte – und was nicht. Nr. 9 hilft, den richtigen Zeitpunkt und das richtige Maß für eine kreative Kommunikation zu finden.

› Nr. 12 Calcium sulfuricum D6 fördert die Kreativität und damit den individuellen Ausdruck.
Dosierung: Um die Seele zu unterstützen, lassen Sie dreimal täglich je eine Pastille im Mund zergehen.

Pflanzenheilkunde

Die folgenden Pflanzen können helfen; die Dosierung ist abhängig von der jeweiligen Darreichungsform. Beachten Sie stets die Packungsbeilage.

Körperliche Ebene

Bei der Wahl der Pflanzen ist zu bedenken, dass alle jodhaltigen Nahrungsmittel und Pflanzen die Schilddrüse anregen. Neben Gemüse wie Spinat, Brokkoli, Möhren, Feldsalat oder Algen versorgen auch Roggen, Pilze, vor allem aber Meeresfisch und Schalentiere den Körper mit dem lebenswichtigen Spurenelement. Besonders jodhaltig sind auch Blasentang und Brunnenkresse, die Sie als Fertigpräparate in der Apotheke erhalten.

Unterstützung für die Seele

› Hopfen und Baldrian verschaffen Ruhe und inneren Ausgleich.
› Bei Störungen, die mit Melancholie oder depressiven Verstimmungen einhergehen, ist Johanniskraut zu empfehlen.
› Ackerschachtelhalm bringt Klarheit in die Gedanken und stärkt die Ausdruckskraft.
› Mariendistel hilft, besser zu kommunizieren, aber auch sich abzugrenzen. Sie fördert ebenfalls die Ausdruckskraft.

Affirmationen

Sagen Sie sich einen der folgenden Sätze drei Wochen lang bis zu 30-mal täglich auf:
› Ich setze meine innere Energie im Leben ein.
› Ich besinne mich auf mich.
› Ich lebe die guten Seiten des Lebens.
› Ich lasse alte Begrenzungen hinter mir.
› Ich lebe meinen freien schöpferischen Ausdruck.
› Ich bin mir meiner Einschränkung im Inneren bewusst und befreie mich davon.
› Ich erschaffe mein Leben mit neuen Regeln.

Beispielhafte Erkrankungen: Schilddrüsenüber- und -unterfunktion

Schilddrüsenüberfunktion

Körper: Bei einer Überfunktion bildet die Schilddrüse (Hyperthyreose) zu viele Schilddrüsenhormone (Thyroxin und Trijodthyronin); das wiederum beschleunigt den Stoffwechsel. Der Betroffene leidet unter Nervosität, Schlaflosigkeit und innerer Unruhe. Seine Gefühlslage ist labil: Er ist reizbar und bricht leicht in Tränen aus. Seine Hände zittern, der Puls schlägt schneller, kräftiger und unregelmäßiger; hinzu kommen Hitzewallungen, Wärmeempfindlichkeit und verstärktes Schwitzen, warme und feuchte Haut, Gewichtsabnahme trotz erhöhten Appetits, Muskelschwäche, Muskelschmerzen, häufiger, weicher bis flüssiger Stuhlgang sowie vermehrter Haarausfall – bei Frauen kann es infolge der Überfunktion zudem zu Zyklusstörungen kommen.
Seele: Patienten mit einer Schilddrüsenüberfunktion stehen ständig unter Spannung, fühlen sich dabei jedoch nicht leistungsfähig. Die akute Überfunktion tritt dabei in den meisten Fällen nach einem intensiven emotionalen Erlebnis oder nach schwierigen Lebenssituationen auf. Die chronische Form der Hyperthyreose zeigt dagegen an, dass der Betroffene unter starken psychischen Spannungen steht, die ihre Ursache in nicht verarbeiteten Lebensereignissen hat. Für gewöhnlich haben die Probleme mit dem Vater (oder der dominanten Mutter) zu tun; zudem stehen die Patienten unter starkem Leistungsdruck. Sie sind ständig bemüht, alles besser zu machen, und fordern von sich selbst stets Höchstleistungen. Dieses spezifische Verhalten dient auch dazu, die Angst vor dem eigenen Versagen zu verdecken: Wer immer beschäftigt ist, fühlt nicht, was wirklich in ihm vorgeht. Viele Menschen mit einer Schilddrüsenüberfunktion wurden oft schon recht früh zur Selbstständigkeit gezwungen – auch wenn sie dazu noch gar nicht reif waren. Entsprechend häufig finden sich in dieser Patientengruppe ein ausgeprägtes Konkurrenzdenken sowie Neid und Eifersucht gegenüber den Geschwistern.
Mögliche mentale Haltung: Ich stehe unter Druck. Ich darf nicht aussprechen, was mich bewegt. Ich zweifle an meinem Ausdruck. Ich vertraue mir nicht.
Affirmation: Ich lasse Altes hinter mir und gestatte mir, mich frei und schöpferisch auszudrücken. Ich bestimme selbst die Werte meines Lebens.

Schilddrüsenunterfunktion

Körper: Das Gegenteil einer Überversorgung mit Schilddrüsenhormonen ist die Unterfunktion der Schilddrüse (Hypothyreose). Sie entsteht, wenn ein Jodmangel durch die Nahrung nicht mehr ausgeglichen werden kann; alle Vorgänge des Körpers laufen dann langsamer ab. Der Herzschlag ist vermindert, der Stoffwechsel reduziert. Auch das Verhalten ändert sich: Die Patienten fühlen sich antriebslos, ihre Motorik ist langsamer, es können Depressionen auftreten. Die Erkrankung wird in der Regel anhand von Blutuntersuchungen nachgewiesen und lässt sich naturheilkundlich erfahrungsgemäß gut behandeln.
Sollten Sie zu einer Überfunktion neigen, meiden Sie jodhaltige Nahrungsmittel und anregende Getränke wie beispielsweise Alkohol, Tee oder Kaffee. Wegen der häufig im Fleisch enthaltenen Hormone sollten Sie zudem auf Biofleisch ausweichen.
Seele: Eine Hypothyreose kann entstehen, wenn man nicht in der Lage ist, auf immer wiederkehrende Situationen adäquat zu reagieren. Menschen mit einer Unterfunktion tendieren dazu, sich selbst mehr anzuklagen als die Umwelt. Sie neigen zu Schuldgefühlen, weil sie starke Aggressionen spüren, diese jedoch nicht ausleben; stattdessen ziehen sie sich in sich selbst zurück. Die Patienten haben häufig Angst vor dem Verlassenwerden und wollen entsprechend bemuttert und umsorgt werden. Sie kompensieren diese Neigung durch das starke Bedürfnis, für andere zu sorgen. Nach außen zeigen sie sich unabhängig, obwohl sie sich am liebsten bei jemandem anlehnen würden.
Mögliche mentale Haltung: Ich bin traurig, denn niemand kümmert sich um mich. Ich bin einsam.
Affirmation: Ich betrachte das Leben mit einem neuen vertrauensvollen Blick. Ich gestalte mein Leben selbst. Ich bin mit allem verbunden.

Mögliche Symptome einer Unterfunktion

Bei Winterdepressionen, Antriebsarmut und Verstopfung sollten Sie an eine Unterfunktion der Schilddrüse denken und vermehrt Seefisch in den Speiseplan aufnehmen. Durch seinen Jodgehalt wird die Funktion wieder angeregt. Der tägliche Jodbedarf ist mit 200 μg gedeckt.

Der Stoffwechsel

Kohlenhydrate, Eiweiß und Fette, die Sie Ihrem Körper mit der Nahrung zuführen, muss dieser mithilfe von Enzymen und Verdauungssäften erst umwandeln, ehe er sie verwerten kann. Der Prozess dieser Umwandlung wird als Stoffwechsel bezeichnet.

Damit der Körper die ihm zugeführte Energie überhaupt nutzen kann, spaltet der Organismus während der Verdauung die Kohlenhydrate in Einzelzucker, das Eiweiß in Aminosäuren und die Fette in Glycerin und Fettsäuren auf.

Ist der Stoffwechsel gestört und steht entsprechend weniger Energie zur Verfügung, reagiert der Körper mit Müdigkeit, Abgeschlagenheit, Konzentrationsstörungen, Stimmungsschwankungen und/oder Schlafstörungen. Wie auf Seite 64 bereits angesprochen, unterscheidet man drei Stoffwechselarten; jede davon zeigt ihre eigenen Merkmale im Gesicht.

› Der Kohlenhydratstoffwechsel spielt eine wichtige Rolle bei der Energieversorgung. Denn Ihr Körper kann die verschiedenen Kohlenhydrate unterschiedlich schnell verarbeiten. Komplexe Kohlenhydrate (wie Vollkorn und Gemüse) werden langsamer, dafür aber auch gleichmäßiger in Energie umgewandelt und freigesetzt als einfache Kohlenhydrate (Weißmehlprodukte, Traubenzucker). Entsprechend unterschiedlich wirken sie sich auf den Blutzuckerspiegel aus. Dauerhafte Schwankungen im Kohlenhydratstoffwechsel können Diabetes mellitus nach sich ziehen.

› Ist der Eiweißstoffwechsel gestört, liegt dem fast immer eine zu hohe Zufuhr an tierischen Proteinen zugrunde; es zeigen sich Zeichen der Übersäuerung wie Gelenkbeschwerden oder Lymphstau. Dabei kann der Mensch tierisches Eiweiß eigentlich sogar leichter abbauen als pflanzliches, weil es dem körpereigenen Eiweiß strukturell stärker ähnelt. Was dem Körper also schadet, ist die Menge, die wir ihm zumuten. Schon Paracelsus wusste: »Die Dosis macht das Gift.« Alles in Maßen zu genießen, ist daher immer noch die beste Therapie.

› Der Fettstoffwechsel lässt sich am ehesten über Laborwerte bestimmen – und dann entsprechend regulieren. Die besten Indikatoren sind Cholesterin-, Triglyzerid- und Lipidwerte im Blut.

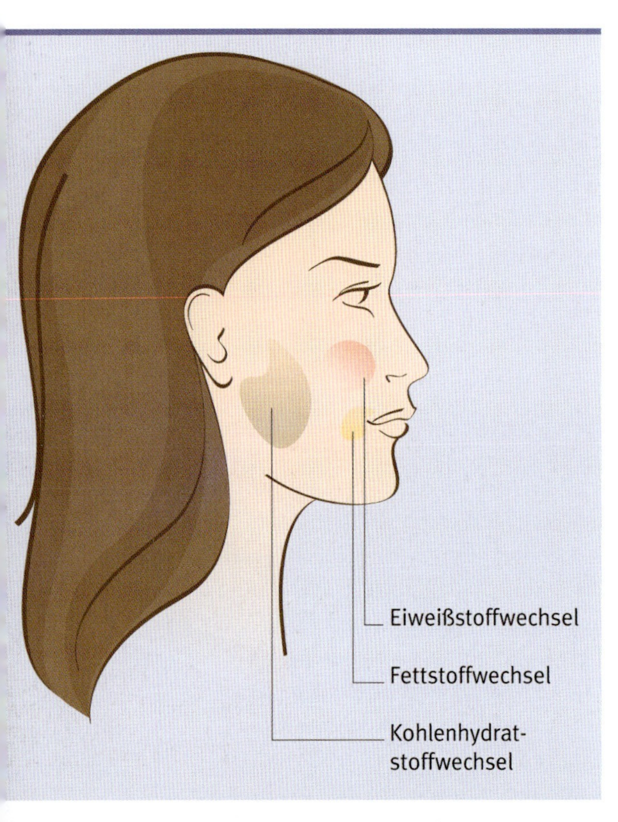

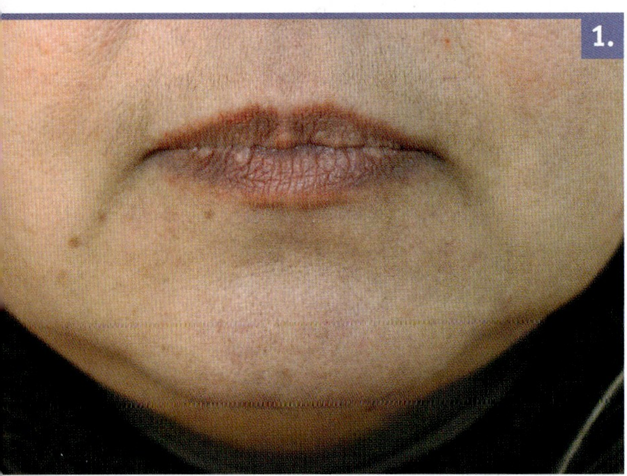

Körperliche Anzeichen einer Störung: Stoffwechselstörungen machen sich in allen Körperbereichen bemerkbar. Das sogenannte metabolische Syndrom beschreibt vier oftmals gleichzeitig auftretende Symptome; dazu zählen hoher Blutdruck, erhöhte Blutzucker- und Blutfettwerte sowie Übergewicht – eine Kombination, die ein erhöhtes Schlaganfall- und Herzinfarktrisiko birgt (und deshalb auch die »tödlichen vier« genannt wird). Weiterhin zählen zu den Stoffwechselerkrankungen Gicht, Rheuma, Arteriosklerose, Allergien, aber auch ständig wechselnde Stuhlqualitäten (zum Beispiel weich, trocken, breiig, hart, krümelig). Die Symptome sind zunächst eher diffus. So können unter anderem Leistungsschwäche, Müdigkeit, Konzentrationsstörungen, nächtliches Schnarchen oder springende Schmerzen in Muskeln und Gelenken auf Stoffwechselstörungen hinweisen.

Zeichen im Gesicht

Kohlenhydratstoffwechsel

Die Reflexzonen für den Kohlenhydratstoffwechsel liegen im hinteren unteren Wangenbereich nahe dem Unterkieferknochen.

› Zeichen einer Störung sind schlaffe Hautpartien sowie braune

Verfärbungen oder Hautunreinheiten in diesem Bereich. 1.

› Auch braune Verfärbungen an der Stirn deuten auf eine Störung des Kohlenhydratstoffwechsels hin.

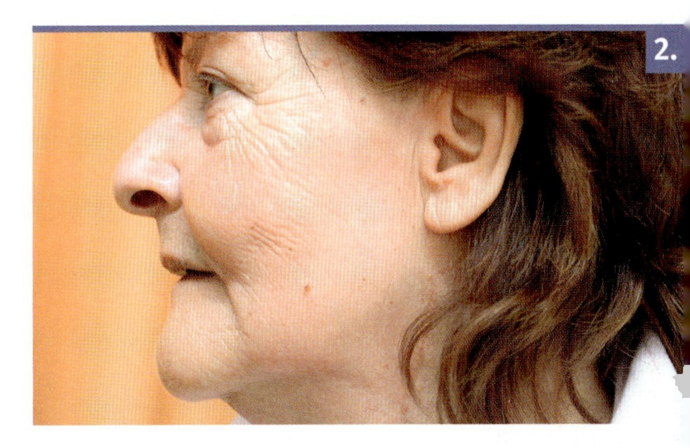
2.

Eiweißstoffwechsel

› Eine Störung des Eiweißstoffwechsels kann im Bereich der Wangen zu Gewebeerschlaffung führen, die sich durch Faltenbildung und Fettbäckchen (Fettpolster an den Kieferknochen) zeigt. 2.

› Erscheint das Gewebe grau, ist der Grad der Störung meist höher.

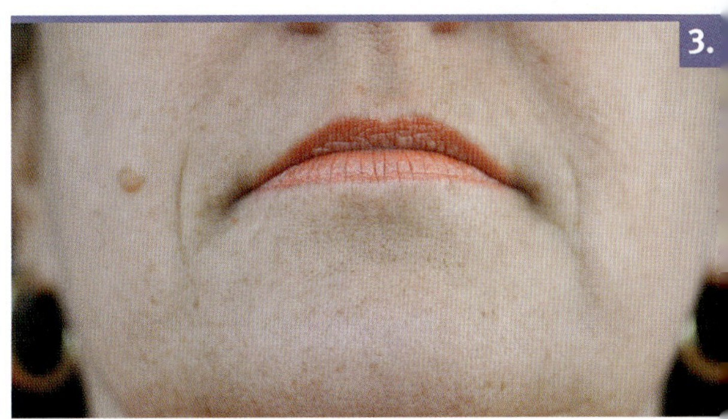
3.

Fettstoffwechsel

Der Fettstoffwechsel lässt sich an den Mundwinkeln ablesen.

› Verfärbungen, die meist ins Braungelbe gehen, grob poriges Gewebe oder Verdickungen können Zeichen für eine Störung sein.

› Bei einer braunen Verfärbung ist der pH-Wert des Magens zu hoch. 3.

› Xanthelasma (gelbe Fettablagerungen um die Iris) können ebenfalls Hinweise auf eine Fettstoffwechselstörung sein.

Botschaft der Seele

Allen Stoffwechselstörungen, die eine Gewichtszunahme mit sich bringen, deuten darauf hin, dass die Betroffenen mit Überfluss nicht gut umgehen können. Obwohl sie wissen, dass ein Übermaß nicht gut tut, essen sie weiter und reden sich ein, sie hätten es verdient.

Kohlenhydratstoffwechsel

Die Organsprache des Kohlenhydratstoffwechsels steht im engen Zusammenhang mit den Themen der Bauchspeicheldrüse (siehe Seite 104 ff.).

Stoffwechselbeschwerden auf der Spur

Stellen Sie sich bei Stoffwechselerkrankungen folgende Fragen:

- Was macht mich dem Leben gegenüber so sauer/bitter?
- Bei welchen Gelegenheiten meiner Kindheit habe ich mich ähnlich gefühlt wie jetzt?
- Wo fühle ich mich machtlos, eine Situation zu verändern?
- Was muss ich ertragen?
- Wem/welchen Dingen trauere ich nach?

Hinzu kommt aber auch der Aspekt des »Ich muss alles ertragen«. Viele Betroffene betrachten ihre Situation als aussichtslos. Ihre Überlebenstaktik lautet: Stillhalten und sich nicht wehren.

Eiweißstoffwechsel

Schwierigkeiten mit dem Eiweißstoffwechsel und der daraus resultierenden Übersäuerung können anzeigen, dass Sie sich weigern, eine Situation zu verarbeiten. Dabei liegen die Konflikte häufig gar nicht in der Gegenwart, sondern in ungelösten Problemen aus der Kinder- und Jugendzeit. Die Reaktion im Jetzt ermöglicht es, die Themen noch einmal zu beleuchten und zu bearbeiten.

Fettstoffwechsel

Durch die Verfettung der Gefäße zeigt der Körper unter Umständen an, dass Sie auf seelischer Ebene Barrieren bauen, die Sie daran hindern, das Leben zu genießen. Viele Betroffene glauben in ihrem tiefsten Inneren nicht, dass sie ein Leben in Fülle und Genuss verdient haben. Durch Verluste (etwa des Partners, des Arbeitsplatzes, eines geliebten Haustiers oder auch nur einer guten Gelegenheit) wird die Lebensfreude herabgesetzt.

Das hilft dem Stoffwechsel

Bei allen Störungen ist es unbedingt erforderlich, den Stoffwechsel durch eine dauerhafte Änderung der Nahrungs- und Lebensgewohnheiten zu verändern. Studien von Dr. Wolf Funfack aus Isen, Internist und Ernährungsmediziner, haben gezeigt, dass der Stoffwechsel wohl ausschließlich über die Ernährung steuerbar ist. Bei geringeren Störungen können jedoch auch Schüßler-Salze und eine intensive Entgiftung durch Pflanzenwirkstoffe Abhilfe schaffen.

Schüßler-Salze

Diese Mineralstoffe unterstützen den Stoffwechsel:

Körperliche Ebene

Beim Kohlenhydratstoffwechsel stehen Bauchspeicheldrüse und Leber im Mittelpunkt der Behandlung.

› Nr. 6 Kalium sulfuricum D6 empfiehlt sich zur Unterstützung der Leberfunktion.

› Nr. 10 Natrium sulfuricum D6 regt Leber, Gallenblase und Bauchspeicheldrüse an.

› Nr. 23 Natrium bicarbonicum wirkt sich regulierend auf die Bauchspeicheldrüse aus.

› Nr. 7 Magnesium phosphoricum D6 sorgt für eine Harmonisierung der Drüsen.

› Bei Veränderungen der Blutzuckerwerte empfiehlt sich zusätzlich Nr. 21 Zincum chloratum zum Schutz der Zellen.

Bei Störungen im Eiweißstoffwechsel steht die Entsäuerung des Gewebes im Vordergrund.

› Nr. 9 Natrium phosphoricum D6, Nr. 10 Natrium sulfuricum D6 und Nr. 23 Natrium bicarbonicum D6 wirken entsäuernd. Um die Haut zur Entgiftung anzuregen, lösen Sie diese Salze auch im Badewasser; rechnen Sie auf eine Wannenfüllung je 25 Pastillen. Die Badezeit sollte mindestens 45 Minuten betragen, die Wassertemperatur 37–38 °C.

Zur Unterstützung des Fettstoffwechsels haben sich Biomineralien bewährt, die die Leber und die Gallensaftproduktion anregen.

› Nr. 6 Kalium sulfuricum D6 stimuliert die Leberfunktion.

› Nr. 9 Natrium phosphoricum D6 hilft bei der Zerkleinerung der Fette in Mikroteilchen.

› Nr. 10 Natrium sulfuricum D6 wirkt anregend auf den Gallefluss.

Dosierung: Um auf die körperliche Ebene einzuwirken, lassen Sie – soweit nicht anders angegeben – dreimal am Tag je zwei bis drei der gewählten Pastillen im Mund zergehen.

Unterstützung für die Seele

Gegen das »Ich muss alles ertragen«-Gefühl, das mit Störungen im Kohlenhydratstoffwechsel verbunden ist, helfen folgende Salze:

› Bei langfristiger Einnahme sorgt Nr. 11 Silicea D12 für mehr Widerstandskraft und Aufrichtigkeit.

› Nr. 9 Natrium phosphoricum D6 kann zusätzlich zu Unterstützung eingenommen werden, um das richtige Maß zwischen Stillhalten, Aushalten und sich (explosionsartig) wehren zu finden.

Die Säure, die sich durch den gestörten Eiweißstoffwechsel bildet, kann sich auch im »Sauersein« äußern. Wenn wir wütend auf etwas oder jemanden sind, dann liegt das meist daran, dass wir uns nicht ausreichend geachtet oder anerkannt fühlen.

› Nr. 9 Natrium phosphoricum D6 gibt den nötigen Mut, sich in jeder Situation angemessen zu verhalten, und unterstützt zugleich die Entwicklung der eigenen natürlichen Autorität.

› Nr. 23 Natrium bicarbonicum unterstützt Sie, wenn Sie zu feste Vorstellungen von einer Sache oder einer Tätigkeit haben und schnell »sauer werden«, sobald sich dabei Änderungen ergeben.

Der seelische Aspekt des gestörten Fettstoffwechsels bezieht sich auf das Thema Lebensfreude:

› Nr. 5 Kalium phosphoricum D6 ist der »Lichtbringer« unter den Schüßler-Salzen; es hilft, Probleme aus einer anderen Perspektive zu betrachten und so neue Lösungswege einzuschlagen.

› Nr. 4 Kalium chloratum D6 kann Sie dabei unterstützen, sich nicht als Opfer Ihrer Lebensumstände zu fühlen, sondern in jeder Krise auch eine Chance zu sehen – und diese auch aktiv wahrzunehmen.

Dosierung: Um die Seele zu unterstützen, lassen Sie dreimal täglich je eine Pastille im Mund zergehen.

Pflanzenheilkunde

In der Phytotherapie können einige Pflanzen helfen; die Dosierung der Naturheilmittel ist dabei abhängig von der jeweiligen Darreichungsform. Beachten Sie stets die Packungsbeilage.

Körperliche Ebene

Im Hinblick auf den Kohlenhydratstoffwechsel gilt:

› Zimt wirkt blutzuckersenkend; benutzen Sie ihn als Gewürz in der

Küche oder greifen Sie zu Kapseln aus der Apotheke. **Vorsicht:** Verwenden Sie zum Backen und Kochen nur hochwertigen Ceylon-Zimt. Der preisgünstigere Cassia-Zimt enthält viel leberschädigendes Cumarin.

› Löwenzahn aktiviert nicht nur die Leber, sondern unterstützt auch die Bauchspeicheldrüse. Bohnenschalenblätter (aus der Apotheke) und Heidelbeeren können ebenfalls zum Schutz der Bauchspeicheldrüse und zur Aktivierung des Kohlenhydratstoffwechsels eingesetzt werden. Wenn Sie keine Einzelpräparate verwenden möchten, können Sie auf Stoffwechseltees verschiedener Arzneimittelfirmen zurückgreifen.

Für den Eiweißstoffwechsel sind Bitterstoffe erforderlich.

› Zu den altbewährten Bitter-Pflanzen zählen: Löwenzahn, Artischocke, Enzian, Ingwer, Galgant, Wermut, Schafgarbe und Irisch Moos.

› Brennnessel- oder Birkenfrischpresssaft helfen, die beim Eiweißstoffwechsel anfallenden Harnstoffe auszuscheiden (beide Säfte erhalten Sie in der Apotheke oder im Reformhaus).

Das kann bei einem gestörten Fettstoffwechsel helfen:

› Setzen Sie bei leichter bis mittlerer Erhöhung der Fettwerte vermehrt auf Knoblauch und Bärlauch – entweder frisch in der Küche oder als Kapseln (aus dem Reformhaus oder der Apotheke).

› Ebenfalls eine ausgeprägte Wirkung auf den Fettstoffwechsel haben Artischocke und Soja.

› Löwenzahn und Mariendistel aktivieren zusätzlich die Leber und regen somit den Stoffwechsel an.

Unterstützung für die Seele

Bei Kohlenhydratstoffwechsel-Störungen haben sich bewährt:

› Berberitze; sie unterstützt Sie, sich die Liebe, die Sie von außen erwarten, von innen zu schenken.

› Löwenzahntee; er empfiehlt sich zur Unterstützung von Wandlungsprozessen. Er steigert darüber hinaus auch das Selbstwertgefühl.

› Wegwartetee; hilft, sich nicht immer verantwortlich zu fühlen.

Ärger und Gram gegen vermeintliche Widerstände machen uns nicht nur emotional sauer und stören so den Eiweißstoffwechsel:

› Eine Tinktur aus Eschenblättern hilft Ihnen zu erkennen, welche Ereignisse, an denen Sie sich reiben, durch Sie selbst ausgelöst wurden. Setzen Sie zusätzlich Wegwartetinktur ein, unterstützt Sie dies, mit der Aufmerksamkeit in der Gegenwart zu bleiben.

Diese Pflanzen können bei einem gestörten Fettstoffwechsel helfen:
› Birkenblätter tragen dazu bei, Verluste besser verarbeiten zu können und den natürlichen Rhythmus zu finden.
› Weißdorn kann diesen Vorgang noch verstärken: Er löst seelische Stauungen auf und setzt so neue Impulse, um das Leben zu meistern.

Affirmationen

Sagen Sie sich einen der folgenden Sätze drei Wochen lang bis zu 30-mal täglich auf:
› Ich bringe meine eigenen Ansprüche zum Ausdruck.
› Ich bin gelassen im Umgang mit meinen Ansprüchen.
› Ich erfreue mich auch an den kleinen Dingen im Leben.
› Ich erkenne, dass Überfluss meine Lebensenergie bremst. Ich finde das richtige Maß.
› Ich gestalte mein Leben leicht und einfach.

Beispielhafte Erkrankungen: Diabetes mellitus und Hypercholesterinämie

Diabetes mellitus

Körper: Diabetes (Zuckerkrankheit) ist eine Stoffwechselerkrankung, die zu erhöhten Blutzuckerwerten führt. Typ-1-Diabetes, der meist schon im Kindes- oder Jugendalter beginnt, entsteht durch einen Mangel an dem Hormon Insulin. Typ-2-Diabetes dagegen wurde lange auch als Altersdiabetes bezeichnet, da er meist erst im Erwachsenenalter beginnt; heute findet man diesen Typus immer öfter aber auch schon bei stark übergewichtigen Jugendlichen. Verantwortlich für Typ-2-Diabetes ist zum einen eine verminderte Empfindlichkeit der Körperzellen für Insulin (Insulinresistenz). Zum anderen führt eine jahrelange Überproduktion von Insulin zu einer »Erschöpfung« der Insulin produzierenden Zellen.
Beide Diabetesformen können familiär gehäuft vorkommen, vor allem Typ 2. Seltenere Formen des Diabetes sind sekundärer Diabetes (durch andere Erkrankungen verursacht), Schwangerschaftsdiabetes und LADA-Diabetes (Latent Autoimmune Diabetes of Adults).
Seele: Nach außen zeigen sich Zuckerkranke häufig aufgeschlossen und fröhlich. Doch dieses Verhalten soll ebenso häufig nur verdrängen, dass sich die Betroffenen nicht anerkannt fühlen.

Der Diabetiker ist meist ein oraler Genießer; über das Essen gibt er sich selbst Zuwendung, die er von außen vermisst. Die Ursache dafür liegt meist im Säuglingsalter; es ist auffällig, dass es bei den Betroffenen sehr häufig zu Zuwendungsstörungen zwischen Mutter und Baby kam. Der Hunger nach Nähe wurde nicht befriedigt, das Urvertrauen konnte nicht gebildet werden. Verlustängste spielen ebenfalls eine wichtige Rolle.
Die Neigung zu Unterzuckerung (Hypoglykämie) kann anzeigen, dass der Betroffene nicht in der Lage ist, die sanfte Seite des Lebens anzunehmen. Häufig findet man Unterzuckerung bei unerwünschten Kindern, deren Vater oft »abwesend« war. Die Mutter konnte das Kind nicht (emotional) nähren, die angebotene Nahrung wurde abgelehnt.
Mögliche mentale Haltung: Dem Leben fehlt es an Süße. Ich trauere dem nach, was hätte sein können. Es fehlt mir an Liebe. Ich möchte etwas darstellen. Ich möchte Macht und Kontrolle über das Leben.
Affirmation: In jedem Augenblick erfahre ich die Süße des Lebens. Dieser Augenblick meines Lebens ist mit Freude erfüllt.

Hypercholesterinämie

Körper: Die Anfälligkeit für einen zu hohen Cholesterinspiegel kann vererbt werden. Die Anlage wird zudem durch äußere Faktoren wie zum Beispiel fettreiche Ernährung, Bewegungsmangel und Übergewicht verstärkt und führt so zu einem erhöhten Cholesterinspiegel: die häufigste Form der Hypercholesterinämie.
Alle Körperzellen haben einen »Fangarm« (Rezeptor), der Fettstoffe aus dem Blut fischt – unter anderem das »schlechte« LDL-Cholesterin. Bei Patienten mit einer Veranlagung zu erhöhten Cholesterinwerten (familiäre Hypercholesterinämie) fehlen zahlreiche oder alle LDL-Rezeptoren, weshalb das LDL-Cholesterin nicht ausreichend aus dem Blut gefiltert wird. Der Cholesterinwert steigt.
Seele: Stoffwechselkranke lassen sich durch unvorhergesehene Ereignisse wie Kündigung, Seitensprung und andere Schicksalsschläge meist leichter aus der Bahn werfen als andere. Sie können mit den sich daraus ergebenden neuen Möglichkeiten nur schlecht umgehen.
Mögliche mentale Haltung: Ich brauche Nähe. Ich fühle mich einsam. Ich weiß nicht, was ich tun soll.
Affirmation: Ich liebe das Leben. Es ist gut, empfänglich zu sein. Meine Bahnen der Freude sind weit geöffnet.

Sachregister

Aesculusfalte 77, 135
Affirmationen 22, 34, 51 ff.
Aromatherapie 46, 49 f.
–, Dosierung 50
Arteriosklerose 71, 134, 138, 180
Atemstörungen 143
Atemübung 143, 147
Atemwege 139 ff.
ätherische Öle 46, 49 f.
Augapfel 59, 61
Augen 59 ff.
–, Fetteinlagerungen 59, 62
–, Schwellungen unter den 63
–, Verfärbungen um die 62
Augenbrauen 60 f.
Augenhöhlen 61
Augenlid 61 ff.

Bauchatmung 30, 67
Bauchspeicheldrüse 29, 32, 67, 69 f., 72 ff., 80, 104 ff., 181, 185
biochemische Funktionsmittel 45
Bitterstoffe 82 f., 91, 109, 114, 120 f.
Blähungen 73
Blasenentzündung 159 f.
Blasentraining 163
Blutdruck, niedriger 123, 126, 132 f.
Blutgefäße 133 ff.
Bluthochdruck 61, 123 ff., 132 f., 180
Bronchien 68, 142, 145 ff.
Bronchitis 149

Diabetes mellitus 58, 106, 179, 186 f.
Dickdarm 30, 72 f., 80, 116 ff., 123
dreizipfliger Gesichtsnerv 11 f.
Dünndarm 67, 72 f., 80, 111 ff.
Durchfall 111, 113 ff., 116

Eierstöcke 58 f., 63
Eiweißstoffwechsel 65, 93, 179, 181 ff.
Entzündungsschema 39
Erektionsstörungen 164
Ergänzungsmittel 35, 38, 41, 43 f., 45
Ernährung 16, 25 f., 28, 32, 58, 64, 107
Erstverschlimmerung 41

Falten 56, 65
–, am Kinn 77
–, an der Oberlippe 69, 72 f.
–, an der Unterlippe 73
Fettbäckchen 181
Fettleber 69, 95, 98
Fettstoffwechsel 59, 64, 75, 179, 181 ff.
Fieber 34, 100, 119, 143, 159
Fortpflanzungsorgane 164 ff.
Fruchtbarkeitsstörungen 167
Funktionsmittel, biochemische 45

Gallenblase 19, 67, 72 ff., 80, 93, 99 ff., 181
Gallenkoliken 101
Gallensteine 103
Gastritis 92
Gedankenmuster 22, 32 f., 38
Gefäßsystem 62
Geist 16 f., 28, 34
Geschlechtsorgane 58 f.
Gesichtsnerv, dreizipfliger 11 f.
Gesundheit 25 f., 32, 56
Glaubenssätze 18, 32 f., 51, 53
Grübchen am Kinn 77
–, an den Mundwinkeln 71

Haarausfall 37, 58
Haare 57 f.
Harnblase 63, 150, 159 ff.
Harnwege 150 ff.
Haut 32, 56 f.
Heiße Sieben 41
Herz 62, 69, 71, 128 ff.
Herzbeschwerden 66
Herzkäppchen 62, 129
Hoden 58 f., 63
Homotoxikologie 14
Hormonhaushalt 60 f., 76
Husten 146
Hypercholesterinämie 186 f.
Hyperthyreose 177
Hypertonie 123 ff., 132 f.
Hypothyreose 178
Hypotonie 123, 133

Immunsystem 16, 19 f.
Inhalationen 140
Inkontinenz 159

Keimdrüsen 58, 63, 164
Keimdrüsenunterfunktion 58
Kinn 76 f.
–, Aesculusfalte 135, 77
–, Falten 77
–, Grübchen 77
–, Pickel 76
Kohlenhydratstoffwechsel 65, 70, 108, 179 ff.
Körper 16 ff., 25, 28 f., 34, 39
Krampfadern 135, 137
Krankheit 16 ff.
Kreislaufstörungen 125 ff.
Kreislaufsystem 123 ff.

Leber 29, 32, 58 f., 62, 65 ff., 80, 93 ff., 99, 181, 185
Leberzirrhose 98 f.
Lipidhügel 59
Lunge 66, 68 f., 123, 141 ff.
Lungenentzündung 144 f.

Magen 29, 66 f., 69, 71, 80, 87 ff.
Magenatonie 68
Magenschleimhautentzündung 68
Menstruationsbeschwerden 167 f.
Menstruationsstörungen 76, 170 f.
metabolisches Syndrom 132, 180
Milchbärtchen 72, 112
Mineralstoffbedarf 38
Mineralstoffhaushalt 37 f., 40
Mineralstoffmangel 36 ff.
Mund siehe Rachen
–, Verfärbungen um den 75

Nägel 24, 37
Nahrungsmittelunverträglichkeit 65
Nase 66 ff.
–, Äderchen auf der 57
Nasenflügel 68 f., 146
Nasenrücken 66 f.
Nasenspitze 67 f., 87 f.
Nasenwurzel 59, 66
Nasolabialfalten 69 ff., 87, 94, 105, 116, 129
Natronbad 152, 162
Nervus facialis 11 f.
– Solar Plexus 67
– trigeminus 11 f.
– vagus 11
Neurodermitis 56
niedriger Blutdruck 123, 126, 132 f.
Nieren 32, 46, 58 f., 61, 63, 93, 123, 150, 153 ff., 160 f.
Nierengries 157
Nierensteine 157 f.

Oberlippe 72 f.
–, Falten an der 69, 72 f.
Obstipation siehe Verstopfung
Öle, ätherische 46, 49 f.

Pankreas siehe Bauchspeicheldrüse
Pankreatitis 110
Pathophysiognomik 10 ff., 21
Peristaltik 30, 73, 76, 116
Pflanzenheilkunde 34, 45 ff.
–, Anwendungszeitraum 48
–, Dosierung 48
Phytotherapie 34, 46
Pickel 69, 76
Potenzen 41
Prostata 63, 76
Prostatabeschwerden 169, 170 f.
Psoriasis 56
Psyche 16 f., 19, 25
Psychoneuroimmunologie 18

Rachen 83 ff.
Reizblase 162 f.
Reizdarm 121 f.

Säure-Basen-Haushalt 58, 65, 150, 153, 156, 161
Schiddrüsenstörung 58
Schilddrüse 66, 172 ff.
Schilddrüsenüberfunktion 172 f., 177
Schilddrüsenunterfunktion 58, 66, 172 ff., 177 f.
Schlafdefizit 28
Schlafstörungen 28 f., 97
Schlaftagebuch 29
Schlupflid 61
Schüßler-Salze 14, 32, 34 ff., 46
–, Dosierung 40 f.
–, Ergänzungsmittel 35, 38, 41, 43 f., 45
–, Kurzbeschreibung 42 ff.
Schwellungen 57
– an den Wangen 65
– unter den Augen 63
Seele 16 ff., 20, 25, 34, 37
Selbstheilungskräfte 34
Skleren 59
Stirn 58 f., 64
–, Falten 59
Stirnglatze 59
Stoffwechsel 10 f., 24, 30, 32, 64, 74,179 ff.
Stoffwechselbeschwerden 58
Stoffwechselstörung 64
Stress 19, 30, 31, 71, 132
Struma 175

Übersäuerung 58
Unterbewusstsein 51 ff.
Unterleibsorgane 62 f.
Unterlippe 73 f.
–, Falten an der 73
–, Rand 73 ff.

Verdauungssystem 80 ff.
Verfärbungen um den Mund 75
– um die Augen 62
Verstopfung 116, 119 ff., 178
Völlegefühl 73

Wangen 64 f.
–, Äderchen auf den 57
–, Schwellungen an den 65
Wechseljahrebeschwerden 164, 168 f.

Xanthelasma 129, 181

Zahnschmerz 85 f.
Zwiebelbrustwickel 140, 144
Zwerchfell 29, 67, 74, 141
Zyklusstörungen 177

Bücher, die weiterhelfen

Dahlke, Rüdiger: **Krankheit als Sprache der Seele;** Mosaik bei Bertelsmann, München

Ennet, Diether/Reuter, Hans D.: **Lexikon der Heilpflanzen;** Nikol Verlagsgesellschaft, Hamburg

Ferronato, Natale: **Praxis der Pathophysiognomik;** Haug Verlag, Stuttgart

Haiduk, Vistara H.: **Die 15 Ergänzungssalze in der Schüßlertherapie;** Knaur Verlag, München

Haiduk, Vistara H.: **Gesund durch Schüßler-Salze;** Knaur Verlag, München

Haiduk, Vistara H.: **Schüßlersalze für Psyche und Seele;** Knaur Verlag, München

Hay, Louise: **Heile deinen Körper;** Lüchow Verlag, Stuttgart

Köster, Prof. Dr. med. Walter: **Spiegelungen zwischen Körper und Seele;** Haug Verlag, Stuttgart

Tepperwein, Kurt: **Die Botschaft deines Körpers;** mvg Verlag, München

Wirth, Bernhard P.: **Krankheit. Schicksal. Heilung;** Müller & Steinicke, München

Bücher aus dem GRÄFE UND UNZER VERLAG, München

Grasberger, Dr. Delia: **Autogenes Training (mit CD)**

Grünwald, Dr. Jörg/Jänicke, Christof: **Grüne Apotheke**

Grünwald, Dr. Jörg/Jänicke, Christof/Hardewig, Dr. Iris: **Quickfinder Pflanzenheilkunde**

Hainbuch, Dr. Friedrich: **Progressive Muskelentspannung (mit CD)**

Heepen, Günther H.: **Schüßler-Salben. GU Kompass**

Heepen, Günther H.: **Schüßler-Salze. Der große GU Ratgeber**

Heepen, Günther H.: **Schüßler-Salze typgerecht**

Kraske, Dr. med. Eva-Maria: **Säure-Basen-Balance**

Lang-Reeves, Irene: **Beckenboden**

Schaenzler, Dr. Nicole/Koppenwallner, Dr. med. Christoph: **Magen und Darm natürlich behandeln**

Schleip, Thilo/Hoffbauer, Dr. Gabi: **Reizdarm**

Thust, Thomas M./ Schlett, Dr. Siegfried: **Entgiften und entschlacken**

Trökes, Anna: **Yoga. Mehr Energie und Ruhe (mit CD)**

Vormann, Prof. Dr. Jürgen: **Säure-Basen-Balance. GU Kompass**

Wacker, Sabine/Wacker, Dr. Andreas: **300 Fragen zur Säure-Basen-Balance**

Adressen, die weiterhelfen

BBD Biochemischer Bund Deutschlands e. V.
In der Kuhdrift 18
41541 Dormagen
www.biochemie-net.de

Der Dachverband der Biochemischen Vereine informiert zu Schüßler-Salzen, Büchern und Therapeuten

Deutsche Homöopathie-Union
Ottostr. 24
76227 Karlsruhe
www.schuessler.dhu.de

Biochemischer Verein Graz
Kepplerstr. 116/1
A-8020 Graz
www.bcvo.at

Verein für angewandte Biochemie
BBD-Kontaktstelle Schweiz
Rüteli 242
CH-5224 Unterbözberg

Internetadresse der Autorin:
www.vistarahaiduk.com

Impressum

Bildnachweis

Corbis: S. 5, 6, 49, 54/55; Getty: Cover; GU: S. 2, 36 (Jan Schmiedel); Jump: S. 3, 8/9, 78/79, U4; StockFood: S. 4, 27, 47.

Alle anderen Bilder: Vistara H. Haiduk

Illustrationen:
Isabelle Fischer, München

Syndication:
www.jalag-syndication.de

Wichtiger Hinweis

Die Methoden und Anregungen in diesem Buch wurden von der Autorin nach bestem Wissen erstellt und mit größtmöglicher Sorgfalt geprüft. Sie bieten jedoch keinen Ersatz für kompetenten persönlichen medizinischen Rat. Jede Leserin, jeder Leser ist für das eigene Tun selbst verantwortlich. Weder Autorin noch Verlag können für eventuelle Nachteile oder Schäden, die aus den im Buch gegebenen praktischen Hinweisen resultieren, eine Haftung übernehmen.

Projektleitung:
Barbara Fellenberg
Lektorat:
Sylvie Hinderberger
Bildredaktion:
Lotta Goetzeler
Satz: Christopher Hammond
Umschlaggestaltung und Innenlayout: independent Medien-Design, Horst Moser, München
Herstellung: Gloria G. Pall
Lithos: Longo AG, Bozen
Druck und Bindung: Printer, Trento

ISBN 978-3-8338-1418-1

2. Auflage 2010

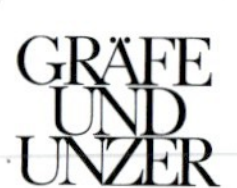

Ein Unternehmen der
GANSKE VERLAGSGRUPPE

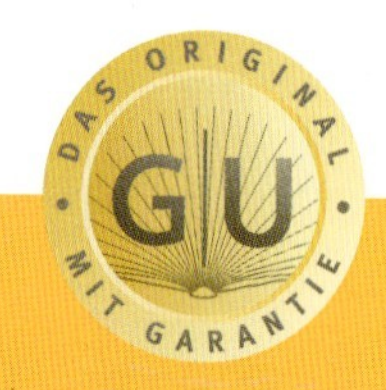

Unsere Garantie

Alle Informationen in diesem Ratgeber sind sorgfältig und gewissenhaft geprüft. Sollte dennoch einmal ein Fehler enthalten sein, schicken Sie uns das Buch mit dem entsprechenden Hinweis an unseren Leserservice zurück. Wir tauschen Ihnen den GU-Ratgeber gegen einen anderen zum gleichen oder ähnlichen Thema um.

Liebe Leserin und lieber Leser,

wir freuen uns, dass Sie sich für ein GU-Buch entschieden haben. Mit Ihrem Kauf setzen Sie auf die Qualität, Kompetenz und Aktualität unserer Ratgeber. Dafür sagen wir Danke! Wir wollen als führender Ratgeberverlag noch besser werden. Daher ist uns Ihre Meinung wichtig. Bitte senden Sie uns Ihre Anregungen, Ihre Kritik oder Ihr Lob zu unseren Büchern. Haben Sie Fragen oder benötigen Sie weiteren Rat zum Thema? Wir freuen uns auf Ihre Nachricht!

Wir sind für Sie da!
Montag – Donnerstag: 8.00 – 18.00 Uhr;
Freitag: 8.00 – 16.00 Uhr
Tel.: 0180-5005054* *(0,14 €/Min. aus dem dt. Festnetz/Mobilfunkpreise können abweichen.)
Fax: 0180-5012054*
E-Mail: leserservice@graefe-und-unzer.de

P.S.: Wollen Sie noch mehr Aktuelles von GU wissen, dann abonnieren Sie doch unseren kostenlosen GU-Online-Newsletter und/oder unsere kostenlosen Kundenmagazine.

GRÄFE UND UNZER VERLAG
Leserservice
Postfach 86 03 13
81630 München